临床医院全科护理精选

主　编　王秀萍 等

吉林科学技术出版社

图书在版编目（CIP）数据

临床医院全科护理精选 / 王秀萍等主编. -- 长春：
吉林科学技术出版社, 2022.4
ISBN 978-7-5578-9478-8

Ⅰ.①临… Ⅱ.①王… Ⅲ.①护理学 Ⅳ.①R47

中国版本图书馆CIP数据核字(2022)第115981号

临床医院全科护理精选

主　　编	王秀萍 等	
出 版 人	宛　霞	
责任编辑	孟　盟	
封面设计	潍坊高新区行人广告设计中心	
制　　版	山东道克图文快印有限公司	
幅面尺寸	185mm×260mm	
字　　数	600 千字	
印　　张	22.5	
印　　数	1-1500 册	
版　　次	2022年4月第1版	
印　　次	2023年3月第1次印刷	

出　　版　吉林科学技术出版社
发　　行　吉林科学技术出版社
地　　址　长春市福祉大路5788号
邮　　编　130118
发行部电话/传真　0431-81629529 81629530 81629531
　　　　　　　　　　81629532 81629533 81629534
储运部电话　0431-86059116
编辑部电话　0431-81629518
印　　刷　三河市嵩川印刷有限公司

书　　号　ISBN 978-7-5578-9478-8
定　　价　128.00元

编委会

主　编　王秀萍

副主编

马金遵	胡爱云	马玉娟	郭秀芹
赵海霞	王　恒	朱阁玲	马向群
王　凯	王　萃	王志敏	王金荣
王春香	王洋洋	王晓琦	许　磊
郑丹玉	孙安萍	刘佳萍	张　微
张海华	张彩云	徐　娜	柴春香
郭春萍	黄　学	潘　颖	马向群
毕晓蕾			

目　录

第一章 消毒供应中心概论

医院消毒供应中心（central sterile supply department，CSsD）是医院内承担各科室所有重复使用的诊疗器械、器具和物品清洗消毒、灭菌以及无菌物品供应的部门，是医院感染的关键部门和重点科室之一。

正确认识CSSD在医院的作用，有助于提高专业水平，确保医疗安全。医院CSSD自1988年成立至今，经历了从起步建设，规范发展到全面提升的不同时期。21世纪医院CSD得到了快速的发展、已成为护理专业的一个重要分支。卫健委在1988年和2009年先后下发的《医院消毒供应室验收标准》《医院消毒供应中心管理规范（WS310.1-2009）》《医院消毒供应中心清洗消毒及灭菌技术操作规范（WS310.2-2009）》《医院消毒供应中心清洗消毒及灭菌效果监测标准（WS310.3-2009）》，这是我国首次以卫生行业的形式规范消毒供应中心行为，并成为我国消毒供应中心发展史上的重要里程碑，逐步形成消毒供应专业管理和质量体系，也标志着我国的医院消毒供应工作已成为一个独立专业，是护理领域的一个重要组成部分。

第一节 消毒供应中心的历史与发展

据文献记载，早在1870年，人们就已采取用明火进行灼热、用水煮沸的方法对器械进行消毒，之后人们开始使用喷液消毒装置。1880年 hamberland!研制出了高压灭菌器，主要用于外科手术的器械和敷料的消毒灭菌处理。当时，一般医师在自己家里开设诊所，只对少量的器械进行消毒灭菌处理，没有独立的消毒或供应室。

由于有些不耐高温、不耐湿、不耐高压的器械的使用、人们对低温灭菌产生了需求。甲醛是最早用于低温灭菌的化学药物，至今已有100多年的历史。但对人体有一定的毒性，且刺激性大，使用上受到很大限制。环氧乙烷灭菌从20世纪50年代开始被广泛使用，至今仍然是医疗器械低温灭菌的常用方法。由于做创手术的开展，过氧化氢等离子体灭菌技术得到广泛应用。

一、消毒供应室的诞生

1910年手术室的兴起，促进了消毒供应室的诞生，由于大量的手术器械和手术敷料布类需要消毒灭菌，各医院建立了供应室和消毒房以安装高压蒸汽灭菌器用于集中灭菌，但初期供应室的职能仅限于为手术室和各临床科室送来的器械灭菌，不承担清洗、消毒、包装下收下送等任务。

二、我国消毒供应中心的发展

我国医院CSSD的发展经历了两个重要的快速发展阶段，完成了从消毒房、供应室向消毒供应中心的功能和职能的成功转换。经历了从手工作坊到机械化流水线生产，集中清洗消毒，全面质量控制的专业发展阶段。

（一）医院供应室的起步构架成型期

医院供应室早期主要工作是为手术室和临床科室送来的物品灭菌，20世纪70年代随着侵入性操作的增加，供应室开始为临床科室清洗注射器、输液吊瓶，但没有规范的流程和标准，热原反应时有发生，血源性传播疾病的风险不断增加。1988年2月卫健委发布《医院消毒供应室验收标准》（（88）卫医字第6号（以下简称《88验收标准》），标准对消毒供应室的建筑布局提出了明确的要求，将工作区域分为污染区、清洁区、无菌区，三区之间有实际屏障相隔，强制通过，不得逆行；无菌区设人员进入缓冲区；已灭菌物品和未灭菌物品应严格区分。明确了消毒供应室在供应无菌物品，保障医疗护理质量和病人安全工作中的地位，明确了消毒供应室归属护理部管理，理顺了消毒供应室管理体制，从建筑布局、人员编制、领导体制、设备条件和管理要求5个方面提出了要求，对医院消毒供应室的建设与质量管理起到了很大的推动作用，完成了我国医院供应室基本构架的搭建，为消毒供应专业发展奠定了基础。

这一时期的消毒供应室主要任务是处理复用的输液吊瓶、注射器、针头及临床科室常用的诊疗器械等，设备设施少且落后，如耐酸缸、磨针机、蒸馏水供应和过滤系统等，无清洗消毒机械设备，以手工作业为主，灭菌方法单一，只有压力蒸汽灭菌、未实行集中处置，临床各科室、手术室自己清洗包装器械，器械处理强调消一洗一消，缺乏清洗、包装、灭菌的质量控制标准，人员素质较低，大部分是年纪大、身体弱、服务意识差、学历低等不能胜任临床一线工作的护理人员；在建筑布局上具有建筑面积小、建设规模小，工作场所狭窄，区域划分不明确，流程不合理等特点。

（二）医院消毒供应中心规范发展的黄金期

随着医院的医疗技术和医院的快速发展，可重复使用医疗器械的种类日趋复杂，数量也日趋增多，各国对医院感染的认识与研究逐步深入，加之民众法律意识及自我保护意识的增强，消毒灭菌技术和相关设备不断发展和变化，促使消毒供应的管理理念及设备设施快速发展。

2005年卫健委标准委员会成立了CSD管理规范起草小组，并于2009年4月正式下发了卫生行业的三个新标准：《医院消毒供应中心第1部分：管理规范》《医院消毒供应中心第2部分：清洗消毒及灭菌技术操作规范》《医院消毒供应中心第3部分：清洗消毒及灭菌效果监测标准》，2009年12月正式实施。《新行业标准》的出台标志着我国消毒供应中心质量管理进入了规范发展的黄金期

第二节　消毒供应中心的管理模式

合理的管理能充分发挥消毒供应中心的职能与效率，提升工作质量，保证医疗护理质量。《医院消毒供应中心管理规范》中明确规定，消毒供应中心应采取集中管理的方式。全院所有需要清洗消毒或灭菌后重复使用的诊疗器械、器具和物品（包括外来医疗器械）由消毒供应中心统一回收、集中清点、分类、清洗、消毒、火菌和供应。内镜、口腔诊疗器械的清洗消毒，可以依据卫健委有关的规定进行处理、也可由消毒供应中心集中处理。

一、集中管理模式

（一）集中管理模式

集中管理是指医院所有需要清洗消毒或灭菌后重复使用的诊疗器、器具和物品由消毒供应中心究一回收，集中清洗、消毒、灭菌和供应，包括口腔诊疗器械、内镜及外来医疗器械的处置。集中管理有利于整合资源，节约成本，规范器械的集中处置，减少感染控制检测环节，确保护理安全，是我国行业规范中倡导的管理模式

（二）部分集中管理

部分集中管理是指医院各临床科室包括手术室的器械由消毒供应中心统一回收，集中清洗、消毒、灭菌和供应，不包括内镜、口腔及其他专科诊疗器械的处置。

（三）一体化管理

一体化管理是指CSSD与手术室相临近或在同一栋楼内，并有洁、污专用物品传递通道，CSSD与手术室在人员、物资和培训等方面实行部分资源共享。消毒供应中心与手术室信息联网，每天根据手术安排，为每一间手术备齐所需无菌器材，部分人员在两个科室定期轮岗，以便更好地合作。一体化管理的意义在于提高无菌物品的专业化处理程序，确保清洁和包装质量，同时减少器械耗损，避免二次污染，减少中间环节、节约人力资源，提高工作质量和工作效率。

二、区域化管理

区域化管理是指在某一地区建立一个不依附医院，独立的功能齐全的消毒供应中心，它为周边有需要的医疗机构提供服务。它具有整合资源，发挥设备设施的最大效能，节约人力成本的优点、缺点是中间转运物流环节太多，难以控制，物品使用追溯难度大，只适合为手术量少的中小医疗机构提供服务。

第三节　消毒供应中心的功能与任务

消毒供应中心是医院内承担各科所有重复使用诊疗器械、器具和物品的清洗消毒、灭菌工作以及供应无菌物品的部门，是制备无菌物品、储存无菌物品和运送无菌物品的场所。

一、医院感染控制的核心部门

消毒供应中心是医院感染控制系统的核心部门之一，是医院消毒灭菌系统的重要组成部分，医院手术器械、创伤及侵入性医疗器械、一次性无菌物品、消毒物品的质量是医院感染控制管理的重点，也是保证患者安全的基础环节。合格、可靠的消毒供应工作能最大限度地控制污染扩散，降低医院感染发生率。

二、医院消毒及无菌物品的生产场所

为医院建设一个现代化装备的无菌物品生产场所，生产高质量的无菌物品及消毒物品，满足医院各临床科室医疗护理工作需要，是消毒供应中心最核心的任务。消毒供应中心具有完善的清洗、消毒、灭菌、储存及检查功能，能提供无菌物品再循环的完整系统。只有从建筑设计、设备使用、管理和技术方面，关注流程中各环节的消毒隔离和质量，才能确保无菌物品的生产。

三、提高手术室工作效率，对手术器械集中管理和供应

消毒供应中心与手术室之同设置洁污专用通道，将手术后的器械和敷料等通过污染电梯或通道送至消毒供应中心，经过规范化清洗、消毒、包装、灭菌、监测合格后，通过清洁电梯或通道传至手术室无菌物品存放间储存或直接传送至相关手术间使用，这样既提高了无菌物品专业化处理程序，确保清洗和包装质量，还减少了器械耗损，充分合理地节省资源，净化手术室环境，提高了手术效率，缩短了患者手术前等待时间

四、医院无菌物品的物流中心

消毒供应中心是为临床一线提供快捷、方便、优质服务的物流中心，及时按预约单下收下送，提供灭菌后物品和一次性无菌物品。

五、区域性的无菌物品的供应与服务的物流中心

符合《新行业标准》要求的医院消毒供应中心，有条件时，可以接受当地卫生行政部门的指令，承担本区域医疗单位及其他医疗机构的消毒供应任务，为本区域其他医疗机构特别是社会化医疗机构提供消毒物品，无菌物品，实行区域化的无菌物品供应。

第四节　消毒供应中心操作技术的基本原理与常用术语

一、基本原理

（一）清洗的基本原理

清洗是指通过物理或化学的方法去除污染物品上的有机物、无机物和微生物，使污染物品达到比较安全的水平，并保证灭菌质量不受影响。

超声波清洗技术是指利用超声波的空化作用对物体表面上的污物进行撞击、剥离，以达到清洗目的。它具有清洗洁净度高、清洗速度快等特点。特别是对盲孔和各种几何状物体，具有其他清洗手段所无法达到的洗　效果。在液体中传播的超声波能对物体表面的污物进行清洗，其原理可用"空化"现象来解释：超声波振动在液体中传播的音波压强达到一个大气压时，其功率密度为$0.5W／cm^2$，这时超声波的音波压强值就可达到真空或负压、但实际上无负压存在、因此在液体中产生一个很大的力，将液体分子拉裂成空洞——空化核。此空洞非常接近真空，它在超声波压强反向达到最大时破裂，由于破裂而产生的强烈冲击将物体表面的污物撞击下来。这种由无数细小的空化气泡破裂而产生的冲击波现象称为"空化"现象。

（二）包装的基本原理

包装是指根据需包装物品的特性，选择合适的包装材料，以一定方式进行包裹闭合形成无菌屏障系统，使物品在传递、灭菌、储存及运输过程中避免污染，方便使用，保持包内物品的无菌性。

（三）各类灭菌技术的基本原理

化学灭菌是指利用化学药物　人微生物体内，将菌体蛋白凝固变性，干扰细菌酶的活性，抑制细菌代谢和生长，改变细胞膜通透性，破坏其生理功能等，从而起到灭菌作用。医院常用的化学灭菌技术主要有环氧乙烷灭菌、甲醛灭菌和过氧化氢等离子体灭菌，前两者都属于低温灭菌，具有灭菌效果可靠，不影响物品材质等优点，常用于高分子器材、医用导管、电子仪器、化学仪器等器材的灭菌，缺点为会有有害物质残留和污染环境。而过氧化氢等离子体灭菌是新一代的高科技低温灭菌技术，其灭菌原理是过氧

化氢在高频电场作用下高度电离形成离子体后产生作用来系灭做生物，优点为环保、低温、无、可以立即使用，缺点为灭菌影响因素较多，如包装材料、管道长度、管径等。

消毒供应中心常用物理灭菌方法包括干热火菌和压力蒸汽灭菌。

干热灭菌是指物品在干燥空气中被加热，达到足以杀灭微生物的温度（160～180℃）和时间（0.5～2小时）来进行灭菌的方法。适用于液体石蜡、油剂、粉剂、软膏等物品的灭菌。

压力蒸汽灭菌是医院首选的灭菌方法，灭菌效果可靠，对环境无污染，其火菌原理是利用饱和压力蒸汽液化过程中释放的能量和生成的水分共同作用，使微生物的蛋白质快速凝固、新陈代谢障碍而死亡，从而达到灭菌的目的。常用于金属器械、棉布类、硅胶、橡胶、玻璃等耐热耐湿医疗器材的灭菌。

二、常用术语

1. 消毒供应中心（central sterile supply department，CSSD）：医院内承担各科室所有重复使用诊疗器械、器具和物品清洗消毒、灭菌以及无菌物品供应的部门。

2. 去污区（decontamination area）：消毒供应中心对重复使用的诊疗器械、器具和物品，进行回收、分类、清洗、消毒（包括运送器具的清洗消毒等）的区域，属于污染区域。

3. 检查、包装及灭菌区（inspection and packing sterilization area）：消毒供应中心对去污后的诊疗器械、器具和物品进行检查、装配、包装及灭菌（包括敷料制作等）的区域，属于清洁区域。

4. 无菌物品存放区（sterilized articles store area）：消毒供应中心内存放、保管、发放无菌物品的区域，属于清洁区域。

5. 去污（decontamination）：去除被处理物品上的有机物、无机物和微生物的过程。

6. 清洗（cleaning）：去除医疗器械、器具和物品上污物的全过程，流程包括冲洗、洗涤、漂洗和终末漂洗。

（1）冲洗（fl ushing）：使用流动水去除器械、器具和物品表面污物的过程。

（2）洗涤（washing）：使用含有化学清洗剂的清洗用水，去除器械、器具和物品上污染物的过程。

（3）漂洗（Rinsing）：用流动水冲洗洗涤后器械、器具和物品上残留物的过程。

（4）终末漂洗（end rinsing）：用软水、纯化水或蒸馏水对漂洗后的器械、器具和物品进行最终的处理过程。

7. 软水（softened water）：是经过专门的使水软化设备处理后，水中的钙镁离子去除或降低到一定程度的水。

8. 纯化水（ure water）：是指水中的强电解质和弱电解质去除或降低到一定程度

的水。消毒供应中心纯化水的电导率要求≤15μS／cm（25℃）。

9. 消毒剂（disinfectant）：符合国家相关标准和规定，能系灭外环境中感染性的或有害的微生物的化学因子称为消毒剂。

10. 消毒剂（efficacy disinfectant）。

（1）高效消毒剂（high-efficacy disinfectant）：指可系火一切细菌繁殖体（包括分枝杆菌）病毒、真菌及其孢子等，对细菌芽孢（致病性芽孢菌）也有一定杀灭作用，达到高水平消毒要求的制剂。

（2）中效消毒剂（intermediate-efficacy disinfectant）：指仅可杀灭分枝杆菌、真菌、病毒及细菌繁殖体等微生物，达到消毒要求的制剂。

（3）低效消毒剂（laow-efficacy disinfectant）：指仅可杀灭细菌繁殖体和亲脂病毒，达到消毒要求的制剂。

11. 清洗消毒器（washer disinfector）：具有清洗与消毒功能的机器。

12. 湿热消毒（moist beat disinfection）：利用湿热使菌体蛋白质变性或凝固酶失去活性，代谢发生障碍，致使细胞死亡的消毒方法。包括煮沸消毒法，巴斯德消毒法和低温蒸汽消毒法。

13. 包装完好性（package integrity）：包装未受到物理损坏的状态。

14. 闭合（closure）：用于关闭包装而没有形成密封的方法。例如反复折叠，以形成一弯曲路径。

15. 密封（sealing）：包装层间连接的结果。注：密封可以采用诸如黏合剂或热熔法。

16. 闭合完好性（closure integrity）：闭合条件能确保该闭合至少与包装上的其他部分具有相同的阻碍微生物进入的程度。

17. 灭菌（sterilization）：杀灭或去除外环境中媒介物携带的一切微生物的过程。包括致病微生物和非致病微生物，也包括细菌芽孢和真菌孢子。

18. 灭菌剂（sterilizing agent）：能杀灭外环境中一切微生物（包括细菌芽孢）的化学物质称为灭菌剂。

19. 灭菌器（sterilizer）：能杀灭外环境中一切微生物（含细菌芽孢）的灭菌器材称为灭菌器。

20. 小型压力蒸汽灭菌器（tabletop sterilizer）：体积小于60L的压力蒸汽灭菌器。

21. 快速压力蒸汽灭菌（ash sterilization）：专门用于处理立即使用物品的压力蒸汽火菌过程。

22. 外来医疗器械（loaner instrumentation）：由医疗器械生产厂家、公司租借或免费提供给医院可重复使用的医疗器械。

23. 植入物（implantable medical device）：放置于外科操作造成的或者生理存在的体腔中，存时间为30天或者以上的可植入型物品。

24. 可追溯（traceability）：对影响火菌过程和结果的关键要素进行记录，保存备查，实现可追踪。

25. 灭菌过程验证装置（process challenge device，PCD）：对灭菌过程有预定抗力的模拟装置，用于评价灭菌过程的有效性。其内部放置化学指示物时称化学PCD，放置生物指示物时称生物PCD。

26. Ao值（An value）：评价湿热消毒效果的指标，指当以Z值表示的微生物杀灭效果为10K时，温度维持在80℃的时间（秒）。

27. 管腔器械（hollow device）：含有管腔内直径≥2mm，且其腔体中的任何一点距其与外界相通的开口处的距离≤其内直径的1500倍的器械。

28. 清洗效果测试指示物（test soil）：用于测试清洗消毒器清洗效果的指物。

29. 化学指示物（chemical indicator）：利用某些化学物质对某一杀菌因子的敏感性，使其发生颜色或形态改变，以指示杀菌因子的强度（或浓度）和作用时间是否符合消毒或灭菌处理要求的制品。

30. 生物指示物（biological indicator）：将适当载体染以一定量的特定微生物，用于指示消毒或灭菌效果的制品。

由于医疗市场的快速发展和需求以及国内的医院感染事件时有发生，2005年原国家卫健委标准委员会成立了CSSD管理规范起草小组。对我国的CSSD发展状况进行了广泛的调研和专业论证，结合我国的实际情况，并参考国外同行的相关标准，于2009年4月正式下发了卫生行业的三个标准：WS310.1医院消毒供应中心第1部分：管理规范，WS310.2医院消毒供应中心第2部分：清洗消毒及灭菌技术操作规范，WS310.3医院消毒供应中心第3部分：清洗消毒及灭菌效果监测标准（简称《新行业标准》），2009年12月正式实施，它标志着我国消毒供应中心质量管理进入了快速的规范化和科学化发展轨道。

三个行业标准明确了消毒供应中心的功能和任务，提出了消毒供应中心的管理要求，明确规定消毒供应中心实行集中管理模式，对消毒供应中心建设过程中医院管理者及相关职能部门应承担的职责进行了清晰的表达，对消毒供应中心的组织管理、培训教育、建筑、设备及使用耗材等质量要求做了规定。规范消毒供应中心平面布局和区域管理，对区域名称、基本配置及技术参数也有明确要求。明确了工作三区分别为去污区、检查包装及灭菌区和无菌物品存放区，三区间要求有实际屏障，并规定了各区的功能、设计要求、通风照明、区域管理等方面的执行标准，使医院消毒供应中心的基础建设有完善的标准，建立消毒供应中心全程质量管理，确保质量控制，达到质量可追溯。对清洗消毒灭菌的工作过程，从10个关键环节逐一明确执行标准，并对相关影响因素如设备技术参数等提出具体要求。同时，明确了清洗消毒、灭菌效果监测标准，对记录要求具有可追溯性。

《新行业标准》为我国消毒供应中心的建设和专业发展提出了明确的目标方向，

开创了我国消毒供应中心建设的新模式。三个行业标准发布后，各省制定了实施细则和验收标准，建立了一批标准化、规范化的消毒供应中心。

第二章　消毒供应中心管理文件

第一节　消毒供应中心常规制度

一、消毒供应中心工作制度

1. 工作人员按要求着装上岗，衣帽整齐。

2. 工作人员遵守各项规章制度和技术操作规程。

3. 严格划分污染区、清洁区，做到工作区与生活区分开、污染物品与清洁物品分开、未灭菌物品与灭菌物品分开、清洁区与污染区采取单向行走，不可逆。

4. 回收物品与发放物品应分车下收下送，凡有脓血的器械物品需由科室先冲洗再交换。

5. 每日更换消毒液，并对消毒液浓度进行检测。

6. 严格执行工作人员手卫生规范。

7. 做好物资管理.每日认真清点检查基数物品的质量和储存量，做到供应及时，临时借用的物品应办好手续，用后及时归还。

8. 定期检查保养各种仪器设备，每日对设备进行清洁，确保安全使用。

9. 做到按时下收下送，深入临床一线征求意见，不断改进工作。

二、去污区消毒隔离制度

1. 工作人员进入去污区应按标准预防着装。

2. 去污区的台面每操作完一次后用100mg／L有效氯消毒溶液擦拭台一次，地面每日500mg／L有效氯消毒溶液拖地两次。

3. 个人防护用品每天下班前清洗消毒一次。

4. 按标准流程接收污染物品，认真执行查对制度。

5. 特殊感染性器械应包装好，并有明显标记，先消毒再常规清洁处理。

三、检查包装区消毒隔离制度

1. 工作人员进入检查包装区应着装整齐，必要时戴口罩和手套。

2. 进入检查包装区应保持手清洁。

3. 工作区地面每日清水拖地两次，工作台面清水擦拭两次。

4. 按包装的标准流程进行器械包装，认真执行查对制度。

5. 压力蒸汽灭菌器每天灭菌前做B-D实验。物理监测每锅进行，化学监测每包进行，生物监测每周一次，环境监测每季一次，并详细记录

四、无菌物品存放区消毒隔离制度

1. 工作人员进入无菌物品存放区应着装整齐。

2. 进入无菌物品存放区应保持手清洁。

3. 工作区地面每日清水拖地两次、工作台面清水擦拭两次。

4. 一次性无菌物品必须拆除外包装才可进入无菌物品存放区。

5. 按发放的标准流程进行无菌物品发放，认真执行查对制度。

6. 未使用的无菌包，超过有效期必须重新清洗、包装、灭菌

五、消毒供应中心监测制度

（一）清洗效果监测

1. 日常监测　用目测或带光源放大镜监测清洗器械，清洗后的器械表面、关节及齿牙光洁，无血渍、污渍、水垢、锈斑等残留。

2. 定期监测　每月抽查3~5个待灭菌包内物品的清洗质量，查内容同日常监测，不定期采用ATP监测

（二）消毒效果监测

1. 化学消毒效果监测　用化学测试卡测试消毒液的浓度。

2. 热力消毒效果监测　监测每次清洗消毒时的温度与时间或A值、监测结果应符合WS.310.2要求。

（三）灭菌效果监测

1. B-D试验　预真空（包括脉动真空）压力蒸汽灭菌器应在每日开始灭菌前进行B-D测试，测试合格后灭菌器方可使用。

2. 物理监测　每次应连续监测并记录灭菌时的温度、压力和时间等灭菌参数。

3. 化学监测　每个待灭菌包的包内必须放化学指示卡，包外贴化学指示胶带

4. 生物监测　应每周监测一次。紧急情况灭菌植入型器械时，应每锅做生物监测，在生物PCD中加5类化学指示物，5类化学指示物合格可作为提前放行的标志，生物监测结果应及时通报相关部门。

（四）无菌物品监测

院感科监测员定期抽查，合格率为100%。

（五）环境监测

空气、物体表面以及工作人员手的监测由院感科监测员不定期监测。

六、质量管理制度

1. 在护士长领导下，成立QC质量管理小组，设专职的质量监测员，职责明确，责任到人，每月至少召开一次质量管理小组会议。

2. 建立健全各项质量管理制度，制定各项质量控制标准及具体的质量控制措施和改进方案。

3. 加强质量管理，每天由专人按照质量控制标准开展质量监控，对各环节、各流程工作质量进行定期或不定期专项或全面检查。

4. 科学运用PICAT循环方法定期分析、通报和讲评质量检查结果，发现问题及时制定整改措施，以促进质量持续改进。

七、查对制度

1. 回收时　查对器械的名称、型号、数量及性能。
2. 包装时　对器械的名称、数量、型号，检查器械的清洗质量和性能。
3. 发放时　查对灭菌包的名称、有效期及数量。
4. 下送时　再次查对灭菌包的名称、有效期及数量。

八、器械管理制度

1. 加强器械管理，实行专人专管。
2. 包装组建立一定器械基数，由组长负责管理，每天进行清点基数。
3. 如有损坏或报废的器械由专管人员统一补充，并进行登记。
4. 每个月定期点，补充基数。

九、交接班制度

1. 每日晨会交班时，全体人员应着装整齐。
2. 交班内容简明扼要，条理清楚，重点突出。
3. 交接班者认真清点各区域物品种类和数量。
4. 去污区坚持做到与临床科室四个"不交不接"。
（1）物品数量不对不交不接。
（2）物品功能、性能不全不交不接
（3）物品混有医疗垃圾不交不接。
（4）器械有明显血迹、污物及异物不交不接。

十、灭菌物品召回制度

1. 生物监测出现阳性结果时，暂停使用灭菌器，重新做生物监测3次，监测结果合格后灭菌器方可使用。

2. 三次生物监测不合格时，先排除假阳性后再上报有关部门，确定灭菌批次和物品种类、数量。

3. 上级管理部门发布召回通知，停止使用该批次物品，召回通知书存档。

4. 消毒供应中心集中回收召回物品并记录召回灭菌批次、物品名称、数量。

5. 排查问题原因，处理措施遵循行业规范。

6. 上交书面报告，分析结果得出结论，总结经验，制定改进措施。

十一、沟通协调制度

1. 实施责任包干，实行优质护理，加强与临床各科室的沟通与协调，增强服务意识，提高服务质量。

2. 满足各临床科室的供应物品数量、质量的要求，每月定时征求意见，对提出的意见、建议及时讨论分析，制定改进措施并专人跟踪。

3. 有计划地申报物资采购计划，急需物品与物资管理部门联系，妥善解决。

4. 做好设备、器材的保养和维修记录。随时与设备管理部门保持联系。

5. 定期向上级管理部门汇报工作情况。

十二、工作人员自身防护制度

1. 加强自我保护意识，操作时，按标准预防着装。

2. 回收人员在回收及初步处理过程中要戴好防护用品，如加厚塑料手套、防水隔离衣、围裙、口罩、护目镜或面罩、套靴等。

3. 清洗人员在清洗环节严防针刺伤。

4. 工作人员认真洗手，重视洗手程序。

5. 预防化学性因素损害，配置和接触化学消毒剂时应戴手套、面罩、防止溅入或吸入体内。

6. 建立工作人员健康档案和意外伤害的报告制度，建立工作人员意外伤害登己手册，分析伤害原因，处理方法，损害程度，追踪观察，以减少类似伤害的重复发生。

十三、缺陷管理制度

1. 消毒供应中心工作人员必须有高度的责任心，遵守医院规章制度，认真履行岗位职责，严格遵守各项规章制度和技术操作流程。

2. 制定并落实各种缺陷防范预案，护士长、组长和质量检测员应严格把好质量关、加强质量监控，做好质量检测督促工作。

3. 制定相应缺陷处理办法和应急预案，对薄弱环节和关键岗位重点监控，及时妥善处理。

4. 出现缺陷问题，当事人应及时报告并采取有效补救措施。

5. 定期对缺陷问题进行分析、讨论、评价，明确责任，及时整改，促进质量持续改进。

十四、设备安全管理制度

1. 按照生产厂家的使用说明进行操作。
2. 设备故障及时报告并做好设备维修记录。
3. 每天对各种设备进行清洁保养，每天下班前关闭所有电源开关。
4. 定期对设备进行维护和检修，并建立设备档案。

十五、参观制度

1. 任何个人或团体参观，必须经护理部同意后，在护士长安排下进行参观。
2. 接待人员负责对参观人员进行登记。
3. 进入消毒供应中心的人员，必须在护士长（或其他接待人员）带领下，穿戴规定的服装、鞋、进行参观。
4. 参观人员在参观期间须做到"五个不"。
（1）不大声喧哗。
（2）不私自触碰设备、器械和物品。
（3）不随意穿越3个区域（去污区、检查包装灭菌区、无菌物品储存区）。
（4）不在工作场所使用移动电话。
（5）不在未经许可的情况下拍照。
5. 参观内容由双方共同协定，科室尽可能满足参观方的合理要求，参观人员在参观期间应服从护士士长（或接待人员）的安排。
6. 参观结束后，将服装鞋帽放入指定处。

十六、不良事件报告制度

1. 建立质量持续改进机制，定期对全院无菌物品的使用、存放，用后处理等环节的质量进行评价、控制和改进。
2. 建立和完善操作技术的质量标准，定期进行质量评价，严格控制高风险因素，确保无菌物品质量。
3. 建立器械清洗质量评价的高危指标，器械消毒质量评价的高危指标，无菌物品包装质量评价的高危指标。
4. 当班人员工作中发现不良事件后及时报告，护上土长对不良事件应认真分析并评估可能发生的后果，根据需要及时报告上级主管部门。
5. 不良事件发生后，应记录监测结果并妥善保管，找出发生的原因。
6. 设立医疗器械及医疗用品质量登记本，发现质量问题及时报告抑土长，将事件问题详细记录，抽查出问题的用品留样备查。

7. 消毒供应中心接到临床发现医疗器械有质量问题的报告，应及时上报护士长，并到临床科室取回物品，详细将问题进行记录。

8. 护士长应及时报告医疗设备科和护理部，根据上级指示，科室质控小组进行讨论，并提出整改意见和建议，做好详细记录。

9. 情节严重的事件应书面上报医疗设备科、护理部、感染科，填写不良事件报告表，上报医疗设备科。

十七、进修人员培训管理制度

1. 进修人员必须遵守医院规章制度，按时上下班，自觉参加业务学习，并服从科室安排，参加科室各项活动。

2. 科室安排经验丰富、专科技术强的老师负责带教，制订具体进修计划，并组织落实。

3. 每周对进修人员进行一次理论小讲课或操作示范，轮组时进行业务知识考核

4. 进修人员在医院进修学习期间，自觉爱护科室公共财物、资料，并在医院作人员指导下开展工作。

5. 进修人员凡有特殊情况需请假者，必须写请假条，向医务科和护理部请假，批准后方有效。无故缺勤者，应上报医务科及护理部。

第二节　消毒供应中心岗位资质及职责

一、消毒供应中心护士长岗位资质及职责

（一）资质

1. 护理专业大专或以上学历，主管抑师或以上职称。

2. 具有五年或以上消毒供应中心工作经验。

3. 具有良好的自我学习能力和工作热情，有较强的沟通协调和解决问题的能力，具有较强的团队影响力。

4. 接受消毒供应中心专业系统的训练和具有丰富的实践经验。了解本专业发展趋势，能持续推动质量改进。

5. 了解相关国家法律法规及行业标准、相关规章制度及操作规程，熟悉和掌握消毒学及微生物学、预防医学等相关学科知识，能解决本专业工作中的疑难问题。

6. 具有管理协调和决策的能力，掌握科学的方法，定期分析质量管理的数据，并明确管理目标。

（二）岗位职责

1. 在医院院领导、护理部主任、副主任及科护士长的领导下，根据全院工作计划制订消毒供应中心的工作计划并组织实施，负责本科室的行政管理工作。

2. 制定各级人员工作细则并定期修正。合理配备人力资源，安排各岗位人员的工作。

3. 负责医疗器材、敷料、药品的申领、报废工作。

4. 制定消毒供应中心各项规章制度、工作职责及各项技术操作规程。

5. 定期对本科人员进行考核。

6. 负责制订本科室学习计划，定期组织业务学习.解决业务疑难问题。

7. 督促检查各项医疗物品领取、供应、清点及消耗情况。

8. 督促检查各类医疗器材的消毒灭菌效果及各项监测制度的落实。

9. 督促检查本科室工作人员严格执行消毒供成中心工作流程、技术操作规程，防范差错事故和医院感染的发生。

10. 督促本科室环境整洁及安全。

11. 督促检查本科室优质护理开展、下收下送情况，满足临床需求。定期组织人员深入临床各科室，征求意见，检查所供应的器材、敷料的使用情况和服务质量，持续改进工作。

12. 组织制订护理科研、教学、管理计划，不断提高服务质量和工作效率。

二、消毒供应中心副主任护师岗位资质及职责

（一）资质

1. 护理专业大专或以上学历，已取得副主任护师资格。

2. 具有10年以上的护理工作经验。

3. 全面了解及掌握消毒供应中心相关专业知识，并具有指导科室工作人员专业技能及理论知识的能力。

（二）岗位职责

1. 在护士长的领导和本科主任护师指导下进行工作。协助护士长做好行政管理工作。

2. 负责督促检查本科室护理工作质量.发现问题，及时解决，把好护理质量。

3. 解决本科室护理业务上的疑难问题。

4. 组织业务学习，拟订培训计划，负责并指导科室工作人员讲课。担任带教管理工作，指导新人科室工作人员、进修、实习护士的培训和考试考核工作。

5. 在护士长的指导下开展新业务及科研工作，指导本科室工作人员撰写学术论文。

6. 积极参加科室QC小组，对本科室发生的差错事故进行分析、鉴定，提出防范措施。

7. 指导全科室主管护师、护师、护士、消毒员、临时工完成各项工作。

三、消毒供应中心主管护师岗位资质及职责

（一）资质

1. 护理专业中专或以上学历，已取得主管护师资格。

2. 具有5年以上的护理临床经验。

3. 全面了解及掌握消毒供应中心相关专业知识，并具有指导下级工作人员专业技能及理论知识的能力

（二）岗位职责

1. 在护士长的领导和本科副主任护师指导下进行工作。协助护士长做好行政管理工作。

2. 负责督促检查本科室护理工作质量，发现问题，及时解决，把好护理质量。

3. 解决本科室护理业务上的疑难问题。负责并参加各种无菌器械包的配备和消毒灭菌物品的抽样检查。

4. 定期检查压力蒸汽灭菌器和低温灭菌器的灭菌效果，保证消毒灭菌质量。

5. 积极参加科室业务培训，编写教案，负责讲课。担任教学工作，指导进修、实习护士的培训工作。

6. 开展新业务及科研工作，总结经验，撰写学术论文。

7. 对本科室发生的差错事故进行分析、鉴定，提出防范措施。

8. 指导全科室护师、护士、消毒员、临时工完成各项工作。

四、消毒供应中心护师、护士岗位资质及职责

（一）资质

1. 护理专业中专或以上的学历，已取得护师、护士资格。

2. 全面了解及掌握消毒供应中心相关专业知识，并具有指导下级工作人员专业技能及理论知识的能力。

（二）岗位职责

1. 在护士长领导下和本科副主任护师、主管护师、组长指导下进行工作。

2. 负责医疗器械的回收、清洗、消毒、干燥、检查、包装、灭菌、监测、储存、发放工作。

3. 经常检查医疗器材质量，如有损坏应及时修好并向护士长报告。

4. 办助带教组长完成教学任务。

5. 协助组长进行各种医疗器材的申领、供应、清点及消耗成本的统计。经常与临床科室联系，征求意见，改进工作

6. 认真执行各项规章制度和技术操作规程、工作流程，积极开展技术革新，不断提高工作质量，严防差错事故发生。

7. 参与科室业务学习，参与教学、科研工作。

8. 做好安全检查和岗位卫生，保持环境整洁、安全设施完好。

9. 负责各组工作区之间的协调与联系。

10. 努力学习业务，不断提高技术水平。

11. 指导消毒员、护理员、卫生员进行工作。

五、消毒供应中心带教组长岗位资质及职责

（一）资质

1. 具有扎实的消毒供应专业理论基础和专业技能，并具有指导、培训和教育他人的能力。

2. 具有科研和撰写论文的能力.并具有指导科室工作人员开展科研和撰写论文的能力。

（二）岗位职责

1. 在护士长的指导下开展科室培训、进修人员、实习学生的带教管理工作。

2. 认真制订科室各层级培训计划。

3. 根据进修要求和学生教学大纲制订进修人员、实习学生的学习计划。

4. 根据教学大纲指导具体带教老师完成实习学生和进修生的带教工作。

5. 负责科室护士技能培训和考试考核工作。

6. 协助护士长做好科室管理工作。

六、消毒供应中心质控管理组长岗位资质及职责

（一）资质

1. 具有扎实的消毒供应专业理论知识和专业技能。

2. 具有制定各工作区域工作流程和质量标准的能力，并能指导和组织员工实施落实。

3. 工作责任心强，认真检查落实工作标准与岗位责任，达到各环节工作目标与质量要求，协助护士长和其他小组共同推动质量持续改进。

（二）岗位职责

1. 负责协助护士长做好CSSD质量管理工作。帮助、指导和督促各岗位工作质量达到预期目标。

2. 严格落实医院感染预防与控制的各项制度和措施。

3. 落实CSSD所有设备技术参数确认等质量控制工作；负责器械清洗、包装、灭菌及无菌包的质量检查。

4. 制定各区的工作流程、操作指引和技术操作规范。对全程质量要求进行细化，根据标准对各项工作指标进行质量统计和分析。

5. 严格按操作规程进行各项监测，督查压力蒸汽灭菌器、环氧乙烷灭菌器、过氧化氢低温等离子灭菌器的生物指示剂监测，观察监测结果并记录。负责整理所有监测资料，妥善保存。

6. 做好工作质量评价指标的监测，及时发现已发生和潜在的缺陷和不良事件，应用科学分析的方法，完善工作流程和管理制度，达到持续质量改进。

7. 定期和不定期进行督查，由质控组长带领质控组员进行重点检查，针对检查中存在的问题进行整改，下一周针对上一周检查中存在的问题进行检查。

七、消毒供应中心区域组长岗位资质及职责

（一）资质

1. 具有扎实的消毒供应专业理论基础和专业技能。
2. 具有安排和协调本组工作的能力。
3. 具有良好的沟通能力。

（二）岗位职责

1. 在护士长的领导下负责本区域的全面工作。
2. 协助护士长搞好科室管理工作，并承担带教和科研任务。
3. 带领本组工作人员保质保量完成工作，并做好质量检查工作。
4. 结协作，做好组与组之间的沟通协调，发现问题及时与护士长沟通。
5. 在护士长的指导下，开展业务查房和业务学习。
6. 不断总结工作经验，改进工作方法，提高工作效率。
7. 每月做好工作量的统计及交接班工作。

八、耗材管理人员岗位资质与职责

（一）资质

1. 接受过物品管理相关知识的培训。
2. 熟悉CSD常用物品的周转和使用。
3. 掌握成本核算的相关知识和技能，定期对CSsD的成本进行核算，并提出合理建议。

（二）岗位职责

1. 负责对CSSD常用耗材及一次性无菌物品的质量管理。

2. 建立仓库进出账目，数量清晰。

3. 负责对入货质量进行检查，包括监测材料、包装标准、一次性无菌物品、器械等物品。

4. 定期进行物品盘点，月结月清，做好成本核算、降低CSSD的运行成本。

5. 对常用的耗材质量进行评估，并根据质量提出建议。

6. 能合理制定物品采购数量，做到合理库存。

九、无菌物品存放区护士岗位资质及职责

（一）资质

1. 具有较好的医院感染相关知识的基础和消毒隔离知识。

2. 具有较强的责任心，在发放物品前做到严格查对。

3. 熟悉无菌物品存放的基本条件，并保持工作区的清洁、温度（≤24℃）和湿度（≤70%）符合规范要求。

（二）岗位职责

1. 严格执行无菌物品存放区消毒隔离制度和无菌物品存放区工作制度。

2. 进入无菌物品存放区应先洗手或手消毒、戴圆帽。每日上下年清点物品数量并记录，做到账物相符。

3. 每日检查所有无菌物品的失效日期，做到无过期物品。

4. 负责无菌物品存放区的管理，保持工作区清洁。督促保洁员保持贮存架传递窗、台面、电脑桌、办公桌、地面的清洁。

5. 负责各组下送无菌物品种类、数量的准备，认真核对。如有不符应立即查明原因，以免物品丢失。

6. 负责所有无菌物品及高水平消毒物品的发放工作，发放时做到先进先出原则。

7. 无菌物品存放区内物品严格归类定点放置整齐，标识清楚醒目，所有无菌物品距地面≥20cm，距天花板≥50cm，距墙≥5cm；随时保持传递窗关闭状态。

8. 负责火菌物品检查，项目主要包括湿包情况、灭菌包信息（物品名称、包外化学指示物变色情况，火菌日期、失效日期、锅号、锅次、包装者和核对者）、包装完整性等，并记录结果。做到不发湿包、过期包、落地包。

9. 临床科室借物时，需严格履行借还手续。

10. 负责每月核算一次，算出各科室消耗成本送院财务科。负责每月工作量的统计。

11. 下班前关闭门窗、电源、电脑，确保安全。

十、检查包装区器械包装各班岗位资质及职责

（一）资质

1. 接受各类器械、手术包的包装方法的培训，并考核合格。
2. 熟练掌握各类器械性能、功能及注意事项，并具有指导他人的能力。
3. 具有包装岗位的工作经验，并对其包装相关的知识和技能熟练掌握。
4. 掌握不同包装材料的包装方法及注意事项。
5. 掌握热封机的操作和性能验证方法。
6. 具有评估包装质量的能力，并不断地提出改进的方法。
7. 有较强的责任心和良好的沟通能力，及时纠正工作过程中的偏差。

（二）岗位职责

●病区治疗包包装班

1. 做好病房所有治疗包的包装准备工作。
2. 负责分类、检查、包装各种病区治疗包及口腔科治疗包工作（一人配包、另外一人核对并负责包装）。
3. 工作前检查封口机的性能、参数、运行正常时方可使用。
4. 工作结束后保持台面整洁。

●手术室普通器械包装班

1. 负责普通手术器械包装前的准备工作。
2. 负责所有手术室普通手术器械的分类、检查、装配，由核对者核对无误后再进行包装、封口。
3. 清洗质量检查由质控员完成。
4. 工作中负责登记每锅器械包种类。
5. 负责登记各种信息，有问题及时沟通。
6. 手术包的急件由组长派遣人员及时包装。
7. 工作结束后保持台面整洁。

●手术室特殊器械包装班

1. 负责精密器械、外来租借物器械及特殊包的包装准备工作。
2. 负责精密器械、贵重器械、腹腔镜、特殊器械、外来租借物器械的检查、核对、装配、包装工作。
3. 负责登记工作中各种表格，做好每日工作量的统计并输入电脑。
4. 工作结束后保持台面整洁。

十、检查包装区敷料包装岗位资质及职责

（一）资质

1. 接受各类敷料包装方法的培训，并考核合格。
2. 掌握各种敷料的规格与使用注意事项。
3. 掌握不同包装材料的包装方法及注意事项。
4. 具有评估包装质量的能力，并不断地提出改进的方法。

（二）岗位职责

1. 做好普通棉布物品的准备工作，冷光源下检查所有普通棉布的洁净度及完整性。
2. 根据手术室要求摆放各类敷料，双人核对后进行包装。
3. 及时与手术室和相关科室沟通，满足临床需求。
4. 记录工作中存在的问题，并及时汇报、持续改进。
5. 做好日工作量和月工作量的统计，保持工作间清洁，保证物品的供给。
6. 保证器械包装所有普通棉布的供给，及时添加。

十二、去污区各班岗位资质及职责

（一）资质

1. 接受消毒隔离的基础知识、各类清洗方法、消毒方法知识培训，并考核合格。
2. 掌握专科器械、手术器械、外来器械等性能和特点。
3. 能正确掌握清洗设备的操作规程、日常维护等技能。
4. 具备判断设备故障的能力。
5. 具有评价器械清洗合格的能力

（二）岗位职责

●主1班

1. 做好超声清洗机设备检查及器接收准备工作，按要求配置各类医用清洗剂、润滑剂和消毒剂，检查水处理系统运转情况并登记。做好普通手术器械和病房器械的接收、清点和分类工作。如有问题及时和相关科室联系。
2. 对已接收的普通污染器械按材质、种类分类进行手工清洗和机械清洗的准备
3. 选择机械清洗的器械按标准记载，标识明确。按装载器械的种类正确选择清洗程序并观察设备运行情况。如有异常情况及时处理并上报。
4. 记录当天接收器械总件数，有问题及时登记，并做好手术室急用包的交接清点登记。
5. 写好病房回收器械清单，与包装区工作人员做好交接。

●主2班

1. 清洗设备运行前进行安全检查（包括清洗机及清洗架各部件性能完好备用.检查医用清洗剂、润滑剂充足备用.泵管通畅，打印装置处于备用状态等）。

2. 做好腔镜手术器械、精密器械、特殊器械、外来器械的接收清点及分类的工作，并登记外来器械、腔镜器械手术相关信息。

3. 对已接收的腔镜手术器械、精密器械、特殊器械、外来器械按材质、种类分类进行手工清洗和机械清洗。

4. 做好清洗设备日常维护、保养并记录，每天登记打印信息。

十三、消毒员岗位资质及职责

（一）资质

1. 接受医院感染基础知识培训，并考核合格。
2. 具备市级以上的压力容器上岗证，能安全操作压力容器。
3. 接受本岗位相关知识与技能操作的培训，并考核合格。
4. 具有判断灭菌器及相关配件故障的能力。
5. 具有判断灭菌物品是否合格的能力，对不合格的灭菌物品有权停止发放，并报告和记录。

（二）岗位职责

1. 在护士长、组长的指导下开展工作。

2. 严格执行各项规章制度、技术操作规程、工作流程，完成各类医疗器械的灭菌工作，灭菌合格率100%。

3. 已灭菌物品和未灭菌物品应严格分开，定点放置，不得混放。

4. 每日灭菌前擦拭灭菌器内外及灭菌车，清洗过滤网，检查安全阀。对压力蒸汽灭菌器进行认真检查，清洁保养维护，做好灭菌前的准备工作。

5. 严格按规范要求进行装放物品，装量不宜过多、过紧，下排气压力蒸汽灭菌器的装载量不应超过柜室容积80%。预真空和脉动真空压力蒸汽灭菌器的装载量不应超过柜室容积的90%；同时不应小于柜室容积的10%和5%。大包、敷料类放上层，中包放中层、小包及金属类放下层。

6. 熟练掌握灭菌器性能要求，认真观察灭菌器运转情况，及时发现故障，不得擅离职守。

7. 每锅压力蒸汽灭菌完成时，与质控员共同认真核对灭菌后物理监测打印记录、化学指示剂变色情况，并将查对结果记录备案，双方签名。

8. 负责做好灭菌效果监测工作：预真空（包括脉动真空）压力蒸气灭菌器应每日开始灭菌运行前进行B-D测试，每锅均有物理监测，每包化学监测，每周一次及有植入物时每锅做生物指示剂监测，并记录保留监测结果备案。

9. 掌握停水、停电、停蒸汽等应急情况的处理。

10. 认真做好灭菌后的安全检查，灭菌结束关闭水源、气源、电源。

十四、下收下送工作人员岗位资质及职责

（一）资质

1. 接受运送无菌物品相关知识和方法的培训，并考核合格。

2. 能正确识别各科无菌物品的种类和使用特点。

3. 具备消毒隔离知识，保证手卫生执行正确。

4. 掌握下收下送车的清洁方法。

（二）岗位职责

1. 按标准预防着装，严格执行消毒隔离制度。

2. 工作人员每天上下午错峰（错开电梯运行高峰及病区治疗高峰）下病区回收污染物品，及时送消毒供应中心清点，按清点数量统一下送到每个病区。操作过程注意手卫生。

3. 工作时认真负责，热情周到。

4. 工作时要保持高度的责任心，所有医疗器械及物品应轻拿轻放，不得损坏。如因责任心不强而造成医疗器材损坏，按医院有关规定给予赔偿。

5. 每天下收下送工作结束后认真清洗污染车和清洁车，保持污车清洗间、清洁车清洗间整洁。

十五、消毒供应中心保洁工人岗位资质及职责

（一）资质

1. 接受医院感染相关知识的培训，并考核合格。

2. 能够按区域使用保洁用具。

3. 具有严谨的工作态度。

（二）岗位职责

1. 在科室抑士长领导下，抑士指导下进行工作。

2. 严格执行医院和科室规章制度，遵守劳动纪律，按时上下班，服从工作安

3. 进入消毒供应中心按各岗位规定穿工作服、戴口罩、帽子、更换鞋子。

4. 完成消毒供应中心所有地面、墙面、物表、橱柜、存放架、门窗等的卫生清洁，确保无尘。

5. 保洁用具如拖把、容器、抹布等按消毒供应中心规定严格分区使用，每日消毒处理，晾挂在指定地点，不得交叉。

6. 保洁员要有良好的职业道德和服务态度。节约水电，爱护医院一切公共财物，人为损坏要赔偿。

第三节　消毒供应中心部分操作指引的SOP文档

消毒供应中心（CSSD）管理

文件号：

持有部门：消毒供应中心		
制定者：	审核者：	版次：
指定日期：	审核日期：	执行日期：

一、医院

1. 应将CSSD规模、任务与本医院发展规划相适应；将消毒供应工作管理纳入质量管理，保障医疗安全。

2. 顺应CSSD的管理体制，在院长或相关职能部门的直接领导下开展工作。

3. 应采取集中管理的方式，所有需要消毒或灭菌后重复使用的诊疗器械、器具和物品（含手术室的可复用器械、用品）由CSSD回收，集中清洗、消毒、灭菌和供应。

4. 内镜、口腔诊疗器械的清洗消毒，可按卫健委有关规定进行，也可由CSSD统一进行。

5. 根据CSSD工作量、岗位需要合理配置有执业资格的护士、消毒员和其他人员。

二、消毒供应中心

1. 应建立健全岗位职责、操作规程、消毒隔离、质量管理、监测、设备管理、器械管理（包括外来医疗器）及职业安全防护等管理制度和突发事件的应急案。

2. 应建立质量管理追溯制度，完善质量控制过程相关记录，保证供应物品安

3. 应建立与相关科室的联系制度。主动了解各科室专业特点、常见的医院感染及原因，掌握专用器械及用品的结构、材质特点和处理要点。

4. 对科室关于灭菌物品的意见有调查、有反贵，落实持续改进，并有记录。

5. 清洗消毒及监测工作应符合S310.2-2009和WS310.3-2009的规定。

6. 诊疗器械、器具和物品的再处理应符合用后及时清洗、消毒、灭菌程序及以下要求。

（1）进入人体无菌组织、器官、腔隙，或接触人体破损的皮肤、黏膜、组织的诊

疗器械、器具和物品应进行灭菌。

（2）接触完整皮肤、黏膜的诊疗器械、器具和物品应进行消毒。

（3）被朊毒体、气性坏疽及突发原因不明的传染病病原体污染的诊疗器械、器具和物品，应执行WS310.2-2009中规定的处理流程。

7. 工作人员应当接受与其岗位职责相应的培训，正确掌握以下知识与技能。

（1）各类诊疗器械、器具和物品的清洗、消毒、火菌的知识与技能。

（2）相关清洗、消毒、灭菌设备的操作规程。

（3）职业安全防护原则和方法。

（4）医院感染预防与控制的相关知识。

消毒供应中心（CSSD）设备、设施管理

文件号：

持有部门：消毒供应中心		
制定者：	审核者：	版次：
指定日期：	审核日期：	执行日期：

1. 去污区应根据CSSD的规模、任务及工作量，合理配置清洗消毒设备及配套设施，防护用品。设备、设施应符合国家相关标准或规定。

（1）应配有污物回收器具、分类台、手工清洗池、高压水枪、高压气枪超声清洗设备、干燥设备及相应清洗用品等。

（2）宜配备机清洗消毒设备，须配备针对管腔器　清洗有效的专用清洗架，可选择超声的清洗消毒设备，确保清洗干　。

（3）防护用品。

①去污区应配备相应的个人防护装备，包括圆顶工作帽、口罩、抗湿罩袍或防水围裙、手套、专用鞋、护目镜、防护面罩等

②去污区应配置洗限装置。

2. 检查、包装设备：应配有带光源放大镜的器械检查台、包装台、器械柜、敷料柜、包装材料切割机、医用热封机及清洁物品装载设备等。

3. 灭菌设备及设施：应配有压力蒸汽灭菌器，无菌物品装、卸载设备等。根据需要配备压力蒸汽灭菌用的蒸汽发生器、干热灭菌和低温灭菌装置。各类灭菌设备应符合国家相关标准，并设有配套的辅助设备

4. 储存、发放设施：应配备无菌物品存放设施及运送器具等。

消毒供应中心（CSSD）耗材管理

文件号：

持有部门：消毒供应中心

制定者：　　　　　审核者：　　　　　版次：

指定日期：　　　　审核日期：　　　　执行日期：

一、目的

加强耗材管理，到心中有数。

二、各种耗材的管理及要求

1. 医用清洗剂：应符合国家相关标准和规定。根据器械的材质、污染物种类，选择适宜医用清洗剂。

（1）碱性医用清洗剂：pH≥7.5，对各种有机污染物有较好的去除作用，对金属腐蚀性小，不会加快返锈的现象

（2）中性医用清洗剂：pH6.5～7.5，对金属无腐蚀。

（3）酸性医用清洗剂：pH≤6.5，对无机固体粒子有较好的溶解去除作用，对物品腐蚀性小。

（4）医用酶清洗剂：医用含酶的清洗剂，有较强的去污能力，能快速分解蛋白质等多种有机污染物。

2. 消毒剂：应选择符合国家相关标准和规定的安全、低毒、高效的消毒剂。

3. 洗涤用水：应有冷热自来水、软水、纯化水或蒸馏水供应。自来水水质应符合CB5749的规定：纯化水应符合电导率≤15μS／cm（25℃）。

4. 灭菌蒸汽用水应为软水或纯化水。

5. 润滑剂：应为水溶性，与人体组织有较好的相容性，不破坏金属材料的透性、机械性及其他性能。

6. 包装材料：包括硬质容器、一次性医用皱纹纸、纸塑袋、纸袋、普通棉布、无纺布等、应符合CB／T19633、YYT0698-2009最终灭菌医疗器械包装材料相关部分的标准要求。普通棉布还应符合以下要求：为非漂白织物；包布除四边外不应有缝线、不应缝补；初次使用前应高温洗涤，脱脂去浆、去色。

7. 消毒灭菌监测材料：应选择符合国家相关标准和规定，在有效期内使用自制测试标准包应符合《消毒技术规范》有关要求。

三、注意事项

1. 咨询耗材是否符合国家相关标准和规定。
2. 做到入库出库登记，定期进行质量检查。

物品灭菌失败召回标准操作规程

<table>
<tr><td colspan="3" style="text-align:right">文件号：</td></tr>
<tr><td colspan="3">持有部门：消毒供应中心</td></tr>
<tr><td>制定者：</td><td>审核者：</td><td>版次：</td></tr>
<tr><td>指定日期：</td><td>审核日期：</td><td>执行日期：</td></tr>
</table>

一、目的

及时发现生物监测不合格，及时控制因生物监测不合格而造成的医院感染的发生。

二、物品灭菌失败召回标准操作规程

1. 生物监测出现阳性结果时、暂停使用灭菌器，重新做生物监测3次，合格后重新启用灭菌器。
2. 三次生物监测不合格时，上报有关部门，确定灭菌批次和物品种类，数量。
3. 上级管理部门发布召回通知，停止使用该批次物品，召回通知书存档。
4. 消毒供应中心集中回收召回物品并记录召回灭菌批次、物品名称、数量，召回物品处理措施遵循消毒供应中心规范。
5. 排查问题原因，处理措施遵循消毒供应中心规范。
6. 上交书面报告，分析结果得出结论、总结经验、制定改进措施。

三、注意事项

1. 发现生物监测不合格及时与医院沟通。
2. 及时回收召回物品，认真分析物品灭菌失败原因并提出整改措施。

压力蒸汽灭菌柜灭菌流程

文件号：

持有部门：消毒供应中心

制定者：	审核者：	版次：
指定日期：	审核日期：	执行日期：

一、目的

1. 正确使用压力蒸汽灭菌器，完成物品的灭菌工作。
2. 判断识别灭菌效果，确保灭菌质量。
3. 做好压力蒸汽灭菌器的日常维护与保养。
4. 做好压力蒸汽火菌器循环情况的记录，便于追溯。

二、操作流程

1. 打开电源总开关，将灭菌器电源打开，开启蒸汽阀门，先开主阀门约一分钟后再开分阀门，目的是排除管道内冷凝水，设备进行预热。
2. 打开空气压缩机电源。
3. 开启冷水阀。
4. 选择适当程序，打开腔门，检查密封圈门板。
5. 进行B-D试验程序。
6. B-D试验合格后将待灭菌的物品按要求装载后推入灭菌柜内。
7. 选择灭菌程序，检查灭菌参数是否正确，启动运行程序。
8. 灭菌过程中，操作人员应密切观察设备的运行状况，如有异常，及时处理，防止意外事故发生。
9. 灭菌结束后，待室内压力零后方可打开门取出物品。
10. 做好火菌效果的监测，记录存档，便于追踪调查。
11. 设备灭菌保养后，分别关闭灭菌器、空压机、蒸汽及水开关、总电源。

三、注意事项

1. 已灭菌物品和未灭菌物品严格分开放置。
2. 灭菌包标示清晰、无湿包现象。
3. 每周在门胶条上涂抹硅油润滑，每周一次小保养，每月一次大保养。

5XL环氧乙烷（EO）灭菌锅操作程序

文件号：

持有部门：消毒供应中心		
制定者：	审核者：	版次：
指定日期：	审核日期：	执行日期：

一、目的

1. 用于不耐高温、高湿医疗器材的灭菌，使之达到无菌状态。
2. 正确装放物品，做好设备物理、化学、生物监测，确保灭菌质量。

二、显示屏键的介绍

1. 上键：温度设置37℃或55℃。
2. 中上键：通气键，指通气时间 加数的设置。
3. 中下键：通气键，指通气时间减少数的设置
4. 下键：开始键、停止键。

三、操作流程

1. 检查压缩空气的压力是否达到厂家说明要求。
2. 在压缩空气开关压力表的下端处放水，直至气体出现为止。
3. 打开前盖（打印处）检查是否有记录纸，再查蒸馏水。
4. 打开锅体门后插入5XL气罐，固定位置
5. 将盛有物品双层篮筐放入锅内时，检查篮筐底部的滑轮、硅胶带有否脱出，应平齐为止。
6. 关闭锅体门后，选择所需温度37℃或55℃，选择通气时问，再按开关键启动。显示屏上出现门已自动锁紧，表示火菌开始。
7. 3分钟后.显示屏上有一流动标色显示后、表示灭菌已正常开始。

四、注意事项

1. 食物、液体、粉末及具有潜在易燃性物品不能放进锅内灭菌。
2. 导管必须保持一端开口以免抽真空时抽爆导管。
3. 灭菌器及气罐周围禁止火源。
4. 待灭菌物品需彻底干燥。
5. 物品间应保持空隙，纸塑包装袋按纸面贴塑料面摆放。
6. 气罐应轻拿轻放，放置时不能过于用力，防止环氧乙烷气体泄漏。

低温过氧化氢等离子体灭菌流程

文件号：

持有部门：消毒供应中心		
制定者：	审核者：	版次：
指定日期：	审核日期：	执行日期：

一、目的

正确使用灭菌设备，保证灭菌质量。

二、操作流程

1. 开启电源开关、启动和预热（预热时间30～60min）。

2. 输入管理员密码进入控制程序。

3. 将待灭菌物品按要求装进灭菌器内。

4. 检查卡匣使用情况。

5. 选择适当程序启动（标准模式）。

6. 天菌过程中，操作人员应密切观察设备运行状况，如有异常，及时处理防止意外事故发生。

7. 灭菌成功结束后，打开腔门，无液体残留方可取出物品。

8. 做好灭菌效果的监测、记录存档，便于追踪调查。

9. 一天工作完成后关闭灭菌腔门及电源。

三、注意事项

1. 严格按照流程操作。

2. 密切关注灭菌设备运行状况，不得脱岗。

3. 灭菌设备出现状况时，采取紧急停运措施。

4. 灭菌设备发生故障时，查找故障原因，及时维修。

压力蒸汽灭菌生物监测操作程序

文件号：

持有部门：消毒供应中心		
制定者：	审核者：	版次：
指定日期：	审核日期：	执行日期：

一、目的

了解微生物系灭程度，是灭菌过程的最终监测。

二、监测频率

应每周监测一次，灭菌植入物应每锅监测或根据实际需要进行监测。

三、监测方法

1. 采用符合标准的测试包或选择合格的一次性生物监测包，内置嗜热脂肪杆菌芽孢。

2. 预真空灭菌器和脉动真空灭菌器生物监测包制作方法：用16条全棉手术巾（每条41cm×6cm），将每条手术巾的长边先折成3层，短边折成2层，然后摆放，做成23cm×23cmx×15cm大小的测试包。

3. 将含有嗜热脂肪杆菌芽孢的生物测试包放置于灭菌柜的排气口上方满载运行，运行结束后取出自含式嗜热脂肪杆菌芽孢指示物进行生物培养。

4. 结果判定：自含式生物指示菌管可在CSSD直接进行培养，快速生物培养器培养3h出结果，普通生物培养锅16h，或者24h，或者48h后出结果。阳性对照管培养阳性，试验组培养阴性，判断为灭菌合格。阳性对照管培养阳性，试验组培养阳性，判断为灭菌不合格。

四、注意事项

1. 进行生物监测时，必须按规定满载进行。当灭菌器新安装、移位或大修后，生物监测应空载连续监测3次，小型压力蒸汽灭菌器生物监测应满载连续监测3次。

2.监测使用菌片须经卫健委认可，并在有效期内使用。

3.采用新包装材料和包装方法应进行生物监测，以确定物品的安全。

4.生物监测结果须经双人核对并名记录，归档保存。

环氧乙烷灭菌效果监测操作程序

文件号：

持有部门：消毒供应中心		
制定者：	审核者：	版次：
指定日期：	审核日期：	执行日期：

一、监测目的

观察环氧乙烷灭菌器在灭菌程序运行中关键参数的变化，能够及时、正确判断EO灭菌参数是否合格，达到控制灭菌质量的目的。

二、监测方法

（一）物理监测

观察灭菌柜的灭菌周期的时间、压力和温度、EO气体暴露阶段时间、灭菌结束时间并记录。

（二）化学监测

每个灭菌包的包外粘贴化学指示胶带，作为灭菌过程的标志；手术包内放置环氧乙烷包内化学指示物，以监测灭菌效果

（三）生物监测

1. 常规测试包制作：将内含枯草杆菌黑色变种芽孢指示管放于一个20ml注射器内，去掉注射器针头和针套，试管带孔的塑料帽应朝向注射器乳头，再将注射器的针栓插回针筒（注意不要碰及生物指示物），再用一条全棉小毛巾两层包装，置于纸塑包装袋内。用电热封口，制成常规测试包或采用一次性常规生物测试包。

2. 培养方法：根据自含式生物指示物，针对性地选用48h培养出结果或4培养出结果的培养生物阅读器进行培养，48h及4h培养均须设立阳性对照。

3. 结果判定：阳性对照管培养阳性，试验组培养阴性，判断为灭菌合格。阳性对照管培养阳性，试验组培养阳性，判断为灭菌不合格。

三、注意事项

1. 物理监测记录归档存放。
2. 每次新安装或维修后的灭菌器，对关键参数进行物理校正。
3. 灭菌过程出现错误程序，应查找原因，及时采取相应的措施。

4. 灭菌物品生物监测出现阳性结果，表示灭菌失败，物品不能使用，查找原因。

5. 阳性对照的生物指示物应采用与试验管相同的生产日期和批号，

过氧化氢等离子监测程序

文件号：

持有部门：消毒供应中心		
制定者：	审核者：	版次：
指定日期：	审核日期：	执行日期：

一、目的

观察过氧化氢灭菌器在灭菌运行中关键参数的变化，及时正确判断灭菌参数是否合格，达到控制灭菌质量的目的。

二、物理监测

1. 密封系统：硅胶橡皮圈密封加磁力紧缩密封系统，防止发生泄露。整个灭菌过程在负压下进行，保证了工作过程中过氧化氢不泄漏至操作间危害操作人员

2. 及时检测设备自动监测及报警系统的工作状态，遇故障自动报警

三、化学监测

主要包括包外化学指示胶带和包内化学指示物。这里强调三点：

1. 与环氧乙烷不同的是，过氧化氢等离子体灭菌的包内卡也是过程化学指示物，属于ISO11140中第一类化学指示物。其基本作用是反映物品与过氧化氢接触过程，因其放在包内，故也可反映灭菌剂的穿透情况，但基本上均较难做到精确地判断灭菌质量。

2. 化学指示胶带和化学指示物的光稳定性非常重要，即在灭菌前和灭菌后，化学指示物都不能很快褪色。

3. 化学指示胶带和指示卡不能含有任何妨碍灭菌过程的物质，如纤维素等。

四、生物监测

对于过氧化氢等离子体灭菌，现在国际上没有专门的标准或推荐操作的方法进行规范，这其中就包括了生物监测。过氧化氢等离子体灭菌生物监测一般推荐使用嗜热脂肪杆菌芽孢进行监测，监测频率应每天一次。

五、注意事项

1. 不宜用于"半盲端结构"器械灭菌。

2. 抽真空和火菌时间不够会直接影响灭菌效果。

3. 不合格的清洗物品和干燥不彻底会直接导致灭菌过程失败。

集中回收工作流程及质量标准

文件号：

持有部门：消毒供应中心		
制定者：	审核者：	版次：
指定日期：	审核日期：	执行日期：

一、目的

服务临床，提高临床满意度。

二、操作流程

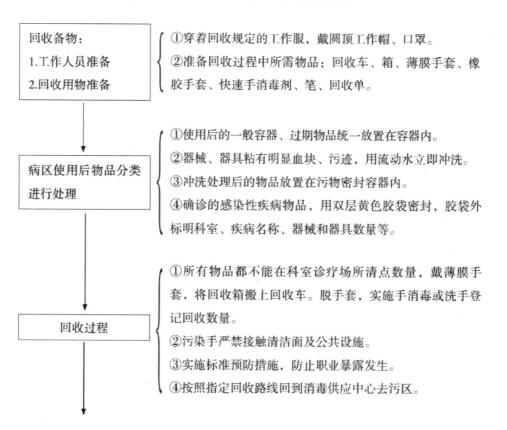

操作步骤	操作要求及质量标准
回收备物： 1.工作人员准备 2.回收用物准备	①穿着回收规定的工作服，戴圆顶工作帽、口罩。 ②准备回收过程中所需物品：回收车、箱、薄膜手套、橡胶手套、快速手消毒剂、笔、回收单。
病区使用后物品分类进行处理	①使用后的一般容器、过期物品统一放置在容器内。 ②器械、器具粘有明显血块、污迹，用流动水立即冲洗。 ③冲洗处理后的物品放置在污物密封容器内。 ④确诊的感染性疾病物品，用双层黄色胶袋密封，胶袋外标明科室、疾病名称、器械和器具数量等。
回收过程	①所有物品都不能在科室诊疗场所清点数量，戴薄膜手套，将回收箱搬上回收车。脱手套，实施手消毒或洗手登记回收数量。 ②污染手严禁接触清洁面及公共设施。 ③实施标准预防措施，防止职业暴露发生。 ④按照指定回收路线回到消毒供应中心去污区。

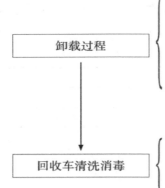

卸载过程
①用清洁手打开去污区门，推回收车进入污物接收处，戴薄膜手套，将回收车上的污染物品搬上接收台。
②接收台物品较满情况下，可暂时存放在回收车内，依次进行卸载。
③卸载过程中轻拿轻放，避免物品发生损坏及增加噪音。

回收车清洗消毒
①回收用具进行清洗。清洗方法：用高压水枪或流动水冲洗之后进行化学消毒剂浸泡或擦拭消毒。
②回收工作结束后，回收人员按照六步洗手法彻底洗手。

三、注意事项

1. 下收人员必须注意手卫生。
2. 下收人员必须按规定的路线行走。
3. 所有病区污染物品不能在科室诊疗场所清点。

常用手术器械手工清洗流程及质量标准

文件号：

持有部门：消毒供应中心		
制定者：	审核者：	版次：
指定日期：	审核日期：	执行日期：

一、目的

1. 用于各类复杂、精密和不能采用机械清洗方法处理的器械及污染程度重的器械的清洗。
2. 去除物品上的有机物、无机物、微生物，保证灭菌成功。
3. 防止器械损伤。
4. 用于无清洗设备时的清洗。

二、操作流程

操作步骤	操作要求及质量标准

冲洗：将有锈的器械除锈，无锈的用流动水冲洗。拆卸的部件与螺丝拆开分别清洗。

①工作人员做好自身防护，防止飞溅。

②洗净明显的血迹和污物。

③带腔隙的钳类器械如髓核钳、锥板咬骨钳用流动水冲洗的同时做夹闭与松开交替动作。

超洗：将器械用篮筐盛放，置于超声清洗机内超洗2~5min，机内为低泡医用碱性清洗剂或多酶医用清洗剂。

①超声机加盖，防止气溶胶和噪音的污染。

②器械应置于液面下2cm，控制好时间和温度。

③部分组装配套器械如手摇钻、牙钳可拆卸进行超声清洗。

④橡胶类物品、部分特殊材质器械不能使用超声清洗。

刷洗：用毛刷在水面下刷洗器械的齿部、槽部及内外表面。

①防止气溶胶和水滴飞溅。

②器械的齿部、槽部及内外表面清洁无污迹和锈迹。

③关节缝隙外需撑开反复刷洗。

④部分组装配套器械如手摇钻、牙钳可拆卸进行超洗。

漂洗：用流动水冲洗或在水面下浸泡。

①防止水滴飞溅。

②无清洗剂残留。

组装：拆卸的器械与螺丝刷洗干净后，重新组合安装，以防丢失。

螺丝拧紧，关节活动灵活。

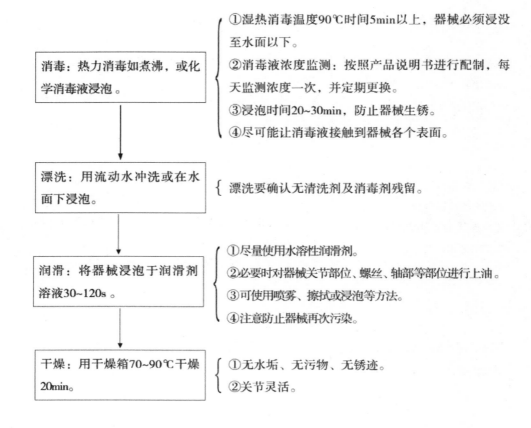

消毒：热力消毒如煮沸，或化学消毒液浸泡。
- ①湿热消毒温度90℃时间5min以上，器械必须浸没至水面以下。
- ②消毒液浓度监测：按照产品说明书进行配制，每天监测浓度一次，并定期更换。
- ③浸泡时间20~30min，防止器械生锈。
- ④尽可能让消毒液接触到器械各个表面。

漂洗：用流动水冲洗或在水面下浸泡。
- 漂洗要确认无清洗剂及消毒剂残留。

润滑：将器械浸泡于润滑剂溶液30~120s。
- ①尽量使用水溶性润滑剂。
- ②必要时对器械关节部位、螺丝、轴部等部位进行上油。
- ③可使用喷雾、擦拭或浸泡等方法。
- ④注意防止器械再次污染。

干燥：用干燥箱70~90℃干燥20min。
- ①无水垢、无污物、无锈迹。
- ②关节灵活。

三、注意事项

1. 手工清洗时水温宜为15℃～30℃。
2. 去除干涸的污渍应先用多酶医用清洗剂浸泡，再制洗或擦洗。
3. 制洗操作应在水面下进行，防止产生气溶胶。
4. 手工清洗过程应将器械轴节完全打开，复杂的组合器械应拆开。

常用手术器械机械清洗流程及质量标准

文件号：

持有部门：消毒供应中心		
制定者：	审核者：	版次：
指定日期：	审核日期：	执行日期：

一、目的

1. 正确使用清洗机、完成医疗器材的清洗、消毒工作。
2. 做好清洗机的日常维护与保养。
3. 做好清洗消毒运行情况记录，便于追溯。

二、操作流程

操作步骤	操作要求及质量标准
备物：检查机器、清洗容器及工具。	①检查清洗架清洁度、无杂物，清洗臂转动须平衡。 ②按器械的数量备器械清洗篮筐。 ③检查手套有无破损，分类台备快速消毒剂。 ④备好除锈、浸泡等容器，确定清洗机内的医用清洗剂和润滑剂是否足量。
分类：评估器械种类、污物种类及程度，对不能直接机械清洗的用品，放入相应容器；能机洗的器械摆放到相匹配清洗篮里。	①评估结构复杂的器械：可拆卸的器械如骨钻、LC器械等，先拧开螺丝，放入带盖的密制网筐，进行超声清洗；不可拆卸的器械如钳类、锉类、带管腔的器械直接超声清洗。 ②评估污染种类：锈迹用除锈剂浸泡、水垢斑用水垢剂除垢、油迹用碱性清洗剂浸泡。 ③评估污染程度：血迹干润用酶浸泡或人工刷洗，钳类关节、缝隙处须撑开反复刷洗。 ④手工处理完毕后，再进入清洗消毒器内清洗。

装载： 将同类手术器械如止血钳、布巾钳、剪刀放入同一清洗篮，不规则的器械如骨刀、骨凿、骨锉等放入另一器械筐，并放入编号相同的标识牌，以示区别。摆好器械后将清洗筐放入清洗架各层，所有器械复核并记录。

摆放要求：
①轴节和有齿器械充分打开或用专用器械架撑开，血管钳齿部向上。
②精细、贵重器械放入带盖小筐框。
③扁平、单体器械排列放置一层，镊子人字形或纵队排列一层，不能重叠放置。

进机：
1.再次检查器械摆放。
2.清洗架进入清洗消毒器内，关闭清洗机门。

①器械摆放完成后，用手工转动清洗臂，观察能否正确定位及转动是否平衡，再推入机内。
②检查医用清洗剂是否足量，选择剂量是否正确。
③清洗架进入清洗机后检查器械放置是否移位。
④进机装载质量评价：器械装载位置不影响清洗机旋转臂自由旋转，出水口无阻碍。

清洗： 选择器械清洗程序并按"开始"，进入预洗、清洗、漂洗、消毒、干燥程序
检查： 检查运行情况。

①按"开始"键前，再次检查选择程序是否正确。
②检查医用清洗剂管路是否通畅和医用清洗剂量是否足量。
③洗涤程序质量评价：清洗机旋转臂旋转正常、水流正常。
④检查显示板温度、时间、程序参数是否正常。
⑤消毒程序质量评价：湿热消毒须达到 $A_0 \geqslant 3000s$，对应温度90℃，时间5min。

卸载： 程序结束后，器械在包装区取出、检查、记录，卸载完成后将器械清洗架推入机腔内后关门。

①卸载前洗手，注意防止烫伤，器械直接放到包装台或指定的工作台面，减少重复搬动。
②检查机内、腔底有无散落器械，特别要注意扩阴器螺丝有无脱落等。
③清洗质量评价：目测器械无肉眼可见的污垢、锈迹，器械无水珠，确认器械物品清洁干燥。
④清洗质量不合格的器械，及时由传递窗退回去污区重新处理。

三、注意事项

1. 摆放物品时器械如剪子、镊子一定要打开，盒子、敷料桶等一定要倒放，而且物品的高度不能超出旋转臂的高度，体积较小的物品不能放进清洗机，如针等较小的，可以穿过清洗机底部过滤网的物品都严禁放进机体内清洗。

2. 使用医用清洗剂必须是低泡或无泡的，注入机器的润滑油须是水溶性。

3. 物品要放牢固，不至于掉下。每日清洗机旋转臂的喷水孔，确保清洗机旋转臂的喷水孔没有异物堵塞。如果堵塞，要清洗水臂。应先拧开中心螺母，抬起，拆下喷水臂、轴和轴孔洗干净直至在重新安装后喷水臂可以自由转动。

腹腔镜器械清洗流程及质量标准

文件号：

持有部门：消毒供应中心			
制定者：	审核者：		版次：
指定日期：	审核日期：		执行日期：

一、目的

去除管腔类器械上污染的有机物、无机物、微生物，确保灭菌成功。

二、操作流程

操作步骤	操作要求及质量标准
备物： 1.医用清洗剂和消毒液。 2.各种清洗工具。 3.防护用具：手套、防水围裙、防护服、防护鞋、工具。	①检查医用清洗剂、消毒剂及除锈剂的有效期、浓度，按产品要求配制。 ②配置水枪、气枪、清洁布等辅助工具。 ③采取标准预防措施，做好自身防护，检查手套无破损。 ④物品准备齐全、防护措施到位。
接收： 1.清点。 2.检查。	①按照器械清点单，清点器械数量。 ②检查器械功能是否完好、零件配备是否齐全，特别是目镜的清晰情况，发现问题及时与手术室联系。

分类：	①零碎及精细物件放入独立带盖的小筐内。
1.分类。	②处理顺序：先洁后污，即先清洁相对干净的器
2.目镜、皮线类与操作器械	械，如摄像头、光纤、电刀连接线、目镜，后处理
分开处理。	操作器械。
3.拆卸 。	③能拆卸部分都要拆卸清洗。

↓

初步冲洗：	①表面用软布沾温和中性医用清洗剂或酶液擦干
1.流动水冲洗。	净，不能浸水，不用刀片刮洗，不能用力拉扯。
2.摄像头。	②不能用力拉伸擦拭，以免撕裂导光束的外皮和
3.导光束。	光束。
4.电极连接线。	

↓

拆卸：	
1.拆卸可拆卸的部分。	将拆卸后的配件放入独立带盖的小筐内。
2.防止暴力。	
3.防丢失配件。	

↓

酶液浸泡：	①所有器械应浸泡于液面下≧2cm。
1.全部浸没在酶液里。	②按酶液使用说明书配制。
2.浸泡时间。	③每4h更换一次，有明显污物时随时更换。

↓

超声清洗	①直接将器械浸泡于超声液面下≧2cm。
	②轴节部、弯曲部、活检钳、带齿钳等用软毛刷彻
	底刷洗。

↓

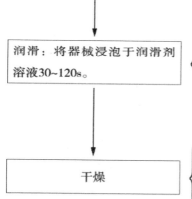

| 冲洗 | 用软水、纯化水或蒸馏水反复漂洗。 |

消毒：
1.热力消毒水温900c时间3~5 min，注意管腔内注满沸水。
2.500mg/L含氯消毒剂浸泡消毒20~30 min。
3.常水冲洗消毒剂。

①热力消毒水温90℃时间3~5 min。
②消毒液浓度监测：按照产品说明书进行配制，每天监测浓度一次，每天更换。
③浸泡时间20~30 min，防止器械生锈。
④管腔内灌注消毒液，尽可能让消毒液接触到各个表面。

润滑：将器械浸泡于润滑剂溶液30~120s。

①尽量使用水溶性润滑剂。
②必要时对器械关节部位、螺丝、轴部等部位进行上油。
③可使用喷雾、擦拭或浸泡等方法。
④注意防止器械再次污染。

干燥

①普通器械用干燥柜。
②连接带、目镜等用清洁软布抹干表面。
③管腔内部用高压气枪吹干。
④特殊配件用95%乙醇擦拭。

三、注意事项

1. 操作时注意标准预防，戴双层手套及防护面罩。

2. 防止针刺伤。

3. 高压水枪、气枪、清洗用具、清洗池等应每天清洁与消毒。

4. 超声清洗操作，应遵循生产厂家的使用说明或指导手册。清洗时应盖好超声清洗机盖子，防止产生气溶胶。

显微器械的手工清洗流程及质量标准

文件号：

持有部门：消毒供应中心		
制定者：	审核者：	版次：
指定日期：	审核日期：	执行日期：

一、目的

去除显微器械上污染的有机物、无机物、微生物，确保灭菌成功。

二、操作流程

操作步骤	操作要求及质量标准
备物： 1.医用清洗剂、浸泡容器。 2.各种清洗工具。 3.干燥柜。 4.防护用具：手套、防水围裙、防护服。	①检查医用清洗剂的有效期、浓度，按产品要求配置。 ②配置小软毛刷等辅助工具，或备高频率、低功率超声清洗器。 ③采取标准预防措施，做好自身防护，检查手套无穿孔。 ④评估物品准备情况、预防措施情况。 ⑤评估器械污染种类与污染程度，根据评估选择医用清洗剂。
冲洗及擦洗： 1.在流动水下冲洗、用软毛刷擦洗器械表面的明显血迹和污迹。 2.浸泡在含酶清洗液中3~5min后擦洗，或在含酶医用清洗液中超声清洗3~5min。	①冲洗要求：流动水下冲洗表面的血迹和污迹。 ②擦洗要求：液面下进行擦洗，避免气溶胶产生和水花飞溅。 ③质量评价：器械表面无血迹、无污迹、无锈迹。

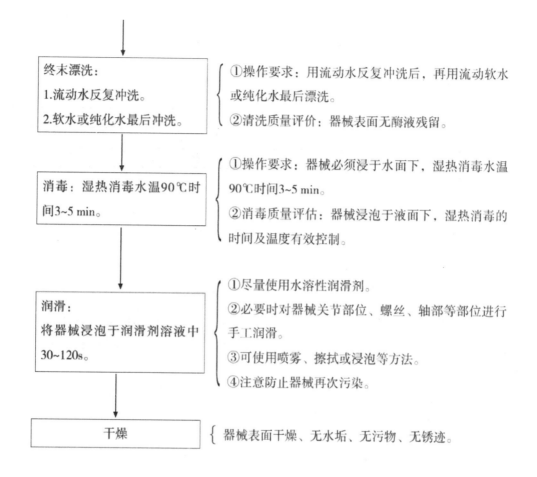

终末漂洗:
1.流动水反复冲洗。
2.软水或纯化水最后冲洗。

①操作要求:用流动水反复冲洗后,再用流动软水或纯化水最后漂洗。
②清洗质量评价:器械表面无酶液残留。

消毒:湿热消毒水温90℃时间3~5 min。

①操作要求:器械必须浸于水面下,湿热消毒水温90℃时间3~5 min。
②消毒质量评估:器械浸泡于液面下,湿热消毒的时间及温度有效控制。

润滑:
将器械浸泡于润滑剂溶液中30~120s。

①尽量使用水溶性润滑剂。
②必要时对器械关节部位、螺丝、轴部等部位进行手工润滑。
③可使用喷雾、擦拭或浸泡等方法。
④注意防止器械再次污染。

干燥

器械表面干燥、无水垢、无污物、无锈迹。

三、注意事项

1. 注意自身防护。
2. 清洗过程注意轻拿轻放,避免损坏器械。
3. 液面下进行刷洗,避免产生气溶胶和水花飞溅。

电动工具的清洗流程及质量标准

文件号：

持有部门：消毒供应中心		
制定者：	审核者：	版次：
指定日期：	审核日期：	执行日期：

一、目的

保证带电源的器械清洗质量，防止损坏带电源的器械。

二、操作流程

操作步骤	操作要求及质量标准
准备： 1.清洗工具，医用清洗剂。 2.防护用品。	①操作者：穿工作服、防护衣，戴圆帽、口罩和面罩，穿专用鞋，剪指甲、洗手，戴薄膜手套和橡胶手套。 ②用物：含酶医用清洗剂、除锈剂、毛刷、清洗网篮、清洁纱布、75%乙醇等。
质量评估： 电动工具的完整性，有无锈迹、干涸血迹、油迹、异物等，尤其注意钥匙及钻头固定器里面。	①有锈的用除锈剂刷洗。 ②干涸血迹用含酶医用清洗剂初步刷洗。 ③油渍用碱性医用清洗剂初步清洗。 ④操作过程中未造成周围环境的污染或自身的职业暴露。
冲洗、擦拭： 1.流动水冲洗电钻外表面及钻头固定器、钥匙、电池保护套、电池盖。 2.用软毛刷在水面下刷洗。	①清洗过程中不可将电钻完全浸入任何液体中，电池尾部放电池处必须始终保持干燥。 ②注意空心钻要用细长软刷刷洗腔体。 ③选择大小合适的毛刷。 ④注意操作必须在水面下刷洗。

```
        │
        ▼
┌─────────────────────────┐
│ 可拆卸部件的超声清洗：    │        ①超洗过程要加盖。
│ 将钥匙、电池保护套、电池 │ ┌────  ②器械放置在水面下。
│ 盖盛放在网篮中，置于超声 │ ┤
│ 清洗机筐内，用多酶医用清 │ └────  ③器械达到干净，无血渍、污物、附着物。
│ 洗剂超声清洗5min。       │
└─────────────────────────┘
        │
        ▼
┌─────────────────────────┐        ①纱布蘸低泡多酶清洗剂抹洗手柄外表面。
│ 不可拆卸部件的清洗方法：  │        ②牙刷刷洗可拆卸的钻头固定器、电池保护套、电
│ 1.医用清洗剂清洗：更换干净│        池盖，抹洗后冲洗。
│ 的橡胶手套在流动水下清洗 │ ┤      ③更换干净的橡胶手套，流动水下抹洗手柄外表
│ 干净器械上的清洗剂。     │        面，高压水枪冲洗钻头固定器，流动水冲洗电池保
│ 2.难清洗的钻头，可用棉签清│        护套、电池盖。
│ 洗，高压水枪冲洗。       │        ④器械达到干净、无血渍、无污物、无附着物。
└─────────────────────────┘
        │
        ▼
┌─────────────────────────┐
│ 漂洗：                   │        ①流动纯水下擦洗手柄外表面。
│ 用纯化水漂洗干净器械上的 │ ┤
│ 残留水与清洗剂。         │        ②流动纯水冲洗钻头固定器、电池保护套、电池盖。
└─────────────────────────┘
        │
        ▼
┌─────────────────────────┐
│ 消毒：                   │        ①器械消毒后，放置在清洁网篮内。
│ 用75%乙醇擦拭消毒器械。  │ ┤
│                         │        ②手套和网篮保持清洁，不造成器械二次污染。
└─────────────────────────┘
        │
        ▼
┌─────────────────────────┐
│ 干燥：                   │        高压气枪吹干器械（特别钻头固定器内高压气枪吹
│ 用压力气枪吹干和放干燥柜 │ ┤      干水分）后再放入干燥箱内干燥。
│ 干燥。                   │
└─────────────────────────┘
```

三、注意事项

1. 按标准预防着装。
2. 清洗过程中电钻和电池尾部放电池处必须始终保持干燥。

呼吸机管道机清洗流程及质量标准

文件号：

持有部门：消毒供应中心		
制定者：	审核者：	版次：
指定日期：	审核日期：	执行日期：

一、目的

去除呼吸管上的有机物、无机物、微生物、确保清洗消毒质量。

二、操作流程

操作步骤	操作要求及质量标准
备物： 1.医用清洗剂和消毒液。 2.各种清洗工具。 3.防护用具：手套、防水围裙、防护服、防护鞋。	①检查医用清洗剂、消毒剂及除锈剂的有效期、浓度，按产品要求配制。 ②配置水枪、气枪、毛刷等辅助工具。 ③采取标准预防措施，做好自身防护，检查手套无破损。 ④物品准备齐全、防护措施落实。
冲洗：流动水下冲洗管道。	①操作要求：采用流动水冲洗管腔内外。 ②质量标准：冲洗管腔内外明显的黏液和污迹。
浸泡：将管道放入医用清洗剂溶液中浸泡。	①操作要求：管腔内应灌满医用清洗剂，充分浸泡5min或以上。 ②质量标准:管道充分浸泡在液面下，管腔内应灌满医用清洗剂。

装载：

将呼吸机管道口端套在清洗架喷水口，管道套在支架上，管口朝下，重复上述操作连接其余管道，拆开湿化器挂在支架上，将科室名称写在管道上。

①连接管道时检查呼吸机管道完整、配件齐全（管道、接头、冷水杯、湿化器）。
②连接管道过程须注意管道放置方法：管道排水不能折叠，保证水能充分清洗和流动排放，达到最佳干燥效果。
③湿化器须拆开悬挂在支架上。
④水杯、附件、接头放置在清洗架的相应端口上，开口朝下。
⑤不同科室须标识明确进行区分。

检查：

1.呼吸机管口连接情况。
2.湿化器放置情况。
3.水杯、接头放置情况。

①管道的入水口到排水位置均保证通畅。
②排水口位置处于最低位，利于水充分冲洗和排出。
③湿化瓶须悬挂在支架上。
④检查标识的准确性。

进机：

1.再次检查管道及配件摆放正确。
2.轻推清洗架进入清洗消毒器内，关闭清洗机门。

①管道及配件摆放完成后，观察能否正确定位，再推入清洗机腔内。
②检查医用清洗剂是否足量，选择剂量是否正确。
③清洗架进入清洗机后检查管道及配件放置是否松脱或移位。
④进机装载质量评价：管道及配件应充分被水冲洗，管道冲洗无阻塞。

清洗：

选择呼吸机管道程序并按"开始"，进入预洗、清洗、漂洗、消毒、干燥程序
检查：检查运行情况。

①按"开始"键前，再次检查选择程序是否正确。
②检查医用清洗剂管道是否通畅和医用清洗剂是否足量。
③清洗程序质量评价：清洗管道喷水正常、水流正常。
④检查显示屏温度、时间、程序参数是否正常。
⑤消毒程序质量评价：湿热消毒须达到$A_0 \geqslant 3000$。

卸载：	①卸载前洗手，注意防止烫伤，将呼吸管道及配件再
1.程序结束后，呼吸管道取出，再干燥、检查、包装。	插入呼吸管道专用干燥箱继续干燥。
2.卸载完成后将呼吸管道清洗架推入机腔内后关门。	②检查清洗的呼吸管道清洗质量，不合格的送去污区重洗。
	③用无菌包布包装清洗合格的呼吸管道及配件，特别要注意细小配件有无脱落。

三、注意事项

1. 注意自身防护。

2. 呼吸管旃液浸泡时，应让所有管道及配件充分浸泡在酶液中。

3. 由于呼吸管道的材质问题，在清洗消毒时温度不能太高，干燥温度控制在65-75℃。

4. 接收呼吸管道后应标识清楚。

5. 装载时注意管道排水端向下不能折叠，保证充分清洗消毒，达到充分干燥效果。

外来器械手工清洗流程及质量标准

文件号：

持有部门：消毒供应中心		
制定者：	审核者：	版次：
指定日期：	审核日期：	执行日期：

一、目的

保证外来器械的清洗质量，防止因清洗质量不合格引起医院内感染。

二、操作流程

操作步骤	操作要求及质量标准
准备： 1.人员准备。 2.防护用品：手套、防护衣、专用工作鞋、护目镜。	操作者：穿工作服、防护衣，戴圆帽、口罩。和面罩，穿专用鞋，剪指甲、洗手，戴薄膜手套和橡胶手套。
备物：清洗刷、管腔清洗刷专用蓝框、多酶医用清洗剂。	根据器械的性质选择相匹配的清洗工具。
分类： 1.评估器械种类，污染情况。 2.拆卸。	可拆卸的器械尽量拆卸，把器械拆到最小（不影响功能）。
冲洗、刷洗： 1.把器械置于专用冲洗篮筐内用流动水冲洗。 2.用软毛刷在水面下刷洗器械的齿部、槽部。	①洗净器械表面的血迹和污物。 ②带管腔的器械用高压水枪进行冲洗。 ③选择大小合适的毛刷，针对器械结构复杂，难以清洗等特性进行局部刷洗，如螺钉、钻头等。 ④注意操作必须在水面下刷洗，防止气溶胶形成。
超声清洗： 将器械用蓝框盛放，置于超声清洗机内，用多酶医用清洗剂超声清洗5~10min。	①超声清洗过程要加盖，防止气溶胶形成。 ②器械放置在水面下2cm，控制时间和温度。 ③器械达到干净，无血渍、污物、附着物。

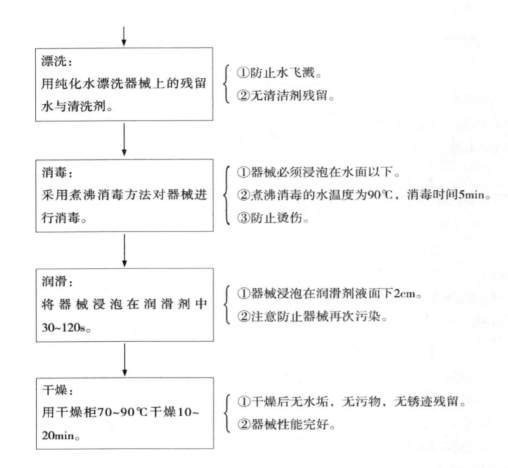

漂洗：
用纯化水漂洗器械上的残留
水与清洗剂。
{ ①防止水飞溅。
②无清洁剂残留。

消毒：
采用煮沸消毒方法对器械进
行消毒。
{ ①器械必须浸泡在水面以下。
②煮沸消毒的水温度为90℃，消毒时间5min。
③防止烫伤。

润滑：
将器械浸泡在润滑剂中
30~120s。
{ ①器械浸泡在润滑剂液面下2cm。
②注意防止器械再次污染。

干燥：
用干燥柜70~90℃干燥10~
20min。
{ ①干燥后无水垢，无污物，无锈迹残留。
②器械性能完好。

三、注意事项

1. 按标准预防着装。
2. 能拆卸的器械尽量拆卸后清洗。
3. 带管腔的器械酶液浸泡时管腔里要灌满酶液。

器械包装流程及质量标准

文件号：

持有部门：消毒供应中心		
制定者：	审核者：	版次：
指定日期：	审核日期：	执行日期：

一、目的

1. 屏蔽细菌，防止器械物品灭菌后的再污染。
2. 有利于灭菌因子的穿透和空气的排出。
3. 有利于无菌物品的贮存。
4. 方便操作者使用。
5. 保证无菌器械在运送中不受损。

二、操作流程

操作步骤	操作要求及质量标准

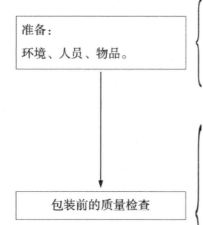

准备：
环境、人员、物品。

①包装工作台清洁，工作人员穿专用工作服，戴圆帽。
②物品的准备：包装材料、包装器械、包装的辅助物品（包内外化学指示物、器械包标识牌、放大镜、封包专用胶带）。

包装前的质量检查

①器械的清洁度、器械功能的检查。
②包装材料质量的检查：棉布必须一用一洗一换；纸塑包装根据包装物品的大小选择不同规格的包装袋；尖锐物品应用保护套；纸塑袋、纸袋等密封包装规范要求。
③根据包装物品的大小选择不同规格与大小的包装材料。
④检查包内化学指示物和化学指示胶带的有效期。

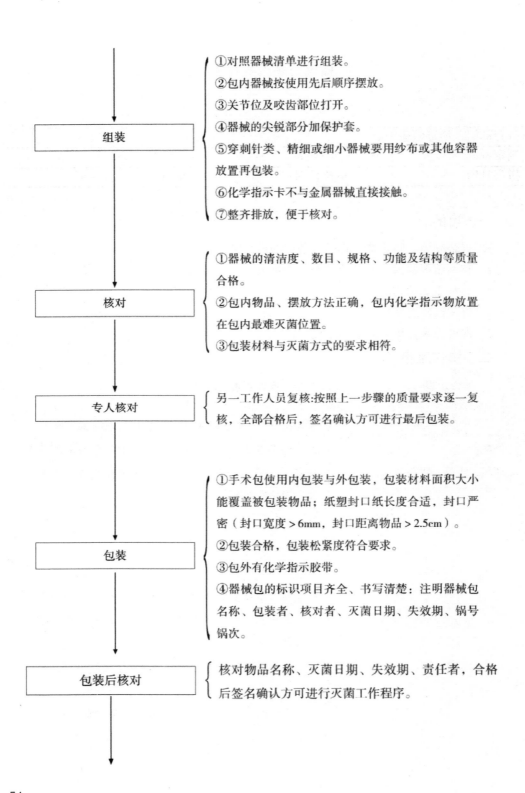

组装
①对照器械清单进行组装。
②包内器械按使用先后顺序摆放。
③关节位及咬齿部位打开。
④器械的尖锐部分加保护套。
⑤穿刺针类、精细或细小器械要用纱布或其他容器放置再包装。
⑥化学指示卡不与金属器械直接接触。
⑦整齐排放，便于核对。

核对
①器械的清洁度、数目、规格、功能及结构等质量合格。
②包内物品、摆放方法正确，包内化学指示物放置在包内最难灭菌位置。
③包装材料与灭菌方式的要求相符。

专人核对
另一工作人员复核:按照上一步骤的质量要求逐一复核，全部合格后，签名确认方可进行最后包装。

包装
①手术包使用内包装与外包装，包装材料面积大小能覆盖被包装物品；纸塑封口纸长度合适，封口严密（封口宽度＞6mm，封口距离物品＞2.5cm）。
②包装合格，包装松紧度符合要求。
③包外有化学指示胶带。
④器械包的标识项目齐全、书写清楚：注明器械包名称、包装者、核对者、灭菌日期、失效期、锅号锅次。

包装后核对
核对物品名称、灭菌日期、失效期、责任者，合格后签名确认方可进行灭菌工作程序。

| 整理用物 | ①清理工作环境及杂物，地面及物表进行湿式清洁。
②工作台用清水擦拭。
③未包装的物品根据管理要求分类储放。 |

三、注意事项

1. 器械物品包的体积不得超过30cm×30cm×50cm，金属包重量不得超过7kg，敷料包不得超过5kg。

2. 盘、盆、碗叠放时均用吸湿巾隔开，有孔的容器应将孔打开，所有器皿的开口方向一致。

3. 化学包内指示卡应放在包的中央，避免直接放入器械盘内，以免影响结果判断。

4. 尖锐器械应加保护套。

5. 管道类应避免90°弯曲并防止受压变形。

6. 布类包布一用一洗，新包布去浆后使用。

7. 无纺布及医用皱纹纸应一次性使用。

8. 包装时认真做好三查七对

敷料包装流程及质量标准

文件号：

持有部门：消毒供应中心		
制定者：	审核者：	版次：
指定日期：	审核日期：	执行日期：

一、目的

1. 屏蔽细菌防止器械物品灭菌后的再污染。

2. 有利于灭菌因子的穿透和空气的排出。

3. 有利于无菌物品的存。

4. 方便操作者使用。

5. 保证无菌器械在运送中不受损。

二、操作流程

操作步骤　　　　　　　　　　操作要求及质量标准

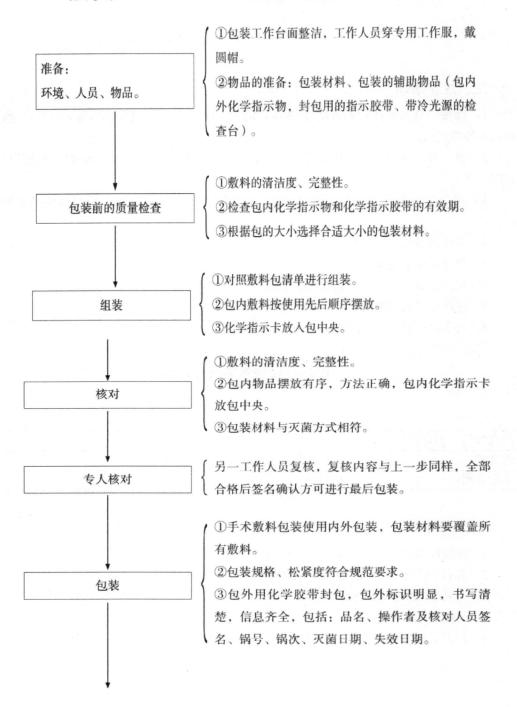

准备：
环境、人员、物品。

①包装工作台面整洁，工作人员穿专用工作服，戴圆帽。

②物品的准备：包装材料、包装的辅助物品（包内外化学指示物，封包用的指示胶带、带冷光源的检查台）。

包装前的质量检查

①敷料的清洁度、完整性。

②检查包内化学指示物和化学指示胶带的有效期。

③根据包的大小选择合适大小的包装材料。

组装

①对照敷料包清单进行组装。

②包内敷料按使用先后顺序摆放。

③化学指示卡放入包中央。

核对

①敷料的清洁度、完整性。

②包内物品摆放有序，方法正确，包内化学指示卡放包中央。

③包装材料与灭菌方式相符。

专人核对

另一工作人员复核，复核内容与上一步同样，全部合格后签名确认方可进行最后包装。

包装

①手术敷料包装使用内外包装，包装材料要覆盖所有敷料。

②包装规格、松紧度符合规范要求。

③包外用化学胶带封包，包外标识明显，书写清楚，信息齐全，包括：品名、操作者及核对人员签名、锅号、锅次、灭菌日期、失效日期。

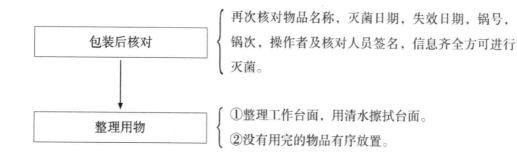

| 包装后核对 | 再次核对物品名称，灭菌日期，失效日期，锅号，锅次，操作者及核对人员签名，信息齐全方可进行灭菌。 |

| 整理用物 | ①整理工作台面，用清水擦拭台面。
②没有用完的物品有序放置。 |

三、注意事项

1. 包装前认真检查每一件敷料的清洁度及完整性。

2. 包装时认真做好三查（准备时查、核对时查、包装时查）七对（品名、操作者/核对者签名、锅号、锅次、灭菌日期、失效日期、数量）。

3. 工作结束擦拭好台面，清洗干净地面，并做好统计工作。

无菌物品发放流程及质量标准

文件号：

持有部门：消毒供应中心		
制定者：	审核者：	版次：
指定日期：	审核日期：	执行日期：

一、目的

及时将合格无菌物品运送到临床科室，满足临床，服务临床。

二、操作流程

操作步骤　　　　　　　　　　操作要求及质量标准

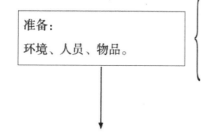

| 准备：
环境、人员、物品。 | ①无菌物品存放间环境整洁，温度≤24℃,湿度≤70%，发放台面干燥整洁。
②人员固定，穿规定的工作服，保持双手清洁。
③物品：所有物品摆放有序，在有效期内。 |

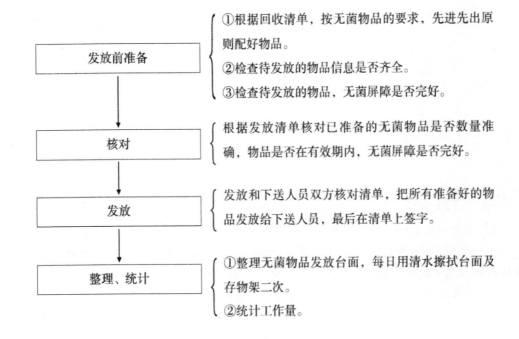

发放前准备
①根据回收清单，按无菌物品的要求，先进先出原则配好物品。
②检查待发放的物品信息是否齐全。
③检查待发放的物品，无菌屏障是否完好。

核对
根据发放清单核对已准备的无菌物品是否数量准确，物品是否在有效期内，无菌屏障是否完好。

发放
发放和下送人员双方核对清单，把所有准备好的物品发放给下送人员，最后在清单上签字。

整理、统计
①整理无菌物品发放台面，每日用清水擦拭台面及存物架二次。
②统计工作量。

三、注意事项

1. 接触无菌物品工作人员必须注意手卫生。

2. 无菌物品存放条件时存放柜必须离地面≥20cm，离墙壁≥5cm，离天花板≥50cm。

3. 无菌物品发放按先进先出的原则。

4.. 发放时注意三查七对。

停电和突然停电的应急程序

文件号：

持有部门：消毒供应中心		
制定者：	审核者：	版次：
指定日期：	审核日期：	执行日期：

一、目的

保证科室仪器设备的正常运转。

二、停电和突然停电的应急流程

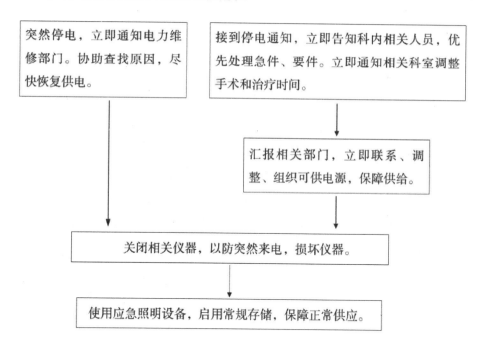

突然停电，立即通知电力维修部门。协助查找原因，尽快恢复供电。

接到停电通知，立即告知科内相关人员，优先处理急件、要件。立即通知相关科室调整手术和治疗时间。

汇报相关部门，立即联系、调整、组织可供电源，保障供给。

关闭相关仪器，以防突然来电，损坏仪器。

使用应急照明设备，启用常规存储，保障正常供应。

三、注意事项

1. 及时通知手术室及相关科室调整手术时间。
2. 备好应急灯、启用存储设备。
3. 维护科室秩序，保障人员安全。
4. 及时通知设备维修部门。

停水和突然停水的应急程序

文件号：

持有部门：消毒供应中心		
制定者：	审核者：	版次：
指定日期：	审核日期：	执行日期：

一、目的

保证科室仪器设备的正常运转。

二、停水和突然停水的应急流程

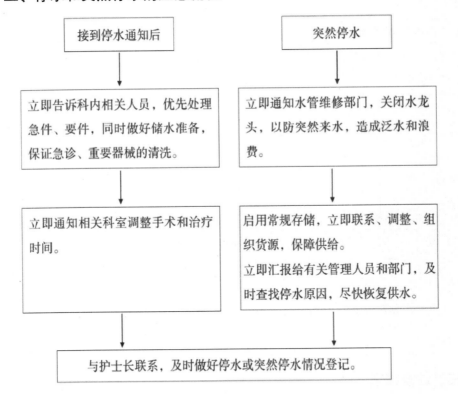

三、注意事项

1. 及时通知手术室及相关科室调整手术时间。
2. 启动储水设备，尽量保证一些重要器械的清洗。
3. 及时通知维修科，尽快维修。

火灾的应急程序

文件号：

持有部门：消毒供应中心		
制定者：	审核者：	版次：
指定日期：	审核日期：	执行日期：

一、目的

保护各种设备和工作人员的生命安全

二、火灾的应急流程

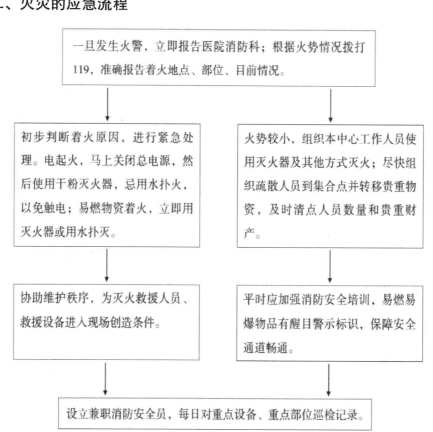

一旦发生火警，立即报告医院消防科；根据火势情况拨打119，准确报告着火地点、部位、目前情况。

初步判断着火原因，进行紧急处理。电起火，马上关闭总电源，然后使用干粉灭火器，忌用水扑火，以免触电；易燃物资着火，立即用灭火器或用水扑灭。

火势较小，组织本中心工作人员使用灭火器及其他方式灭火；尽快组织疏散人员到集合点并转移贵重物资，及时清点人员数量和贵重财产。

协助维护秩序，为灭火救援人员、救援设备进入现场创造条件。

平时应加强消防安全培训，易燃易爆物品有醒目警示标识，保障安全通道畅通。

设立兼职消防安全员，每日对重点设备、重点部位巡检记录。

三、注意事项

1. 发现火灾立即呼救。

2. 及时关闭电源，撤出易燃易爆物品并抢救贵重设备和重要资料。

3. 尽量不要乘坐电梯，应走安全通道，发现火势无法控制时要以保护工作人员生命为主。

压力蒸汽灭菌器运行前安全检查工作流程

文件号：

持有部门：消毒供应中心		
制定者：	审核者：	版次：
指定日期：	审核日期：	执行日期：

一、目的

掌握规范的设备操作程序，保证灭菌器的正常使用，运行时及时发现机器存在的问题。

二、操作流程

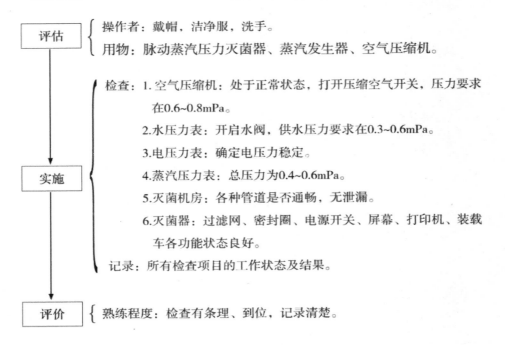

操作步骤　　　　　　　　操作要求及质量标准

评估
- 操作者：戴帽，洁净服，洗手。
- 用物：脉动蒸汽压力灭菌器、蒸汽发生器、空气压缩机。

实施
- 检查：1. 空气压缩机：处于正常状态，打开压缩空气开关，压力要求在0.6~0.8mPa。
- 2. 水压力表：开启水阀，供水压力要求在0.3~0.6mPa。
- 3. 电压力表：确定电压力稳定。
- 4. 蒸汽压力表：总压力为0.4~0.6mPa。
- 5. 灭菌机房：各种管道是否通畅，无泄漏。
- 6. 灭菌器：过滤网、密封圈、电源开关、屏幕、打印机、装载车各功能状态良好。
- 记录：所有检查项目的工作状态及结果。

评价
- 熟练程度：检查有条理、到位，记录清楚。

三、注意事项

认真检查并正确记录各项参数。

第三章 消毒供应中心组织管理与培训

第一节 消毒供应中心组织管理

一、组织管理架构

（一）工作岗位设置

1. 符合医院CSSD规模和承担的工作任务，科学合理地设置工作岗位。

2. CSSD岗位分为管理岗位、专业技术岗位和工勤技能岗位。

3. 管理岗位指具备医院感染及护理专业的基础和消毒供应专业的工作经历，承担领导职责和管理 务的工作岗位。设置要以提高效率为目的，符合CSSD管理工作需要，逐步推进管理职业化进程。

4. 专业技术岗位指从事专业技术工作，具有相应专业技术水平和能力要求的工作岗位，设置要符合CSSD工作和人才成长的规律特点，适应学科发展需要。

5. 工勤技能岗位指承担技能操作和维护、后勤保障、服务等职责的工作位。设置以保障单位日常工作运行为目的。

6. 合理配置护士、技术人员及普通工作人员，能体现层级岗位和专业技术岗位要求。

7. 制定各岗位职责和资质说明，人尽其责。

（二）人员岗位设置

医院CSSD工作岗位的人员由护士、灭菌员和其他工作人员组成。根据医院 模、CSD工作内容等建议设置以下岗位。

1. 质检岗位。根据工作量的需要可分区设置或集中设置

2. 去污区。回收岗位、接收分类岗位、清洗消毒岗位。

3. 检查包装及灭菌区。清洗质检岗位、检查组装岗位、敷料包装岗位、包装复核岗位、灭菌岗位。

4. 无菌物品存放区。发放岗位、下送岗位。

5. 库房。耗材管理岗位。

二、层级管理

医院应根据其规模的大小、服务范围和内容以及专业化特点和规律设置管理机构和管理体制。CSSD可由一名副院长分管发展建设和管理工作，直属护理部管理；医院CSD设科护士长、科主任或护士长，实行科护士长或护士长负责制。各工作区域设组长，组长可兼任质检员的职责，实行二级组织管理。

第二节　消毒供应中心人力资源管理

一、人力资源规划

（一）人力资源的配置

医院人力资源管理部门应根据医院医疗技术发展，尤其是外科学科发展对CSSD的需要进行科学的预测和规划。CSSD作为医院基础支持系统的重要部门，适应并承担全院各科室工作任务，对其人力资源有计划地合理配置十分必要。

1. CSSD层级管理由科护士长或护士长建制，直属院长或护理部管理。

2. 医院人事主管部门及CSSD的管理者应根据医院规模性质对CSSD人力需求情况进行科学分析，如床位数，尤其是外科床位数、手术类别、日均手术量、床位周转率及使用率、门诊量等基础数据，综合评估各学科在医院发展的定位，以此预测CSSD基础工作量及增加趋势。如综合医院床位数量多，各种手术数量及种类多（如骨科手术器械的数量、处理难度及耗费工时明显增加），对CSSD岗位设置、人力配置的要求就相应增加，人员知识、技能水平也要求提高。CSSD的组织结构与人员结构必须适应这种需要。

3. 对于承担区域化CSSD的任务，服务范围覆盖面广，控制医院感染风险能力要非常强，CSSD整个组织管理的质量控制及人员的综合能力要求更加严格，以确保医疗安全。

4. CSSD根据工作量及各岗位需求，科学合理配置具有执业资格的护士、灭菌员和其他工作人员。

（1）CSSD的管理者应具备大专以上的学历，具有较强的学习能力。有消毒供应岗位工作的经验，接受过系统的医院感染和消毒供应专业的学习和培训。

（2）CSSD的工作人员的基本配置数量，能满足医院集中管理的工作方式。综合医院CSSD的工作人员配置应根据医院的床位数、手术量多少及手术大小而定，其中必须具有一定数量的护理专业技术人员。

（3）明确CSSD工作岗位职责；合理安排CSSD工作人员工作时数；根据工作人员的综合能力，合理设置岗位并安排合适的人员。

（二）人员招聘

医院根据CSSD工作需要进行人员招聘，招聘可由医院人事科、护理部或主管部门负责组织院内调动或对外招聘。在招聘方案中应充分考虑CSSD的特点、工作强度、职业暴露风险及灭菌员特殊责任，制定人员待遇、应变方案和降低人员流失率等的措施

CSSD应提供位人员数量及能力需求分析的计划报表，并对人员胜任岗位能力的要求作清晰的表达。如护理人员配置要经过相应的理论与技术培训；清洗人员应具有高中以上文化程度，有较强的学习和接受能力等；灭菌人员以具备机械专业教育或持有省市级以上压力容器操作证书的人员优先；耗材管理人员以持有相应的物流或经济管理专业培训背景的人员优先。

CSSD要制定完善的岗位任职及资质的说明书，做到人员招聘与配置科学合理。

（三）薪资福利及劳动关系管理

医院应遵循国家及卫生行政部门的法律法规，提供CSSD工作人员的各项薪资福利待遇，做到同工同酬。做好岗位评价与奖金分配制度挂钩与调整等，保障工作人员的合法权益。聘用人员应按照国家法律规定购买医疗保险、养老保险、失业保险等。并有完善的劳动合同文本，应包括合同的可订立和变更、解除与终止；劳动争议处理的原则与程序；劳动争议处理、员工沟通、职业安全防护基本保障等。

（四）工作人员发展规划

医院CSSD是集医疗、护理和工业等相关基础理论、知识与技能于一体的科室，具有其特殊的专业技术要求，对管理者及工作人员而言，需要面对许多在原有的专业基础知识中所不包含的领域。因此、需要建立系统的渐进的学习培训机制，制订员工.发展规划并确定培养目标。根据管理者、护士、工人的特点，分析及评估其各自岗位培训需求、选择培训方法、制订培训规划、预算培训经费。分类制订新入职人员培训计划、课程设置，培训效果评估的方法，撰写培训评估报告。通过这种有效的培训机制实现每个工作人员职业生涯发展规划，有效地激发工作人员的主动性和创造性，促进CSSD专业的发展。

二、人力资源合理配置

医院CSSD人力资源管理要做到人尽其才，才尽其用，最大限度地发挥人的主观能动性。对CSSD的岗位合理安排，根据临床需要和技术水平的要求进行合理人员分配。

（一）人员合理配置

医院应根据CSSD的工作量及各岗位需求，科学合理配置具有执业资格的护士、灭菌员和其他工作人员。更重要的是CSSD管理者应根据各区域工作岗位的需要，在评估

每个工作人员的能力基础上，对各区域岗位从事的工作人员实行层级管理，真正做到合理配置和使用。

1. 能级对应。在CSSD岗位有层级和种类之分，不同的工作岗位，需要人员有不同的能级水平。而工作人员的能力和水平有所差异，如护士与普工，受教育程度不同也影响其接受培训的效果和工作质量。因此，管理者在配备三个区域的岗位人员时，应了解工作人员的能力水平，安排适合其能力水平的岗位。就是说每一个人所具有的能级水平与要求完成的工作任务相吻合，采取老、中、青三代结合的方式，充分发挥传、帮、带的作用。让每个岗位的年龄结构、知识结构、体能结构都恰到好处，使经验丰富、技术水平高的老职工与精力充沛、体格健壮的年轻职工之间形成一种互补效应，做到能级对应，利于科室整体功能强化，以确保高效率地完成CSSD的各项目标。

2. 优势定位。优势定位主要是指管理者用人时要考虑如何充分发挥每个人的长处，并与本CSD的管理目标与专业发展的优势形成互补，形成专业发展和个人成长的良好的文化氛围。工作人员能正确地评估和清楚了解自身的优劣，根据自己的优势和岗位的要求，主动选择最有利于发挥自己优势的岗位。而作为管理者也应根据工作人员的优势，将此人安置到最有利于发挥其优势的岗位上。同时可根据本专业发展的方向，有意识地培养和用人，创造良好的实践环境

3. 动态调节。CSSD的人员在不同的岗位上有计划地轮岗，或承担不同的工作职责，不断有新的尝试和锻炼，有利于人的成长。使能级对应，优势定位在不断调整的动态过程中能够很好地实现。当工作人员或岗位要求发生变化的时候，要适时地对人员配备进行调整，保证合适的人在合适的工作岗位上。岗位要求是在不断变化的、人也是在不断变化的，人对岗位的适应也有一个实践与认识的过程，在这个过程中，由于各种原因，使得能级不对应，用非所长等情形时常发生，管理者的动态调节显得非常重要。

4. 提升机制。CSSD的专业具有特殊性，相对护理专业而言，需要具有更多的跨专业知识和技能。CSSD管理者的一个十分重要的任务是让CSSD内部工作人员有升迁的机会，包括护士长、组长等岗位，要营造公开竞争的良好氛围，帮助本科室工作人员迅速成长，达到自我实现的目标。在实际工作中，护士长常常抱怨本科室的人工作主动性和状态不佳，素质不高。其实，人力资源能否得到很好的开发，关键在于CSSD的主管部门及管理者要在CSSD内部建立起人才资源的开发机制和激励机制，这是促成CSSD发展的动力。这样才能形成良性的局面，无论在CSSD成长的人才，还是外部调入的人才、在良好的工作环境中，才能把工作做得更好。

（二）合理排班

排班应遵循以临床为中心的原则，提高工作质量和效果，降低人力成本，尽量满足工作人员的合理要求。

1. 连续性排班。由于临床工作不间断性，CSSD实行全年不间断的排班制度。应根

据医院无菌物品需要量进行排班.如节假日前后、夜间、中午等时段，CSSD要及时与临床沟通，了解器械使用的规律，使人力资源的配置能满足上述时间段的需要。

2. 弹性排班。根据工作量随时增减当班人数。随时进行弹性调配，各项工作量基本均衡，人员调配合理，最大限度地满足临床和手术需要，保证工作质量和效率。

3. 人员紧急调动方案。

（1）报告制度：凡遇到突发事件，需要大量增加无菌物品，当班人员无法解决应及时向护士长报告，护士长必须启动紧急调动方案，同时报告护理部，夜间及节假日向总值班报告。超出CSSD护士长能力范同时，护理部予以积极组织，提出解决问题方案，并向分管院长报告。

（2）凡遇到突发公共卫生事件、大型医疗抢救、特殊病例的守护、病房紧急缺编等突发事件，CSSD所有人员应遵从医院领导小组的统一调动和安排，并完成工作任务。

（3）启动紧急物品调配工作。开辟绿色通道，简化请领手续，优先处理。

（4）建立有效的通讯联络，CSSD护士长能迅速安排备用工作人员及时、有效地上岗。科室的所有人员服从医院和CSSD领导的调配，不许以任何理由推诿、拒绝。

第三节　消毒供应中心工作人员培训

一、建立持续有效的培训教育系统

（一）培训目标和学习目标

1. 培训目标。对CSSD各层次工作人员逐级分别进行基础知识、专业知识和岗位技能的培训，提高在职人员的素质，完善在职人员知识结构，加强专业人员队伍建设。针对不同层次人员需求可选择不同的培训内容与方法。

2. 学习目标。

（1）掌握消毒供应中心的布局及工作区划分和各区功能。

（2）掌握消毒供应中心的工作程序及运作模式。

（3）掌握消毒供应中心医院感染控制措施。

（4）掌握消毒供应中心规章制度、操作规程、质量标准、工作职责、工作流程、医疗文件记录。

（5）掌握消毒供应中心应急预案及应急处理措施，并有效地执行。

（6）在去污区能遵守标准预防措施、并有效地进行回收和处理各类污染物品。

（7）在检查包装区能正确有效地进行医疗器械的检查、调配及包装各类诊疗包。

（8）在灭菌区能掌握灭菌物品的正确装载和灭菌器操作及灭菌效果的监测。

（9）在无菌物品存放区能掌握无菌物品的存放和发放原则，并能正确地发放各类无菌物品。

（10）掌握一次性无菌医疗用品的管理原则。

（11）掌握下收下送工作及其过程中的感染控制，具有良好的服务态度和人际沟通技巧。

（12）掌握职业安全与健康的相关知识，并能照顾自己和他人。

（13）掌握与消毒供应中心相关的法律法规、国家标准。

（二）培训组织与方法

1. 培训组织。培训教育系统主要由消毒供应专业继续教育和医院CSD岗位培训所组成。

医院CSSD岗位培训主要是由CSSD负责组织实施。岗位培训的特点是与岗位工作需要有密切的联系，培训形式多样，培训与工作过程相融合，随时进行，对工作质量有明显的影响。参加人员是全体工作人员，针对不同级别员工的特点，消毒供应中心护士长、带教培训组长、区域组长、护士逐级实施。

2. 培训方法。

（1）基础知识培训：帮助工作人员正确理解和掌握消毒供应专业管理制度、岗位技能和操作技术等，以理论授课为主。可通过参加省市相关专业培训班，科室组织小讲课或聘请专家进行专题讲座等方式进行。重点是解决专业人员的综合知识，提高分析问题和解决问题的能力。特别是相关专业的知识，如设备管理、医用清洗剂、包装材料、监测材料、灭菌过程等基础知识的学习和讲解。

（2）外出进修学习：是行业之间相互交流的形式，有助于提高本院CSSD骨干的工作能力。选择外出进修学习主要是针对本科室需要解决的问题，明确任务目标，进行深入的学习和培训。进修学习时，在接受理论学习的同时，也可以在工作岗位上运用，这种学习形式有利于理论与实践的紧密结合，效果较好。

（3）学习交流研讨：医院及C.SSD管理者应有计划地选派人员参加各省市的相关学术会议和培训班，了解本专业发展的动向、新知识和新技术。包括护理管理、医院感染和消毒供应专业等相关内容。同时医院CSSD应有针对性地总结工作经验，不断地提升专业水平，在学术交流会上报告和分享。

（三）培训效果评价及具体考试考核办法

1. 培训效果评价。培训效果可从理论知识的掌握和实际应用情况两方面来评价。运用定期考核、随机考核、单项考核、综合考核的方式，对工作人员的工作态度、工作能力、工作业绩等方面考核实施效果评价，记录每次培训的考核成绩。

（1）工作态度：爱岗敬业，遵守各项规章制度，能认真履行岗位职责，有慎独精神，有工作责任心和职业道德、善于交流沟通，有团队合作精神。

（2）工作能力：管理能力、专业水平、操作技能、科研教学以及新技术、新业务应用。有较强的组织管理能力，有及时地发现问题和解决实际问题的能力；能较好地掌握本专业和相关专业的理论知识，及时了解国内外本专业的发展动态；熟练掌握基本操作技能和专科操作技能，熟练掌握各类仪器设备的原理、使用及保养；能独立承担或参与科研项目，有学术论文发表，并承担或参与各类教学活动；积极开展新技术、新业务。

（3）工作业绩：实际完成的工作内容、工作数量和工作质量。包括去污技术、包装技术和灭菌技术等掌握和工作效果的评价。

2. 具体考试考核办法。

（1）新入科工作人员：每周提问+随机提问，跟班结束独立上岗前理论考试，技能考试，并组织一次区域业务查房，合格方可上岗。

（2）45岁以下工作人员：每月专科理论闭卷考试一次，每周提一次，每季度技能考试一次。

（3）45岁以上工作人员：每季度开卷专科理论考试一次，每周提问一次，每季度技能考试一次。

（4）45岁以下消毒员：每周提问一次，每月闭卷理论考试一次，每季技能考核一次。

（5）45岁以上消毒员：每季度开卷专科理论考试一次、每周提问一次，每季度技能考试一次。

（6）普工：以提问为主，内容主要为工作职责，手卫生知识，下收下送过程中的相关感染控制知识，消毒液配置等。

二、岗位技能培训

岗位培训是消毒供应专业人员主要的培训形式。利用工作过程一对一的带教、班前班后的理论讲授和操作训练等，重点解决工作中的难点、经常出现偏差的问题或新技术推广等。授课老师常常是本科室有工作经验的同行，授课内容应具有灵活、实用和针对性强的特点，能很好地提高科室人员的专业知识和技术水平。

（一）清洗岗位

1. 培训内容。

（1）去污区的岗位职责、技术规程及工作流程。

（2）去污区消毒隔离制度及个人防护。

（3）手卫生要求及方法。

（4）清洗、消毒目的和原理等相关知识。

（5）各类器械物品清洗、消毒的要求。

（6）外来器械结构及清洗要点。

（7）各种仪器的基本原理，操作规程及日常维护。

（8）去污区各类数据记录方法，计算机在CSSD的应用及日常操作。

（9）突发事件的处理知识及相关流程。

2. 培训方法。

（1）岗位示教，小讲课，操作规程。

（2）现场教学，与实际工作相结合。

（3）组长或骨干参加相关的学术会议。

（4）实行操作演练或比赛。

（二）检查包装岗位

1. 培训内容。

（1）检查包装区的岗位职责、技术规程及工作流程。

（2）各种包装材料的相关知识。

（3）精密仪器的结构材料及包装要求。

（4）各类器械的检查要求与方法，包装方法及标识。

（5）外来器械的结构及包装要求。

（6）各种仪器的基本原理，操作规程及日常维护。

（7）包装区各类数据记录方法，计算机在CSSD的应用及日常操作

（8）手卫生要求及方法。

（9）突发事件的处理相关知识及流程。

2. 培训方法。

（1）岗位示教，进行包装方法的演示。

（2）定期小讲课，更新包装相关知识。

（3）围绕工作中的难点或问题，定期开展科室会议。

（4）组织比赛或竞赛。

（三）灭菌岗位

1. 培训内容。

（1）灭菌区的岗位职责.规章制度及工作流程。

（2）手卫生要求及方法。

（3）各类灭菌物品的装、卸载，灭菌要求。

（4）灭菌器基本原理，操作规程及日常维护。

（5）灭菌监测的相关知识。

（6）灭菌区各类数据记录方法，计算机在CSSD的应用及日常操作。

（7）突发事件的处理相关知识及流程。

2．培训方法。

（1）根据文化程度和工作特点确定培训方法。

（2）以现场教学为主，并进行理论辅导。

（3）现场演示和灭菌检测效果案例分析，质量点评。

（4）围绕工作中的难点问题，定期开展相关讨论会议。

（5）质检员参加相关学术会议。

（四）发放岗位

1．培训内容。

（1）无菌物品存放区的岗位职责，规章制度及工作流程。

（2）手卫生要求及方法。

（3）无菌物品存放区的管理要求及物品的分类、清点、发放。

（4）无菌物品存放区各类数据记录方法，计算机在CSSD的应用及日常操作。

（5）突发事件的处理相关知识及流程。

2．培训方法。

（1）定期开展科室会议，学习监测技术，无菌物品保存等相关知识。

（2）理论学习结合案例分析，数据报告分析。

（3）组长或骨干参加学术会或学习班。

（五）下收下送岗位

1．培训内容。

（1）物品运送位职责，规章制度及工作流程。

（2）手卫生要求及方法。

（3）掌握物品回收，发放的要求。

（4）掌握运送工具的使用方法及清洗方法。

2．培训方法。

（1）根据文化水平层次，确定培训内容和方法。

（2）岗位示范教学，定期进行业务学习，一对一带教。

（3）培训专业的基础知识，培训方法要循序渐进。

三、培训计划

（一）消毒供应中心新入科护士培训及考核计划

1．培训目标。

（1）通过CSSD专科实践和培训，达到CSSD基本工作要求。

（2）培训重点是爱岗敬业、团队协作的精神。

（3）掌握CSSD功能、基础的专业理论和操作技能。

（4）鼓励参加高等教育自学考试，取得护理本科或以上学历。

（5）每年要求累计学分不少于25分。

2. 培训方式及内容培训进度。

培训进度		培训内容及考核要求
入科当天	岗前教育	了解区域划分及基本工作流程； 了解消毒供应中心设备配置及使用要求； 介绍劳动纪律及安全教育。
一个月	去污区	掌握去污区消毒隔离制度、岗位职责及个人防护要求； 掌握污染物品及感染物品接收、清洗流程； 掌握普通器械、腹腔镜及精密器械清洗流程； 掌握各种清洗设备的操作流程、日常维护与保养、注意事项； 掌握各种医用清洁剂、消毒液、润滑剂、除锈剂的配制方法及注意事项。
两个月	检查包装区 器械组	掌握本岗位职责及工作流程； 检查包装区按规范要求清洗后器械的清洗质量评价及功能检查标准； 掌握病区各种常规治疗包、常规手术包的包装流程及包装方法； 掌握本岗位设备操作及日常维护与保养方法。
两周	检查包装区 敷料组	掌握本岗位职责及工作流程； 掌握各类手术棉质包布检查、分类、折叠及制作方法。
一周	检查包装区 灭菌组	掌握本岗位职责及工作流程； 了解各类灭菌设备操作规程、注意事项、日常维护与保养； 了解所需灭菌物品的装载要求及工作量登记； 了解灭菌的物理监测、化学监测、生物监测的方法。
一周	下收下送及无菌物品发放	了解下收下送及无菌物品发放职责及工作流程。

3. 培训考核。

培训结束后按培训内容进行考核，考核结果合格才能进行独立当班，考核结果存档。

（二）护士培训计划

1. 培训目标。

（1）通过CS9D专科实践和培训，达到CSSD护师水平

（2）培训重点是爱岗敬业、团队协作的精神。

（3）掌握CSSD功能、基础的专业理论和操作技能。

（4）鼓励参加高等教育自学考试，取得护理本科或以上学历。

（5）每年要求累计学分不少于25分。

2. 培训方式。

通过定期和不定期的院内、科内讲课，阶段考核等方式进行培训。

（1）职业道德培训：以自学为主，根据医院统一安排进行。

（2）专业理论知识培训：以自学为主，授课为辅：参加院内、科内讲座。

（3）专业技能培训：在上级护士的指导下，以实践操作为主。

（4）人文知识的培训：参加院内、科内不定期的授课培训和自学相结合。

3. 培训内容。

（1）医务人员医风医德规范，护士行为规范。

（2）护理基本理论、基本知识、基本技能。

（3）消毒供应中心功能、区域划分、运作模式和流程管理。

（4）CSSD专业理论知识：包括规章制度、工作职责、消毒隔离、操作规程感染预防措施、工作流程、应急处理措施、质量标准、职业防护等。

（5）CSSD基本技能操作：超声清洗机使用技术、全自动喷淋清洗机使用技术、环氧乙烷灭菌器使用技术、低温等离子灭菌器使用技术、压力蒸汽灭菌器使用技术、封口机使用技术、生物培养阅读器使用技术。

（6）与CSSD有关的法律法规、国家标准。

（三）护师培训计划

1. 培训目标。

（1）通过CSSD专科实践和培训，达到CSSD主管护师水平。

（2）培训重点是专科理论水平的提高和新技术、新业务的掌握。

（3）熟练掌握CSSD基础的专业理论和操作技能。

（4）具有一定的临床教学、管理和科研综合能力。

（5）歧励参加高等教育自学考试，取得护理本科或以上学历。每年要求累计学分不少于25分。

2. 培训方式。

（1）通过定期和不定期的院内、科内讲课，院外培训学习、学术交流，参加网上

继续教育、阶段考核等方式进行培训。

3. 培训内容。

（1）医务人员医风、医德规范，护士行为规范。

（2）在熟练掌握"三基"的基础上开展新业务、新技术。

（3）熟记CSSD功能、区域划分、运作模式和流程管理。

（4）专业理论知识：包括规章制度、工作职责、消毒隔离、操作规程、感染预防措施、工作流程、应急处理措施、质量标准、职业防护等。

（5）CSSD基本技能操作：超声清洗机使用技术、全自动喷淋清洗机使用技术、环氧乙烷灭菌器使用技术、低温等离子灭菌器使用技术、压力蒸汽灭菌器使用技术、封口机使用技术、生物培养阅读器使用技术。

（6）与CSSD有关的法律法规、国家标准。

（7）参加院内、科内临床教学，指导下级护士及护生。参与科室质控管理、科研设计及论文撰写。

（四）主管护师培训计划

1. 培训目标。

（1）培训重点是开展CSSD新技术、新业务。

（2）能指导下级护士进行CSSD专业理论和基本业务操作技能训练。

（3）承担临床教学和科研工作。

（4）协助护士长做好CSSD的各项管理工作和质量控制。

（5）每年有至少1篇学术论文或学术报告发表或参加学术交流。

（6）每年要求累计学分不少于25分。

2. 培训方式。

通过参加定期和不定期的院内、科内讲课，院外培训学习、参加卫健委网站的国家级项目培训、阶段考核等方式进行培训。

3. 培训内容。

（1）消毒供应中心新技术、新进展。

（2）计算机基础知识。

（3）护理科研设计、护理论文的撰写。

（4）指导下级护士的消毒供应中心消毒灭菌操作技术。

（5）协助护士长做好消毒供应中心的管理工作熟练掌握消毒灭菌监测技术。

（6）参与继续教育的教学工作。

（7）熟知与CSSD相关的国家标准、法律法规，并能指导下级护士进行学习

（五）消毒员培训计划

1. 培训目标。

（1）培训重点是掌握压力蒸汽灭菌器的正确操作。

（2）通过培训取得压力容器操作上岗证。

（3）能正确装载待灭菌物品，卸载已灭菌物品。

（4）掌握压力蒸汽灭菌的各项参数正确选择，并正确判断灭菌过程参数是否正常

（5）掌握各类医疗用品的灭菌方法。

（6）掌握灭菌效果的监测方法。

（7）掌握灭菌器的日常维护和保养。

（8）掌握灭菌后无菌物品的质量判断标准。

（9）掌握防烫伤的措施。

（10）掌握该岗位的相关记录。

2. 培训方式。

通过定期不定期讲解、操作示范督导、院内讲座、科内讲座、省或市级质量技术监督局消毒员上岗证培训等方式。

3. 培训内容。

（1）灭菌的原因。

（2）消毒员工作职责、操作规程、规章制度、工作流程、质量标准。

（3）压力蒸汽灭菌的原理、优缺点；灭菌参数、灭菌程序的选择。

（4）火菌物品装载原则：大包、中包、小包、金属类、敷料类、容器类、纸塑包装袋的装载原则。

（5）灭菌过程效果监测：物理、化学、生物监测，B-D试验的结果判断。

（6）各类医疗器材的灭菌方法选择。

（7）灭菌器的日常维护与保养。

（8）灭菌后物品的处理：灭菌效果核对；灭菌物品放置；湿包的处理；相关文件记录。

（9）遇停电、停水、停气、泛水、冷空气团、生物指示物阳性、化学指示物不合格等应急处理措施。

（10）职业防护与健康：防护装备，防烫伤等意外伤害的预防。

（六）普工培训计划

1. 培训目标。

（1）掌握C.SSD清洁卫生的重要性，遵循医院感染控制原则。

（2）掌握手卫生知识及六部洗手方法。

（3）明确各组工作职责，并能自觉遵守操作规程。

（4）掌握下收下送工作流程，并能符合污染回收和无菌配送标准。

（5）掌握常用化学消毒液的配制。

（6）掌握一般职业防护措施和锐器伤的预防。

2. 培训方式。

讲解、一对一的操作示范、督导、检查。

3. 培训内容。

（1）CSSD布局划分和各工作区功能。

（2）CSSD各工作区清清卫生要求，六部洗手法，感染控制措施。

（3）规章制度、工作职责、工作流程。

（4）化学消毒液的配制方法。

（5）各区洁具分开专用。

（6）各组下收下送的线路。

（7）回收车和清洁车的使用、清洗、消毒的方法。

（8）超声波清洗机的使用、各类医疗器材的清洗处理。

（9）自身职业防护措施：穿防护衣、胶鞋、戴手套、口罩、帽子，必要时戴护目镜。防止锐利器械的意外伤害。

第四章 消毒供应中心质量安全管理目标

第一节 消毒供应中心质量管理概论及意义

一、术语

GB／T19000-2000 idt ISO 09000：2000对质量管理中的基本术语以及质量有关的术语给出了标准定义。质量术语中质量、质量管理、质量策划、质量方针、质量目标、质量管理体系、质量控制、质量保证、质量改进和持续改进等为重要术语，构成了质量管理的基本概念。

（一）质量（quality）

1. 定义 质量是一组固有特性满足要求的程度。

狭义的质量指的是产品质量，广义的质量除产品质量外，还包括过程质量和工作质量。因此，可以说质量就是产品、过程或服务满足规定要求的优劣程度。

2. 对质量的理解。

（1）对产品质量特征来说，通常包括性能、寿能、可靠性、安全性、经济性和美学要求等指标，对服务质量特性来说，通常包括安全性、功能、经济性和时间性、舒适性等指标，质量特性要有过程或活动来保证。

（2）质量对"满足需要"要有正确的解释，不限于满足顾客的需要，而且要考虑到社会的需求，符合法律、法规、环境、安全、能源利用和资源保护等方面的要求。只有用户才能最后决定质量。质量特征可以分为真正质量特征和代用质量特性。质量管理专家石川馨认为：真正的质量特性是满足消费者需求，而不是国家标准或技术，后者只是质量的"代用特征性"。

（3）顾客和其他相关方对产品、体系或过程的质量要求是动态的、发展的和相对的。它将随着时间、地点、环境的变化而变化。所以，应定期对质量进行评价，按照变化的需要和期望，相应地改进产品、体系或过程的质量，确保持续地满足顾客和其他相关方的要求。

（4）"质量"一词可用形容词如合格与不合格，或者好与坏等来修饰。

（二）质量管理（quality management）

1. 定义　质量管理是在质量方面组织指挥和控制协调的活动。

2. 对质量管理的理解。

（1）质量管理的指挥和控制活动，通常包括制订质量方针、质量目标，以及质量策划、质量控制、质量保证和质量改进。

（2）质量管理是各级管理者的职责，但必须由最高管理者负责和推动，同时要求全体人员共同承担义务。只有每一位员工都参加有关的质量活动并承担义务，才能实现所期望的质量。

（3）质量管理组织的职责是为了使产品和服务质量能满足不断更新的质量要求而开展的策划、组织、计划、实施、检查、监督审核、改进等所有管理活动。

（4）在质量管理活动中要考虑到经济性因素，有效的质量管理活动可以为企业带来降低成本、提高市场占有率、增加利润等经济效益。

（三）质量策划（quality planning）

1. 定义　质量策划是质量管理的一部分，致力于制定质量目标并规定必要的运行过程和相关的资源以实现质量目标。

2. 对质量策划的理解。

（1）质量策划是一项质量管理活动或一个过程，质量策刘不是质量计刘编制质量计划可以是质量策划的一部分。

（2）质量策划的主要内容：①对质量特性进行识别、分类和比较，以确定适宜的质量特性；②制定质量特性目标和质量要求，如确定产品的规格、性能、等级以及有关特殊要求（安全性）等；③为建立和实施质量体系，确定采用质量体系的目标和要求。

（四）质量方针（quality policy）

1. 定义　质量方针是由组织的最高管理者正式发布的该组织总的宗旨和方向。

2. 对质量方针的理解。

（1）质量方针与组织的总方针相一致，并为制定质量目标提供框架。

（2）1S090002000标准中提出的质量管理原则可以作为制定质量方针的基础。

（3）质量方针是组织的质量政策，是组织总方针的组成部分，它由企业的最高管理者批准和正式颁布。

（五）质量目标（quality objective）

1. 定义　质量目标是在质量方面所追求的目的。

2. 对质量目标的理解。

（1）质量目标通常依据质量方针制定，质量方针为质量目标提供了框架。

（2）通常对组织的相关职能和层次分别规定质量目标，也就是说，质量目标需与质量方针以及质量改进的承诺相一致。由最高管理者确保在组织的相关职能和各个层次上建立质量目标，在作业操作层次，质量目标是定量描述的，并且包括满足产品或服务需求所需的内容。

（六）质量管理体系（quality management system）

1. 定义　质量管理体系是在质量方面指挥和控制组织的管理体系。

2. 质量管理体系相关概念。

（1）体系（system）：体系是相互关联或相互作用的一组要素。

（2）管理体系（management svstem）：管理体系是建立方针和目标并实现这些目标的体系。

（七）质量控制（quality control）

1. 定义质量控制是质量管理的一部分，致力于满足质量要求。

2. 对质量控制的理解。

（1）质量控制的内容包括：①确定控制对象：②制定控制标准，即应达到的质量要求，制定具体地控制方法，如操作规程等；③明确采用的检验方法，包括检验工具和仪器等。

（2）质量控制的目的是控制产品和服务产生形成或实现各个过程中的环节，使它们达到规定的要求，把缺陷控制在其形成的早期并加以消除。

（3）质量控制应严格执行过程和作业指导书。不仅控制生产制造过程的结果，而且应控制影响生产制造过程质量的各种因素，尤其要控制其中的关键因素。

（八）质量保证（quality assurance）

1. 定义　质量保证是质量管理的一部分，致力于提供质量要求会得到满足的信任。

2. 对质量保证的解释。

（1）质量保证的重点是为了下列情况：为组织具有持续、稳定地提供满足质量要求的产品的能力提供信任。

（2）随着生产的发展，劳动分工越来越细，产品和服务越来越复杂，顾客在接受产品和服务时判断其是否满足需求也越来越困难。因此，企业需要向顾客提供其设计和生产的各个环节，能提交合格产品或服务的证据。

（3）质量保证可以分为外部质量保证和内部质量保证两种。外部质量保证是使顾客确信组织提供的产品或服务能够达到预定的质量要求而进行的质量活动；内部质量保证是为了使组织内部各级管理者，确信本企业部门能够达到并保持预定的质量要求而进行的质量活动。为了提供这种信任，通常要对组织管理体系中的有关要素不断进行评价和审核，以证实该组织具有持续稳定地使产品或服务满足规定要求的能力。

（九）质量改进（quality improvement）

1. 定义　质量改造是质量管理的一部分，致力于增强满足质量要求的能力。

2. 对质量改进的理解。

（1）质量改进是通过改进产品或服务的质量来实现的。因为纠正过程输出的不良结果，只能消除已经发生的质量缺陷，只有改进才能从根本上消除产生缺陷的原因，才可以提高生产和服务的效率和效益。

（2）正确使用有关的工具与科学技术是质量改进的关键，这方面应对有关人员进行培训。

（3）质量改进不仅要纠正偶发性事故，而且要改进长期存在的问题。为了有效地实施质量改进，必须对质量改进活动进行组织、策划和度量，并对所有的改进活动进行评价。

（4）通常质量改进活动由以下环节构成：组织质量改进小组，确定改进目标，调查可能的原因，确定因果关系，采取预防或纠正措施，确认改进成果，持续改进。

（十）持续改进（continual improvement）

1. 定义　持续改进是增强满足要求的能力的循环活动。

2. 对持续改进的理解　制定改进目标和寻求改进机会的过程是一个持续过程，该过程使用审核发现和审核结论、数据分析、管理评价或其他方法。持改进的结果通常是制定和实施纠正措施或预防措施，以达到持续改进的目的。

二、消毒供应中心质量安全管理的重要性

1. 随着耐药菌和手术器械复杂性不断增加，提供优质的产品和服务更具有挑战性和回报性。

2. 质量管理要求消毒供应中心工作人员从临床使用者的角度看自己做的事。比如在很多方面，消毒供应中心也许无差错地处理了一百个物品，但别人只注意到了一个不完美的服务，并以此作为该部门的质量评价。从客观上说这似乎是不合理的，但这是可以理解的，因为质量的缺陷可能对患者或员工产生伤害。

3. 消毒供威中心的工作充满挑战，技术含量高，工作复杂。工作环境是动态的、快节奏的。其工作表现关系到所供给产品和服务部门的运作。更重要的是关系到患者们的安全和利益。

4. 消毒供应中心的工作疏忽和粗心有可能让患者付出生命的代价。

5. 消毒供应中心直接服务于医护人员（医生、护士和在医疗机构中工作的其他专业人员），工作的成功与否取决于是否能满足这些内部客户的需求，使他们能够最大限度地服务于患者。缺乏质量保障可能对患者和全体医务人员的健康和安全造成严重后果，所提供的产品和服务质量如何，将直接影响各部门的运作，并显著影啊医院的运行与发展。

三、消毒供应中心质量安全的意义

质量安全是每一个员工的责任，如果消毒供应中心想要生产和供应始终如一的优质的产品和服务，那么质量运作流程是消毒供应中心的工作人员在日常工作实践中必须始终执行的，同时每一个员工都必须丰富自身知识并积极参与T作。在工作中每一个员工认真执行操作规程，确保消毒供应中心供应的每一件无菌物品的质量，才能保障医疗安全，降低医院感染的发生，保证患者安全。

第二节　消毒供应中心质量安全目标

一、CSSD质量指标、判断依据及计算方法

（一）灭菌物品合格率

1. 无菌物品合格是指对物品灭菌过程采用物理监测、化学监测和生物监测等监测方法，结果符合WS310.3的要求，达到无菌水平。

2. 依据WS310.2标准CSD及临床科室的无菌物品储存符合要求；无菌物品包装清洁，无污渍，包装完好，无破损，闭合完好，包装松紧适宜。

3. 无菌物品标示合格，项目完整，无菌有效期准确，字迹清晰。

4. 灭菌物品合格评价方法。

在单位时间内，以无菌物品质量不合格总件数作为统计单位，以月总数据作为比较。根据发生不合格的原因，分类统计分析。

由于灭菌失败对于医疗安全风险最大，因此对每例发生不合格事件者应认真进行根本原因分析或对潜在的高危因素进行风险管理失效模式分析，这是管理的重点。

由消毒员、质控组长在装载或卸载过程中，按照质量标准对无菌物品质量进行检查；临床科室打开无菌包时，发现包内无菌质量不合格报告等；对超大超重的手术器械进行重点抽查。定期对结果进行数据分析，保持灭菌质量的稳定性

灭菌物品合格率计算公式：

灭菌物品合格率 = 灭菌物品合格数 ÷ 总灭菌物品数 × 100%

（二）器械清洗合格率

1. 器械清洗质量符合WS310.2的5.6.1要求，即清洗后的器械表面及其关节，齿牙

处应光洁，无血渍、污渍、水垢等残留物质和锈斑等，判定为合格。

2. 依据WS 310.3器械清洗质量判断方法，使用肉眼加放大镜，可选择蛋白残留测定，ATP生物荧光测定检查器械达到规定清洗标准。

3. 器械清洗合格率是CSSD清洗质量综合评价指标。用数据准确表达工作质量，通过单位时间持续观察，反映质量动态变化。根据器械分类或不分类计算，分为单项器械清洗合格率和综合器械清洗合格率。

4. 器械清洗合格评价方法。

在单位时间内，以清洗器械总件数为分母，清洗合格件数为分子，乘以百分比，得出器械清洗合格率。

计算公式：以每月为计算单位时间，计算单位可以是单件器械，也可以是器械包。

器械清洗合格率 = 器械清洗合格件数 ÷ 器械清洗总件数 × 100%

（三）包装合格率

1. 包装符合WS 310.2中5.7包装要求，包括：包内器械数量正确、功能及清洁度符合标准、包装方法及包装材料正确、松紧度适宜标识合格，包内化学监测指示物放置正确

2. CSSD内部质量检查不合格数及临床科室检查或反馈的不合格数量。在单位时间内，以物品包装总件数为分母，包装合格总件数为分子，乘以百分比，得出灭菌物品包装合格率。或以单种手术器械作为重点监测。

根据质量问题的类别分为以下5项质量评价指标

（1）灭菌物品包装密闭合格率。

（2）灭菌包内器械完整率。

（3）灭菌包内器械功能完好率。

（4）灭菌包内器械种类齐全率。

（5）灭菌包标识正确率。

3. 包装物品合格评价方法。单位时间为每月，由质控组长和包装人员对包装好的物品，装载前进行抽查，根据这5项指标进行检查和评价，记录结果。或由卸载人员对无菌物品进行相应指标检查，记录结果。定时对结果进行数据分析、反映其包装质量。

计算公式：

灭菌物品包装密闭合格率 = 物品包装密闭合格数 ÷ 灭菌包装的总数 × 100%

灭菌包内器械完整率 = 包内器械完整数 ÷ 灭菌包装的总件数 × 100%

灭菌包内器械功能完好率 = 包内器械功能完好数 ÷ 灭菌包装的总件数 × 100%

灭菌包内器械种类齐全率 = 包内器械种类齐全数 ÷ 灭菌包装的总件数 × 100%

灭菌包标识正确率 = 灭菌包标识正确数 ÷ 灭菌包装的总件数 × 100%

（四）无菌包湿包发生率

1. 混包是指灭菌物品干燥度不符合标准规定。依据CB8599规定，敷料包灭菌后质量的增加不超过1％，金属包的质量增加不超过0.2％；未达此标准或同时有可见的潮湿的灭菌物品为"湿包"。仅在包外有明显的水渍和水珠，手感潮湿，且质量增加，称为包外湿包；包内器械及容器内有水珠或包内敷料有明显水渍，称包内湿包。

2. 参照《医院消毒供应中心岗位培训教程》《美国消毒供应室培训手册》《医院消毒供应中心建设与管理工作指南》的判断方法，无菌物品干燥程度未符合标准可判断为湿包。

3. 临床科室报告，使用者打开无菌包可见潮湿、水珠；CSSD抽查无菌包可见包内潮湿的纳入统计范围。

4. 无菌包湿包发生评价方法。以每月为计算单位时间，计算单位可以是单件器械，也可以是器械包。

计算公式：

无菌包湿包发生率＝无菌包湿包数÷无菌包的总件数×100％

二、CSSD十大安全目标

（一）目标1

实行集中管理工作方式，保证医院复用无菌物品质量安全。（1～7项措施，主要由CSSD日常运行及执行；8～11项由医院相关部门协调落实。）

1. 对需要消毒或灭菌后重复使用的诊疗器械、器具、物品和外来医疗器械由CSSD回收，集中清洗、消毒、灭菌和供应。

2. 手术器械集中CSSD处置暂时受限，应由CSSD人员到手术室符合WS310.1标准要求的清洗消毒区域进行处置。

3. 根据集中管理的需要，建立各项规章制度、操作规程、质量管理制度和完善质量控制过程的相关记录，定期对CSSD质量进行分析，落实持续质量改进。

4. 无菌物品供应要满足临床需要，控制成本，提高无菌物品供应周转效率。

5. 建立与临床科室密切联系的制度，提供主动服务。根据临床需要调整工作时间及工作流程，保证节假日、突发事件的无菌物品供应。

6. 主动了解各科室专业特点、常见的医院感染及原因，掌握各专科使用器械、物品的结构、材质特点和处理要点，采用正确的处理方法。

7. 对科室关于无菌物品的意见有调查、有反馈，落实持续质量改进，并有记录。对临床科室反映无菌物品不合格，如包装松散、标识错误、包内指示卡不合格及包内混包等，应有记录、分析及整改措施和具体的管理制度，并落实。

8. 遵循工作区域划分的基本原则。去污区内物品由污到洁，污染物品及时进行去污处理。人员进入时做好职业防护。检查、包装及灭菌区保持清洁，相对湿度控制在30%～60%之间。

9. 规范耗材管理，建立进货验收和出入库登记账册，按照产品说明书正确使用。

10. 正确使用医用清洗剂、终末漂洗使用纯化水（电导率≤15μS／cm，25℃）、水溶性医用润滑剂等。各种包装材料应符合YY／0698标准。

11. 经销商应提供消毒灭菌监测材料的《消毒产品生产企业卫生许可证》《消毒产品卫生安全评价报告》等证明文件。

（二）目标2

执行双人查对制度，确保工作环节质量合格。

1. 回收 由回收人员与接收人员清点、检查和复核回收手术器械、专科器械的数量及主要功能。

2. 包装 组合后包装闭合前，双人复核包内的器械种类、规格、数量和性能。

3. 灭菌 每灭菌锅次周期结束后，消毒员与质控员进行物理监测参数确认、化学监测结果确认合格，并签名。生物监测、快速生物培养结果需双人复核确。

4. 发放 无菌物品发放前，双人核对标识，正确无误后发放。

5. 贵重、精细、复杂器械的双人交接查对。

6. 手术器械重要功能检查或测试需双人复核，保证器械正常使用。

7. 接收新器械、实施新技术前应双人查对正确方可执行。

（三）目标3

正确执行清洗消毒操作规程.提高医疗器械清洗合格率。

1. 根据器的结构、材质、污染种类及程度，建立针对性清洗操作规程，包括各类手术器械、外来医疗器械、硬式内镜手术器械、妇科人流手术器械、器皿等。

2. 配置手工清洗的压力水枪、压力气枪、刷洗工.具，超声清洗器等，做到对每件器彻底清洗，降低器械生物负荷。手工清洗后器械首选湿热消毒方法，如煮沸消毒等。

3. 规范清洗消毒器操作规程。每日运行前检查医用清洗剂、医用润滑剂容量、清洗机旋转臂、内腔及器械架等，根据器械清洗要求，选择清洗程序，正确装载器械，运行时监测记录参数。

4. 做好水处理设备的管理，定时进行水再生处理，每班要观察水的电导率及水处理设备的各项运行参数。

5. 设立专岗负责检查器械清洗质量。记录不合格器械的数量及原因，定期对不合格数据进行分析，并有改进器械清洗质量的措施和实施效果评价。

6. 建立外科手术器械、妇科人流器械、骨科手术器械和腔镜手术器械清洗合格监测制度，让持续质量改进成为管理的常态。建立质量控制机制呈常态管理运行要求。

7. 清洗消毒位的员工接受足够的岗位技能培训，根据器械的材质及污染的程度制定清洗操作规程，并提供针对性培训，掌握对各类器械、器具、物品的清洗消毒方法。

8. 复杂、精密及贵重器械的清洗工作，由接受培训后的人员负责。有技术的员工是达到清洗质量目标的保障。明确岗位培训管理的基本要求。

（四）目标4

严格控制外来手术器械与植入物的管理和复用处置质量控制，提高安全水平。

1. 医院规范外来手术器械与植入物集中管理。CSSD建立超大超重手术器械包目录和标识，制定外来器械清洗、包装方法、包装组合、灭菌周期等作业指导手册，对岗位人员进行专门的学习与培训。

2. 根据本院实际情况，建立和不断完善外来器械的接收、清洗、包装、灭菌、发放和返回供应商的工作流程。使用后的外来器械经过高水平消毒后方可返还给器械公司。

3. 遵循器械公司、供应商提供的器械清洗、包装、灭菌方法和灭菌循环等参数进行处理。可拆卸器械应拆卸至最小单位清洗，认真检查外来器械和植入物的清洗质量及植入物功能状态。

4. 超重、超大的器械要进行灭菌周期的效果确认。根据灭菌器的使用说明书由厂家或供应商工程师调整超大超重手术器械包的灭菌程序，共同验证灭菌效果，确保其符合WS310.3的要求。

5. 执行植入物常规方法和紧急情况发放的管理制度。应每批次植入物生物监测合格后，方可发放，紧急情况（急诊手术）下，生物PCD中加用5类化学指示物。5类化学指示物合格可作为提前放行的标志，生物监测的结果应及时通报使用部门。

6. 定期对外来器械及植入物的质量管理情况进行分析，对紧急放行的数量进行统计并上报主管部门，防范植入物手术风险。

（五）目标5

手术器械清洗消毒、包装及灭菌符合质量标准，物品供应满足手术需要。

1. 手术器械包装技术规程得到有效的执行。器械清洁度检查、功能检查要求、组合方法、包装闭合（密封）良好等过程质量标准和方法有文件规定，复杂的手术包的组合和功能检查有图示指引，并执行。

2. 建立手术器械包清单制，明确负责人。手术器械包内器械数量及种类改变、采用的清洗、消毒、包装及灭菌方法等相关的质量要求形成文件和作业指导书，并落实执行。

3. 包装材料、监测材料质量合格，在有效期内使用，能保持无菌屏障完整有效

4. 医用热封机每日开机确认运行参数正确，检查封口密封良好。

5. 建立选择灭菌方式、灭菌周期及参数等操作规程，建立湿包发生率监测指标，有控制和监测湿包的制度及记录资料。

6. CSSD实行科学化管理，工作流程体现高效率，提高手术器械处理速度，满足手术室及临床科室需要。

（六）目标6

正确执行灭菌过程操作规程，监测灭菌器运行情况，及时识别参数异常。

1. 严格执行灭菌过程操作规程。灭菌器运行前检查，包括灭菌器压力表处在"0"的位置；记录打印装置处于备用状态；灭菌器柜门密封圈平整无损坏，柜门安全锁扣灵活、安全有效；灭菌柜内冷凝水排出口通畅，柜内壁清洁；电源、水源、蒸汽、压缩空气等运行条件等符合设备要求，方可执行灭菌过程。

2. 根据灭菌物品种类正确选择灭菌方式、灭菌程序和物品装载，并有文件规定，消毒员能正确执行。

3. 外来器械及植入物、管腔类器械的灭菌应选择真空（脉动真空）压力蒸汽灭菌器。

4. 消毒员接受消毒供应中心岗位培训，学习消毒灭菌基础知识与技能、各种灭菌器和附属设施使用与维护，掌握灭菌基本原理及操作。持有压力容器岗位操作证。

5. 消毒员能熟练操作灭菌器，能正确阅读和判断物理监测、化学监测及生物监测是否正常，监测运行过程火菌周期参数的变化、设备运行状态的观察项目，及时发现异常和处理。

6. 消毒员能准确监测并记录灭菌的温度、压力和时间等灭菌参数，每批次确认包外化学指示物、包内化学指示物合格，灭菌效果监测实行双人复核。卸载时检查有无湿包现象，防止无菌物品损坏和污染。无菌包掉落地上或误放到不洁处应视为被污染。

（七）目标7

落实灭菌设备安全管理，防止爆炸和泄露事件发生。

1. 依据各种设备使用手册，建立设备安全使用指引和注意事项，并严格执行，确保设备处于安全状态。

2. 做好防火、防爆、防漏电等安全措施，有提示标识及防火逃生路线指引。

3. 定期做好设备的常规维护保养。压力容器的全面检测，质检部门对安全阀、压力表的检测报告应放置在设备相应位置，确保在质检部门安全检查的有效期内。

4. 制定设备发生故障的紧急预案并组织演练。

（八）目标

正确执行清洗消毒及灭菌监测标准，记录准确，具有可追溯性。

1. 执行清洗消毒、灭菌效果监测方法和标准。正确实施灭菌效果物理、化学、生物监测.准确记录，并具有可追溯性。

2. 每季度对直接用于患者的消毒物品进行卫生学监测，每次检测3～5件，监测结果符合CB15982的要求。

3. 建立清洗消毒、包装及灭菌环节质量指标，及相关记录表，内容要求明确、细化，可操作性强，利于质量分析和改进。

4. 灭菌物品合格率是发放无菌物品追溯的依据，项目应完整，符合标准。可采用手工方式记录和计算机条形码管理方式，做到器械全过程的质量追踪。

5. 发生灭菌失败后有完善的召回制度，并可执行。

（九）目标9

健全不良事件预防及主动报告制度，落实持续质量改进，提高风险控制能

1. 建立不良事件报告制度，对灭菌失败、贵重医疗器材损坏和丢失、与器械相关的感染事件等及时上报，并查找原因，进行分析整改。

2. 落实过程质量控制，如清洗质量、器械功能检查、包装组合质量和闭合（或密封）质量，有问题应加以改进。重点做好对高度危险性物品的风险管理。

3. 明确质量标准、规范操作规程、加强人员培训，通过根本原因分析、风险失效模式分析等科学的质量管理方法，避免和降低不良事件发生，尤其是避免灭菌失败等事件。

（十）目标10

执行手卫生及职业防护，达到人员、物表和环境安全。

1. 执行手卫生规范要求。接触污染物品后、接触清洁物品前、接触无菌物品前要洗手。洗手设施包括感应式洗手设施、洗手液、干手设施。不方便洗手的地方备用快速手消毒剂，去污区应备洗眼装置。

2. 建立去污区、检查包装灭菌区、无菌物品存放区的消毒隔离制度。工作区域、设备设施、运输工具、物品和环节等遵循污洁分明的原则，设备设施用后做到及时物表清洁或消毒，保持工作区域环境清洁安全。

3. 选用安全的回收和下送工具，确保污染物品回收过程污染不扩散，保证无菌物品运送过程中不污染。回收和下送容器用后进行清洗、消毒处理。

4. 建立职业安全管理制度，配置安全防护用具，伤口急救处理药箱，确保工作人员安全操作。

5. 发生锐器伤时，应遵循医院相关指引及时报告、处理、做好对工作人员职业防护及标准预防的培训工作。

第五章 消毒供应中心质量安全管理方法

第一节 消毒供应中心质量管理相关理论及方法

一、PDCA循环理论

PDCA循环又叫"戴明环"，是管理学中的一个通用模型，最早由休哈特（WalterA.Shewhart）于1930年构想，后来被美质量管理专家戴明（Edwards Deming）博士在1950年再度挖掘出来，并加以广泛宣传和运用于持续改善产品质量的过程中。它是全面质量管理所应遵循的科学程序。全面质量管理活动的全部过程，就是质量计划的制订、实施、检查、改进的过程，这个过程就是按照PDCA循环，周而复始地运转、每一次循环都把质量推向新的阶段。

PDCA循环是能使任何一项活动有效进行的一种合乎逻辑的工作程序，在质量管理中得到了广泛的应用。P、D、C、A四个英文字母所代表的意义如下

（1）P（plan）——计刘。包括方针和目标的确定以及活动计划的制订。

（2）D（do）——执行。执行就是具体运作，实现计划中的内容。

（3）C（check）——检查。就是要总结执行计划的结果，分清哪些对了，哪些错了，明确效果，找出问题。

（4）A（action）——行动（或处理）。对总结检查的结果进行处理，对成功的经验加以肯定，并予以标准化，或制定作业指导书，便于以后工作时遵循：对于失败的教训也要总结，以免重现。对于没有解决的问题，应在下一个PDCA循环中去解决。

（一）PDCA循环管理的特点

1. 每个循环互相关联，循环管理的突出特点是由大循环套小循环，分级循环管理，相互联系，相互制约所形成的系统性。大循环即院级质量体系的动态管理，小循环即各部门、各科室及病区质量体系的动态管理。将质量管理方案纳入互相关联的循环质量体系动态管理中才能有效地予以实施。

2. PDCA循环管理的另一个特点，是将质量管理方案从质量管理项目、实施的时间和空间（单位、场所）三方面加以分解，将大目标分解为小目标（更加具体的质量目标），以确保质量管理有效实施。

3. 不断循环，阶梯上升。"戴明环"不停地转动，每转动一周就实现一个具体目标，使质量水平上　个新台阶。这一特点有利于持续不断地改进质量。

4. 处理阶段是PDCA循环的关键。在这个阶段不但要肯定本周期的成绩，还必须找出不足之处和发现新的问题，提出下一个周期的质量课题，与下一个PDCA循环紧紧衔接。

（二）PDCA循环的基本要求

1. PDCA循环周期制度化三级循环管理必须达到制度化要求：

（1）明确规定循环周期，周期时间不宜过长，也不能很短，一般以月周期为宜；

（2）必须按循环周期作管理制度运转，不可随意搁置、停顿。

2. PDCA循环管理由管理人员推动实施。PDCA循环能否卓有成效地转动起来，关键在于管理人员的推动与控制，组织确定每个管理岗位上的负责人，必须明确其在所负责的管理循环中的任务和责任，并且要教育、组织、支持管理循环中的每个人都积极参与抑理质量管理，使人人都清楚地意识到自己对质量循环中的贡献和责任。

3. 定期进行循环管理的绩效考评，当发现问题时，重点从系统的缺陷来分析和改进，完善质量管理循环系统，而不是追究某一个人的个人责任。

4. 实现PDCA循环运作的程序化，鼓励发现缺陷问题主动申报，改变以惩罚为主的管理方法，使每个系统中的人员都能主动发现问题，解决问题，并将这些缺陷的问题总结成经验教训与系统中其他同行共同分享，以此更好地完善管理体系。

PDCA循环作为全面质量管理体系运转的基本方法，其实施需要搜集大量数据资料，并综合运用各种管理技术和方法。

二、品管圈

（一）品管圈的基本概念

1. 品管圈的定义　同一工作场所、工作性质相类似的基层人员.自动自发地进行品质管理活动，所组成的小集团称为品管圈（quality control circle，QCC）。

2. 品管圈的起源　品管圈起始于1950年 Deming教授的统计方法课程，以及1954年Juran教授的质量管理课程。品管圈（quality control circle，QCC）就是由相同、相近或互补的工作场所的人们自动自发组成的小团体（又称QC小组，一般6人左右），然后全体合作、集思广益，按照一定的活动程序、活用品管七大手法来解决工作现场、管理、文化等方面的问题及课题。它是一种比较活泼的品管形式。品管圈的特点是参加人员强调领导、技术人员、员工三结合。现代的QCC管理内容和目标突破了原有的质量管理范围，向着更高的技术、工艺、管理方面扩展。

3. 品管圈的基本思考方向　我们不知道真正的问题有哪些、甚至不知道主要的问题在哪里。下面以消毒供应中心设备管理为例，列举相关原因分析。

（1）我们要知道如何分析并找出主要的问题。

（2）我们要列出主要问题可能的清单，在其中找出真正的问题。然后要找出解决的方法。

（3）一定要强调如何在现有的条件下保持成果。

4. 参加品管圈活动的好处　品管圈会议中可以有机会在大众面前讲话；结交更多的朋友，有助于营造工作场所愉快的气氛；更能意识到本身工作的重要性与职责，因而对自己的工作更感到自豪；有助于改善个性，养成专心处理问题的能力，这些品管的经验也可以应用到家庭生活上。

（二）品管圈活动的基本概念

1. 品管圈活动的定义　在自我启发、相互启发下，活用各种质量控制（Quality Control，QC）手法、全员参与，对自己的工作现场不断地进行维持与改善的活动，称为品管圈活动。

如对品管圈活动的定义模糊不清，将会造成日后推行或实施上的困难，为能使读者对品管圈活动有更深一层的了解，故作详细说明：

（1）品管圈是由同一个工作现场内、工作性质相类似的基层人员组成，中层以上干部不组圈，但要参与，即扮演支持、鼓励、关心辅导等角色。

（2）组圈时应由同一个工作现场、工作性质类似的基层人员所组成，不同现场或工作性质截然不同的员工最好不要组成一个.因为在讨论问题时将会造成困难。但经过数期活动后，有时单独一个圈没有办法解决问题，而且所谈问题容易牵涉其他部门时，如生产线上的圈与设备保障的圈互有关联，此时可合并两个圈一起讨论，称为联合圈。

（3）自动自发。品管圈活动最珍贵，也是最难做到的一点就是全员们的自动自发精神，如全员们被动或由上往下督促的做法，必使品管圈活动的效果大打折扣。

（4）品质管理的活动。企业要能获利，则实施品质管理是比较好的管理方法。因此现场员工要讨论的事项必须要以品质为中心，其具体事项不外乎有关Q（品质）、C（成本）、D（交期）、M（土气）、S（安全）等。

①小集团：小集团人员以4～8人为宜，人员如太多、将会影响讨论的品质，如人数超过10人时，可将之分为两个小集团。

②作为全面品质管理的一环：全面品质管理范围很广，除了基层员工的品管　活动外，尚有中层干部的日常管理、高阶层经营者的方针管理等。品管圈活动只能说是全面品质管理的一环，然而，要做好全面品质管理，品管圈活动却是关键。

③自我启发、相互启发。并不是几个人组成一个圈就会自然地提出构想、改善问题，必须给予自我启发、相互启发。如购买一本相关的书籍、杂志或刊物让员工阅读、研讨或轮读、报告，这也是一种有效的充电方式。

④活用QC手法：工欲善其事，必先利其器。如没有工具，或不懂得用工具，是无法做好事情的。品管圈活动的维持和改善，同样必须用到一些工具，此工具就是QC手法。QC手法有很多，对初学者而言，最常用的是QC七大手法，即检查表、层别法、柏拉图、特性要因图、推移图、散布图及直方图。如有必要，亦可使用管制图及一些新的QC手法。

⑤品管圈并不是为了解决某一问题而组圈，当问解决了就把圈解散。品管圈属常设性质，长期存在。因为工作的问题无限多，因此必须将问题一个一个地、不断地、持续地解决与改善。

⑥自己的工作场所：品管圈活动所要发掘及解决的问题是以自己的工作场所为主，即以自我检讨、自主管理为重点、如问题与其他部门有关联时、当然可通过沟通、协调或建议的方式共同解决。

⑦全员参与：实施品管圈活动时，必须全　员共同参与、共同讨论，才能产生集思广益的效果，因此圈长的重要任务之一就是要求全体圈员都能参与，全员发言。

2. 品管圈活动的精神和目的。

（1）品管圈活动的精神：实施品管圈活动固然效果很好，然而也有不少的企业厂家实施得很不理想，其很大一部分原因是对品管圈活动的精神了解不够，因此，如果要使品管圈活动实施有成效，首先必须要彻底了解品管圈活动的精神。

品管圈活动的精神有3点：

①尊重人性，创造愉快的工作环境。过去旧的观念都采用恶性管理，如对员工采用监督、命令及处罚等手段，把员工当机器看待，不尊重员工，造成员工上班乏味、工作枯燥，完全没有成就感。而品管圈活动是采用善性管理，尊重人性，鼓励员工多动脑，多提出改善意见，营造愉快的工作环境。

②发挥员工的脑力，开发无限脑力资源。苏联一位学者对人的脑力资源做过一个形象的比喻：一个正常的人，如果发挥自身潜能的一半，那么他将掌握40多种语言，学完几十门课程，可以将叠起来几米厚的百科全书背得滚瓜烂熟。所以说，员工的脑力资源是无限的。

③改善企业体制，繁企业。企业若能有组织有计划地推行品管圈活动，使圈员们自动自发地发掘问题、改善问题，而产生有形成果及无形成果，则必能强化企业的体制，提升企业竞争实力，使企业蒸蒸日上，进而繁荣企业。

（2）品管圈活动的目的：

①提高工作基层干部、组长的管理能力及领导力，进而提高部门绩效。

②提高基层员工们的品质意识、改善意识，并将此气氛渗透至工作每一个角落。

③使工作环境成为品质保证的核心，使各部门管理稳定并持续进步，方针目标达成度得以提高。

④增强员工对工作的喜悦与成就感，并提高员工向心力及土气，进而提高效率。

⑤达成全员参与、全员品质管理及自主管理的功效。

⑥使圈员们自动自发，做事更主动更积极。

⑦使前后工作、部门间相互协助，促进沟通，消除本位主义。

⑧科室Q（品质）、C（成本）、D（交期）、M（士气）、S（安全）达到更佳。

⑨培养出一批优秀的管理人才。

⑩使全面品质管理推行进一步落实。

（三）品管圈活动的成果

通过品管圈一期一期不断地落实活动，可获得很多有形及无形的成果。

1. 有形成果　一般很容易用数量表示的成果，如不良率、延迟率、抱怨次数、缺勤率等，可以算出由改善前的多少进步至改善后的多少，这种成果称为有形成果。

2. 无形成果　比较不容易以数量表示的，也可以说是属于　长、　员们的个人成长或收获，称为无形成果。品管圈活动是实实在在的活动，不但可获得很大的有形成果，而且可使基层员工改头换面，改变对品质及做事的观念，进而强化员工素质及部门素质。

有形成果和无形成果同样重要，但无形成果是根本，如果员工们有了无形成果，那么有形成果自然产生；反之，如果没有无形成果，即员工们观念没有改变，对品管活动、工作，拱至改善工作仍然抱着"我干吗那么认真！"或一副心不甘情不愿的态度，那么即使获得了一些有形成果也是没有用的、因为这是不得已的，不是发自内心的，这种有形成果不可能维持长久、很快就会回到原状。相反地，如果品管圈活动能一步一步踏实地进行，慢慢地就会产生无形成果，员工们更爱工作、爱品质、爱公司，观念改变了，即使这一期没能获得可观的有形成果，但员工们有这种良好心态，有形成果必会自然产生，因此推行品管圈活动一定不能忽视无形成果。

三、根本原因分析

（一）基本概念

根本原因分析（RCA）是一项结构化的问题处理法，用以逐步找出问题的根本原因并加以解决，而不是仅仅关注问题的表征。根本原因分析是一个系统化的问题处理过程，包括确定和分析同题原因，找出问题解决办法，并制定问题预防措施。在组织管理领域内，根本原因分析能够帮助相关者发现组织问题的症结，并找出根本性的解决方案。

（二）具体应用

组织的多数疑难杂症都有不止一种应对之法，这些各不相同的解决之法，对于组织米说亦有不同程度的资源需求。因为这种关联性的存在，就需要有种最有利的方案，能够快速妥善地解决问题。因此，只顾解决表面原因、而不管根本原因的解决办法成为一种普遍现象。然而，选择这种急功近利的问题解决办法，治标不治本，问题免不了要复发，其结果是组织不得不一而再、再而三地重复应对同一个问题。可以想象，这些方法的累积成本肯定是惊人的。根本原因分析法的目标是找出：

问题（发生了什么）

原因（为什么发生）

措施（什么办法能够阻止问题再次发生）。

所谓根本原因，就是导致我们所关注的问题发生的最基本的原因。因为引起问题的原因通常有很多，物理条件、人为因素、系统行为，或者流程因素等等，通过科学分析，有可能发现不止一个根源性原因。

（三）分析步骤

根本原因分析法最常见的一项内容是:提问为什么会发生当前情况，并对可能的答案进行记录。然后，逐一对每个答案问一个为什么，并记录下原因。根本原因分析法的目的就是要努力找出问题的作用因素，并对所有的原因进行分析。这种方法通过反复问一个为什么，能够把问题逐渐引向深入，直到发现根本原因。找到根本原因后，就要进行下一个步骤：评估改变根本原因的最佳方法，从根本上解决问题。这是另一个独立的过程，一般称之为改正和预防。当我们在寻找根本原因的时候，必须针对问题找出的原因、进行评估，给出改正的办法，因为这样做也将有助于整体改善和提高。

根本原因分析作为一个一般性的术语，存在着一系列不尽相同的结构化的具体方法，用于解决具体的组织问题。

（四）根本原因分析的工具

1. 因果图　这是一种描述一个结果和所有可能对它有影响的原因之间的关系的方法，其步骤包括：定义问题，作图，描述所有相关的任务，复核图表，确定纠正行动。

2. 头脑风暴法　头脑风暴法是揭示所有可能的原因和所有的选择方案并导出纠正措施的最有效方法。

头脑风暴法规则：绝不批评任何一个想法：快速地写下每个想法并保持思维流畅；在鼓励他人意见的基础上提出想法；鼓励发散性的思考；将规则张贴在团队成员都能看见的地方，指派一个记录员将各个想法写在纸上，要使讨论充满乐趣，记住即使愚蠢的想法也可能引发他人想到有用的点子。

3. 因果分析——鱼骨图　分析解决缺陷、差错发生的直接原因与间接原因，解决问题的过程与特性容易受到原有的固定思维和管理方法的因素影响，所以，我们提倡通过头脑风暴的方法，找出这些问题内在的联系的因素，按相互关联性整理而成的层次分明、条理清楚，并标出重要因素的图形，因其形状如鱼骨，所以又叫鱼骨图，它是一种透过现象看本质的分析方法。以下简述应用鱼骨图方法的步骤：

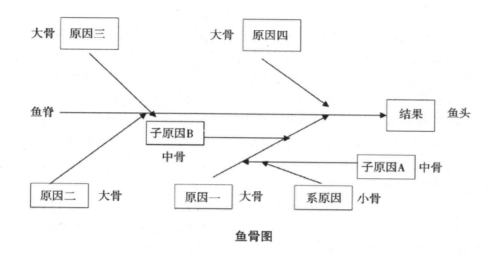

鱼骨图

（1）清楚地陈诉问题或目标：由问题负责人召集与问题有关人员组成一个工作组，该组成员必须对问题有一定深度的了解。

（2）清晰表达解决问题的过程路线：负责人将拟找出问题的原因写在黑板或白纸右边的一个框内，并在其尾部引出一条水平直线，该线称鱼脊，也是对思路做出清晰的梳理。

（3）确认3～6个主要的原因类别：画出与鱼脊成45°的直线称为大骨，又称为主要原因。运用头脑风暴法对引起问题的原因进一步细化，每个类别下填写原因，并将每个原因联系到主要类别上去，画出中骨、小骨……尽可能列出所有原

（4）对鱼骨图进行优化整理：针对每个原因思考可能对其起作用的因素，把这些因素放在从原因出发的一条线上，整理问题与它的原因的层次来标明关系，因此，能很好地描述定性问题。

（5）最后根据列出的原因提出解决方案：对最可能的原因达成一致，将它们圈出来，寻找那些重复出现的原因。

4. 因果分析——WHY–WHY图　这是一种简单却有效的方法，通过层层分解找出导致一个问题不断发生的根本原因，主要有4个步骤：选择问题，该问题为何出现，那些原因为何发生，找出最重要的缘由（可能不止一个）。

四、全面质量管理（TQM）

全面质量管理，即 TQM（Total Quality Management）是指一个组织以质量为中心，以全员参与为基础，目的在于通过顾客满意和本组织所有成员及社会受益而达到长期成功的管理途径。在全面质量管理中，质量这个概念和全部管理目标的实现有关。全面质量管理在消毒供应中心实际应用中，就是对无菌物品生产过程进行全面控制。

（一）特点

全面质量管理类似日本式的全面质量控制（TQM）。首先，质量的含义是全面的，不仅包含产品服务质量，而且包括工作质量.用工作质量保证产品和服务质量。其次，TQM是全过程的质量管理，不仅要管理物品从污到洁的全过程，而且.要管理其耗材采购、工作程序设计直至物品储存、发放及使用等全过程。由此可以缩短CSSD物品周转率，降低质量所需要的成本，提高工作效率和满足临床科室需要。

1. 密切关注临床科室的需要。把为临床科室及患者服务的中心思想贯穿到CSSD工作流程的管理中，各个环节都应该牢固树立"患者安全第一"的思想，不但要保证无菌物品质量，而且要为临床做好服务工作，最终让患者满意。

2. 坚持不断的改进。TQM是一种永远不能满足的承诺，"非常好"还是不够，质量总能得到改进，"没有最好，只有更好"。在这样观念的指导下，CSSD持续不断地改进无菌物品或服务的质量，确保CSSD持发展。

3. 改进组织中每项工作质量。TQM采用广义的质量定义。它不仅与最终无菌物品有关，并且还与回收、发放，如何迅速地响应临床科室投诉，如何为临床提供更好的服务等都有关系。

4. 精确地度量。TQM采用统计度量组织作业中人的每一个关键变量，如器械清洗不合格数、器械组合包装不合格数、器械丢失数及发生湿包数等，然后与标准和基准进行比较以发现问题，追踪问题的根源，从而达到消除问题、提高品质的目的。

5. 向员工授权。TQM让一线的工作人员，无论是护士还是工人都加入改进过程，广泛地采用团队形式作为授权的载体，依靠团队发现和解决问题。去污区、检查包装灭菌区及无菌物品盛放区等都是具有共同性质的工作困队、质量管理L作就不能局限于质量管理者，如护士长或质检员，而是要求每个区域的每个人员都要参与质量管理工作，要使承担的工作达到质量要求，并对发生的偏差主动报告，寻找解决方法，以期达到共同对无菌物品质量负责。对产品质量进行事前控制，把不良事件消灭在发生之前，使每一道工序都处于控制状态。把质量控制工作落实到每一个工作人员，让每一个工作人员都关心物品质量。

（二）管理方法

科学的质量管理，必须以数据为客观依据，再结合专业技术和实际情况，对存在问题做出正确判断并采取正确措施。在全面质量管理工作中，无论何时、何处都会用到数据统计方法，质量指标数据的统计与分析十分重要。但是，数据统计方法只是全面质量管理中的一个内容，它不等于全面质量管理。我们要形成一种这样的意识，好的质量是设计、制造出来的，不是检验出来的、并通过运用PDCA循环的方法到达全面质量管理。

第二节　消毒供应中心质量管理案例分析

一、品管圈在降低手术器械管理不良事件发生中的应用的案例分析

（一）圈的介绍

1. 圈的组成。

（1）圈名：安馨圈。

（2）活动时间：2013年7月～2013年12月。

（3）圈长、辅导员、圈员：圈长由业务知识扎实、沟通协调能力强的人员担任；辅导员由护士长担任；圈员由科室业务骨干参与。

（4）部门：消毒供应中心。

（5）主要工作：利用品管圈的质量管理手法对消毒供应中心工作中存在的问题进行跟踪、分析、并提出整改意见和建议，使消毒供应中心的工作质量不断得到提高。

2. 圈名的产生、圈微图、圈义。

（1）圈名的产生：

圈名	圈义	票数	选定结果
希望圈	通过我们的双手，把好无菌物品的质量关，给予病人健康和生的希望	1	
安馨圈	消毒供应中心工作人员像小草一样，工作虽平凡，但充满生机；安同心协力，携手共同克服困难：源源不断地生产高质量的无菌物品，保障了病人的医疗安全	5	★
解读圈	消毒供应中心的工作就好比肝脏，经过我们的双手处理的每件物品都是从污染到清洁再到无菌，达到彻底解毒的作用	1	
同心圈	发挥团队精神，同心协力、为生产合格的无菌物品而努力	1	

（2）消毒供应中心安馨圈圈徽图、圈义：

圈徽图	安馨圈圈徽
圈徽意义	消毒供应中心工作人员像小草一样，工作虽平凡、但充满生机；同心协力，携手共同克服困难；源源不断地生产高质量的无菌物品，保障了病人的医疗安全。消毒供应中心是医院预防与控制感染的心脏部门。

（二）主题的选定

1. 选题过程。

主题评价项目	上级政策	可行性	迫切性	圈能力	总分	顺序	选定
降低手术器械管理不良事件发生	40	35	40	40	155	1	★
提高外来器械清洗质量	35	30	35	40	140	2	
提高管腔器械清洗质量	30	30	33	40	133	4	
降低灭菌物品湿包发生率	35	32	28	40	135	3	

2. 评价说明。

分数	上级政策	可行性	迫切性	圈能力
1	没有听说过	不可行	半年后再说	需要多部门配合
3	偶尔告知	较可行	下次解决	需一个部门配合
5	常常提醒	可行	尽快解决	自行解决

注：①以评价法进行主题评价，共8人参加选题过程。

②票选分数：5分最高，3分普通。1分最低，得分第一为本次活动主题。

3. 本次活动主题　降低手术器械管理不良事件发生。

4. 选题理由。

（1）对患者而言：保障患者手术安全。

（2）对同事而言：提高了手术器械的质量管理，减少了不良事件的发生。

（3）对医院而言：降低了因为手术器械处理不当而发生的医院内感染风险，减少了医疗纠纷。

（4）对自己而言：提供了展示自我的平台，体现了个人的价值观。

（三）活动计划的拟定

	2013年7月				2013年8月				2013年9月				2013年10月				2013年11月				2013年12月				负责人
	1周	2周	3周	4周	1周	2周	3周	4周	1周	2周	3周	4周	1周	2周	3周	4周	1周	2周	3周	4周	1周	2周	3周	4周	
主题选定	……																								胡某某
活动计划拟定		……																							李某某
现状把握			……																						黄某某
目标设定			……																						徐某某
解析				……																					刘某某
对策拟定				……	………																				胡某某
实施与检讨					…………………………………………………																				左某某
效果确认																	……………								李某某
标准化																					…………				刘某某
检讨改进																									黄某某

（四）数据分析

1. 数据收集、结果分析。数据来源于2013年7月1日～8月1日消毒供应中心处理的12.8万件器械检查。据统计分析，发生器械管理不良事件49件，其中手术器械生锈15件、手术器械螺钉和螺帽缺损13件、关节不灵活11件、手术器械型号不符合5件、手术器械前端闭合不良3件、手术器械有缺损1件、手术器械丢失1件。

不良事件项目	不良事件发生数	所占百分比	累计百分比
手术器械生锈	15	30.6%	30.6%
手术器械螺钉和螺帽缺损	13	26.5%	57.1%
关节不灵活	11	22.4%	79.5%
手术器械型号不符合	5	10.2%	89.7%
手术器械前端闭合不良	3	6.1%	95.8%
手术器械有缺损	1	2.1%	97.9%
手术器械丢失	1	2.1%	100%
合计	49		

2. 结论。

根据数据分析得出，发生器械不良事件总数49件，器械不良事件率0.038%。

发生不良事件的49件中手术器械生锈15件占30.6%，手术器械螺钉和螺帽缺损13件占26.5%，关节不灵活11件占22.4%，根据柏拉图的二八定律，该案例将手术器械生锈，手术器械螺钉和螺缺损，关节不灵活定为本期活动重点解决的问题。

（五）目标设定

目标一：设定降低手术器械生锈发生率的目标值（见下图）。

目标值 = 现况值−（现况值 × 累计百分比 × 圈能力）

$$=15-（15×30.6\%×80\%）$$

$$=11$$

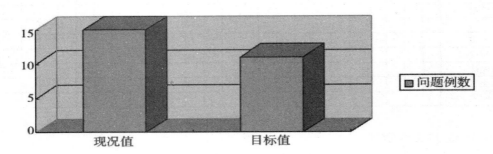

目标二：设定降低于术器械螺钉和螺帽缺损的目标值（见下图）。

目标值 = 现况值−（现况值 × 累计百分比 × 圈能力）

$$=13-（13×57.1\%×80\%）$$

$$=7$$

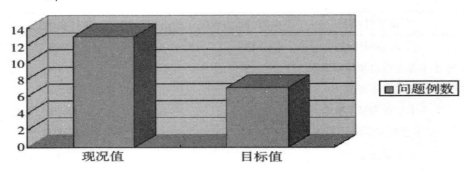

目标三：设定提高关节不灵活的目标值（见下图）。

目标值 = 现况值−（现况值 × 累计百分比 × 能力）

$$=11-（11×79.5\%×80\%）$$

$$=4$$

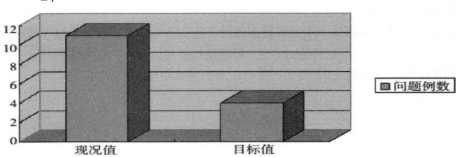

（六）解析（见下图）

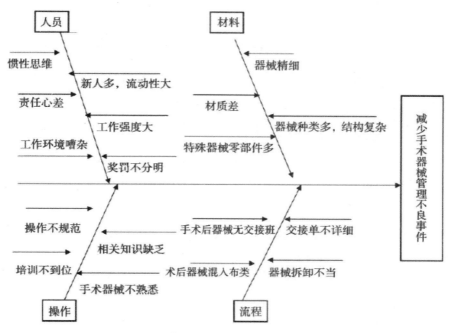

（七）对策拟定

主题	主要原因	对策拟定	负责人	对策				判断	执行时间	执行地点
				可行性	效果性	自主性	总分			
降低手术器械管理不良事件发生概率	手术器械生锈	规范手术器械清洗保养，及时挑拣有锈器械进行除锈。	左某某	32	34	31	97	是	2013年7月1日起	消毒供应中心
	手术器械关节不灵活	规范手术器械保养，按照手术器械结构特点及材质不同选择不同的保养方法。	刘某某	31	33	30	94	是	2013年7月1日起	消毒供应中心
	手术器械螺钉和螺帽缺损	手术器械拆卸后的螺钉、螺帽用密制盒装好再清洗，包装时及时把螺钉螺帽安装到位。	黄某某	29	32	29	90	是	2013年7月1日起	消毒供应中心

（八）对策实施与检查

对策一	对策名称	规范手术器械清洗保养，及时挑拣有锈器械进行除锈。
	主要原因	手术器械生锈

改善前：	对策实施部门：消毒供应中心
1.没有及时挑拣生锈的器械进行除锈。	对策实施人：消毒供应中心去污区工作人员
2.部分临床科室使用后没有及时送消毒供应中心。	
3.手术室使用后用含有生理盐水的纱布擦拭。	对策实施时间：2013年7月1日起
4.购进手术器械时没有严把质量关。	对策实施负责人：左某某
对策内容：	
1.规范培训临床科室和手术室有关器械生锈的原因。	
2.手术器械使用后及时回收。	
3.回收后的手术器械及时清洗消毒和保养，及时挑拣有锈器械进行除锈。	

P D
A C

对策处置：	对策效果确认：
1.经过效果确认该对策为有效对策。	手术器械生锈率由改善前的0.0117%降低为0.0076%。
2.以上对策列入实施器械除锈保养的常规方法。	

对策二	对策名称	规范手术器械保养，按照手术器械结构特点及材质不同选择不同的保养方法。
	主要原因	手术器械关节不灵活

改善前：

1.手术器械清洗时关节没有充分打开，关节润滑不彻底。

2.没有按照手术器械结构特点及材质不同选择不同的保养方法。

对策内容：

1.手术器械清洗时关节应充分打开，使手术器械关节充分润滑。

2.按照手术器械结构特点及材质不同选择不同的保养方法。

3.包装前认真检查器械关节部位，如发现问题及时维修或报废。

对策实施部门：消毒供应中心

对策实施人：消毒供应中心去污区、器械包装工作人员

对策实施时间：2013年7月1日起

对策实施负责人：刘某某

P | D
A | C

对策处置：

1.经过效果确认该对策为有效对策。

2.以上对策列入手术器械关节常规检查与保养方法。

对策效果确认：

　　手术器械关节不灵活率由改善前的0.0102%降低为0.0046%。

对策三	对策名称	手术器械拆卸后的螺钉、螺帽用密制盒装好再清洗，包装时及时把螺钉螺帽安装到位。
	主要因	手术器械螺钉和螺帽缺损

改善前： 1.手术器械拆卸后的螺钉、螺帽没有用密制盒装好再清洗。 2.包装时没有及时把螺钉螺帽安装到位或者安装错位。 对策内容： 1.手术器械拆卸后的螺钉、螺帽及时用密制盒装好再清洗。 2.包装及时把螺钉螺帽安装到位。 3.专职人员进行器械组装，把螺钉螺帽及时安装到位。	对策实施部门：消毒供应中心 对策实施人： 消毒供应中心去污区、器械包装工作人员 对策实施时间：2013年7月1日起 对策实施负责人：黄某某.
P D A C	
对策处置： 1.经过效果确认该对策为有效对策。 2.以上对策列入手术器械拆卸和包装重点关注事项。	对策效果确认： 手术器械关节不灵活率由改善前的0.0086%降低为0.0015%。

（九）效果确认

1. 有形成果。

（1）改善前、后数据比较（见下表）

项目	改善前			改善后		
调查时间	2013年7月1日~2013年8月1日			2013年10月8日~2013年11月8日		
资料来源	某某医院消毒供应中心检查包装区器械清洗质量及功能检查本					
调查手术器械	128000			131200		
具体不良事件	件数	所占百分比	累计百分比	件数	所占百分比	累计百分比
手术器械生锈	15	30.6%	30.6%	10	50%	50%
手术器械螺钉和螺帽缺损	13	26.5%	57.1%	6	30%	80%
关节不灵活	11	22.4%	79.5%	2	10%	90%
手术器械型号不符合	5	10.2%	89.7%	1	5%	95%
手术器械前端闭合不良	3	6.1%	95.8%	1	5%	100%
手术器械有缺损	1	2.1%	97.9%	0	0	100%
手术器械丢失	1	2.1%	100%	0	0	100%
合计	49			20		

（2）成果比较见以下改善后、改善前柏拉图

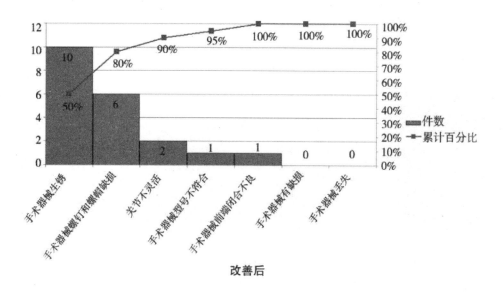

改善后

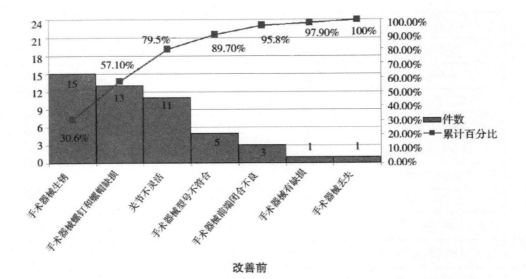

改善前

（3）目标达标率

目标一：减少手术器械生锈（见下图）

目标达标率 =（改善后−改善前）÷（目标值−改善前）×100%

　　　　　=（10−15）÷（11−15）×100%

　　　　　=125%

进步率=（改善前−改善后）÷改善前×100%

　　　=（15−10）÷15×100%

　　　=3.3%

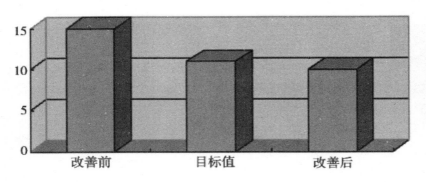

目标二：减少手术器械螺钉和螺帽缺损（见下图）

目标达标率 =（改善后−改善前）÷（目标值−改善前）×100%

　　　　　=（6−13）÷（7−13）×100%

　　　　　=116.7%

进步率＝（改善前—改善后）÷改善前×100%

       ＝（136）÷13×100%

       ＝53.8%

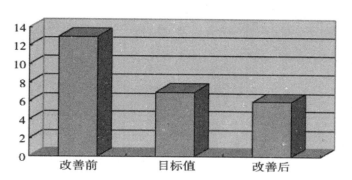

目标三：减少关节不灵活（见下图）

目标达标率＝（改善后–改善前）÷（目标值–改善前）×100%

       ＝（2–11）÷（4–11）×100%

       ＝128.6%

进步率＝（改善前—改善后）÷改善前×100%

       ＝（11–2）÷11×100%＝81.8%

       ＝81.8%

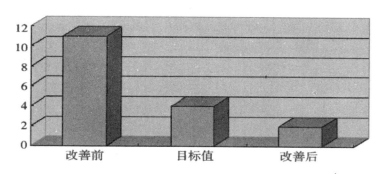

2. 无形成果。

本次品管圈所得无形成果见下表和下图：

编号	评价项目	活动前		活动后		活动成长	正/负方向
		合计	平均	合计	平均		
1	解决问题能力	28	3.5	36	4.5	1.0	↑
2	责任心	26	3.3	38	4.8	1.5	↑
3	沟通协调	24	3.0	37	4.6	1.6	↑
4	自信心	23	2.9	36	4.5	1.6	↑
5	团队凝聚力	27	3.4	40	5	1.6	↑
6	积极性	23	2.9	36	4.5	1.6	↑
7	品管手法	28	3.5	39	4.9	1.6	↑
8	和谐度	26	3.3	38	4.8	1.5	↑

注：由圈员8人评分，每项最高5分，最低1分总分40分

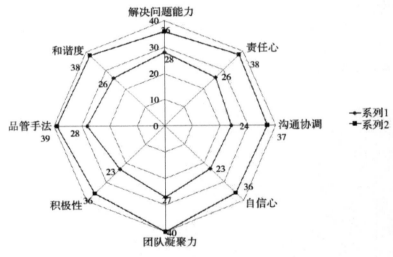

无形成果雷达图

（十）标准化

标准化

类别：流程改善 　　　提升质量√ 　　　临床路径	名称：降低手术器械管理 　　　不良事件发生	文件编号：JXSRMYYCSSD—08 主办部门：消毒供应中心
1.加强消毒供应中心工作人员的专业知识培训，不定期对临床科室和手术室进行有关手术器械保养及生锈的原因的相关知识培训。 2.所有手术器械应及时回收，回收后认真检查器械的数量、功能。 3.器械清洗之前应充分打开关节，可以拆卸的尽量拆卸到最小化，拆卸后的螺钉螺帽及时用密制盒装好再清洗，及时挑拣有锈器械进行除锈、润滑保养。 4.按照手术器械结构特点及材质不同选择不同的保养方法（浸泡、喷雾、擦拭）。 5.包装之前认真检查器械清洗质量，发现有清洗不合格的器械必须重新清洗，有生锈器械必须除锈。 6.由专职人员进行器械组装，及时把螺钉螺帽安装到位。 7.包装之前功能、性能检查不合格的器械及时维修或报废。 9.认真检查新购进的手术器械质量。			

修订次数：第四次 修订时间：2014年3月20日 制定日期：2013年12月28日	核定	李某某	审查	胡某某	起草人	黄某某

（十一）检讨与改进

1. 活动的检讨与改进见下表。

对本次品管圈活动的检讨与改进

活动项目	优点	缺点或今后努力方向
主题选定	控制手术器械的不良事件的发生是消毒供应中心每个工作人员的首要任务，也是患者就医安全的保障。	从改善主题更深层次地把握手术器械不良事件的品质管理。
活动计划拟定	具有可实施性，提高了工作效率。	把制订任务计划的能力应用于实际工作中。
现状把握	工作人员主动登记，认真检查。	继续加强手术器械的质量管理。
目标设定	设定的目标与实际工作目标一致。	合理评估圈能力，团队达成共识。
解析	全面考虑工作中各个环节，能应用品管手法解析。	加强对品管工具的应用。
对策拟定	群策群力，可实施的对策有效。	对于其他拟定的可实施性对策逐一实施。
对策实施与检查	通过对策实施，加强自我管理。	有些方法需要其他部门配合，实施效果无法自我掌控。
效果确认	通过效果确认，使圈员能直接感受到成就感。	希望在现有的成效下，继续努力。
标准化	标准化的模式应用于实际工作中。	逐渐完善消毒供应中心各项标准操作流程及各项质量评价标准。
圈会运作情形	提高了圈员之间的沟通、协调与组织能力，充分调动了圈员积极性。	
遗留问题	消毒供应中心质量问题将持续得以改进。	

2. 下次活动主题选定。

（1）选题过程

主题评价项目	上级政策	可行性	迫切性	圈能力	总分	顺序	选定
降低生物监测假阳性率	40	35	38	40	153	1	★
提高外来器械清洗质量	35	30	35	38	138	2	
提高管腔器械清洗质量	30	30	33	36	129	4	
降低灭菌物品湿包发生率	35	32	30	40	137	3	

注：①以评价法进行主题评价，共8人参加选题过程；

②票选分数：5分最高，3分普通，1分最低，得分第一为本次活动主题。

（2）本次活动主题：降低生物监测假阳性率。

（3）选题理由：

①对患者而言：保障患者手术安全。

②对同事而言：提高了灭菌物品生物监测的技能及正确判断生物监测的能力。

③对医院而言：降低了生物监测不合格而发生的医院内感染风险，减少了医疗纠纷。

④对自己而言：提供了展示自我的平台，体现了个人的价值观。

二、PDCA在提高腹腔镜器械清洗质量中的应用的案例分析

（一）PDCA法的介绍

PDCA循环是美国科学家戴明博士提出米的，又称（戴明循环），它反映了质量管理活动的规律，是现场品质管理最常用的科学的工具之一。主要借助头脑风暴法、标杆学习法、鱼骨图、检查表、流程图、甘特图、排列图、散点图、趋势图等管理工具和方法收集并展现数据结果，利用科学数据，探讨潜在的问题，整理因果关系。一个PDCA循环一般都要经历4个阶段、8个步骤（见下图）。

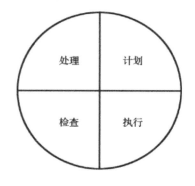

PDCA循环的4个阶段

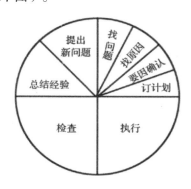

PDCA循环的8个步骤

步骤一：分析现状，找出问题：强调的是对现状的把握和发现问题的意识、能力。发掘问题是解决问题的第一步，是分析问题的条件。

步骤二：分析产生问题的原因：找准问题后分析产生问题的原因至关重要，运用头脑风暴法等多种集思广益的科学方法，把导致问题产生的所有原因统统找出来。

步骤三：要因确认：区分主因和次因是最有效解决问题的关键。

步骤四：拟定措施、制订计划（5W1H）即：为什么制定该措施（Why）？达到什么目标（What）？在何处执行（Where）？由谁负责完成（Who）？什么时问完成（When）？如何完成（How）？措施和计划是执行力的基础，尽可能使其具有可操作性。

步骤五：执行措施、执行计划：高效的执行力是组织完成目标的重要一环。

步骤六：检查验证、评估效果。

步骤七：标准化，固定成绩：标准化是维持现状不下滑，积累、沉淀经验的最好方法，是治理水平不断提升的基础。

步骤八：处理遗留问题。所有问题不可能在一个PDCA循环中全部解决，遗留的问题会自动转进下一个PDCA循环。

（二）实施步骤

1. 腔镜手术由于创伤小、疼痛轻、住院周期短、术后康复快等诸多优点，近年来在外科手术领域已得到迅速发展和广泛的应用。由于腔镜器械种类繁多、结构复杂且材质特殊，其用后的处理难度较大。如使用后的腹腔镜器械处理不当，将会导致术后感染并直接影响手术效果和患者的医疗安全。因此腹腔镜器械的清洗质量问题显得尤为重要。我们对腹腔镜器清洗质量情况进行了调查总结。调查时间为2014年1月—2014年6月。具体见下表。

月份	腔镜器械接收总数	清洗质量不合格件数	清洗不合格率（%）
1月	216	8	3.7
2月	232	7	3.0
3月	253	1	0.4
4月	265	4	1.5
5月	298	3	1.0
6月	312	5	1.6

注：清洗不合格率=清洗质量不合格件数/器械接收总数×100%

2. 成立CQI小组职务。

职务	姓名	年龄	资历	学历
组员	李某某	36	主管护师	本科
	胡某某	49	副主任护师	本科
	徐某某	50	主管护师	大专
	刘 某	48	主管护师	大专
	葛某某	38	主管护师	本科
	黎某某	36	主管护师	本科
	黄某某	24	护师	本科

注：以投票法进行选举产生，共20人参与选举过程。

3. 数据收集于2014年1～6月消毒供应中心处理的1576套腹腔镜器械清洗质量检查，据统计分析，发生器械清洗质量不合格总计31件，其中清洗操作不规范10件、预处理不及时9件、清洗工具不配套3件、部分器不能拆卸5件、酶液浸泡前未冲洗4件。

存在问题	1月	2月	3月	4月	5月	6月	总数	所占比率（%）
清洗操作不规范	3	4			1	2	10	31
预处理不及时	4	3			1	1	9	29
清洗工具不配套			1	2			3	9.7
部分器械不能拆卸	2				1	2	5	16.1
酶液浸泡前未冲洗		2		2			4	12.9
合计							31	

（三）原因分析

1. 存在的主要问题　清洗操作不规范、预处理不及时、清洗工具不配套、部分器械不能拆卸、酶液浸泡前未冲洗等。（见下图）

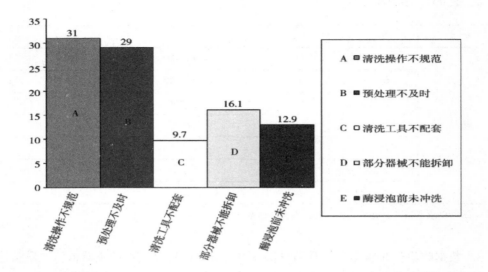

A	清洗操作不规范
B	预处理不及时
C	清洗工具不配套
D	部分器械不能拆卸
E	酶浸泡前未冲洗

2. 每个月出现的问题。

（1）一、二月份主要存在的词题是：清洗操作不规范；预处理不及时。

（2）通过一月、二月份对存在问题在护士例会上讨论，提出整改措施，并采取相应的奖惩，三月、四月份情况大为好转。

（3）五、六月份出现清洗操作不规范、预处理不及时现象反弹，但是数量明显减少。

3. 根本原因分析（见下图）

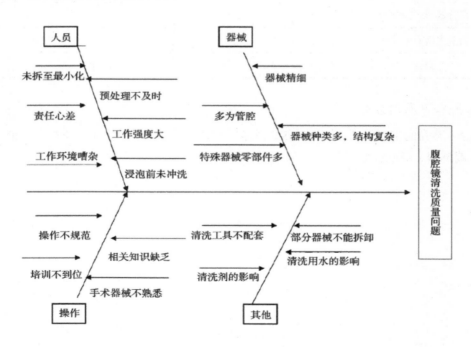

（四）整改措施

1. 重新完善流程，清洗消毒时严格按照流程执行.对责任心不强，没有按照章制度及流程执行的人员，加大奖惩力度。

2. 加强与手术室工作人员的沟通，解释预处理的重要性.如在规定时间内不能送至消毒供应中心的器械做到及时预处理。

3. 腹腔镜属于贵重精密的仪器，设立腹腔镜专岗人员清洗，做到责任到人。

4. 加强员工培训，定期开展相关理论知识的学习，采取多媒体授课、现场提问或考试等多种形式进行。

5. 购置相匹配的清洗工具，确保腹腔镜管腔类器械充分刷洗到位。

6. 器械应拆至最小化.对于部分不能拆卸的器械应重点加强清洗，反复用高压气枪和水枪进行冲洗，避免盲端部分有污渍残留。

7. CQ1小组成员进行不定期的检查，加强督导，严把质量关。

（五）计划的制订与执行

What	Why	How	Who	决策				判定	When	Where
主题	重要原因	对策拟定	负责人	可行性	效果性	自主性	总分	判定	实施日期	地点
提高腹腔镜器械的清洗质量	清洗操作不规范	完善相关流程	胡某某	34	33	31	98	是	1月6日起	消毒供应中心
	预处理不及时	加强与手术室的沟通	葛某某	33	27	28	88	是	1月6日起	消毒供应中心
	清洗工具不配套	配置合适的清洗工具	刘某	30	32	30	92	是	1月6日起	消毒供应中心
	部分器械不能拆卸	重点部位加强清洗	黄某某	35	30	25	90	是	1月6日起	消毒供应中心
	酶液浸泡前未冲洗	严格按流程执行	黎某某	31	33	34	98	是	1月6日起	消毒供应中心

（六）效果评价

通过2014年1～6月的整改，护士责任心和制度执行力明显加强，腹腔镜的清洗质量得到比较大的改善。

1. 2014年7～12月消毒供应中心处理的1684套腹腔镜器械进行清洗质量检查并统计分析，发生器械清洗质量不合格总计10件，其中清洗操作不规范1件、预处理不及时3件、清洗.具不配套1件、部分器械不能拆卸4件、酶液浸泡前未冲洗1件。（见下表）

护士2014年7～12月每月存在问题情况：

存在问题	7月	8月	9月	10月	11月	12月
清洗操作不规范	1					
预处理不及时			2			1
清洗工具不配套				1		
部分器械不能拆卸	1	1			2	
酶液浸泡前未冲洗						1

2. 2014年1～6月与7～12月进行比较，平均每月出现问题的数量明显下降（见下表及图）

例　数	时　间	2014年（1~6月）	2014年（7~12月）
问题总例数		31	10
每月平均例数		5.17	1.67

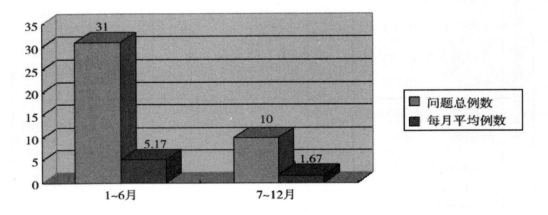

2014年1~6月与7~12月平均每月存在问题对比

（七）标准化

类别：流程改善 　　提升质量√ 　　临床路径	名称：提高腹腔镜器械的清洗质量	文件编号：JXSRMYYCSSD—12 主办部门：消毒供应中心

1.加强消毒供应中心工作人员的专业知识培训。

2.所有手术器械应及时回收，对于在规定时间内不能送至消毒供应中心的器械应做到及时预处理。

3.器械清洗之前充分打开关节，可以拆卸的尽量拆卸到最小化，对于部分不能拆卸的器械应重点加强清洗，反复用高压气枪和水枪进行冲洗，避免盲端部分有污渍残留。

4.设立腹腔镜专岗，专职人员清洗，做到责任到人。

5.CQI小组成员进行不定期的检查，加强督导，严把质量关。

6.加强风险教育，重视环节控制管理。

修订次数：第三次 修订时间：2014年12月28日 制定日期：2013年12月12日	核定	李某某	审查	胡某某	起草人	黄某某

（八）遗留问题

　　在腹腔镜器械清洗质量的管理中，我们采用PDCA管理方法，根据存在的问题，及时采取相应的措施纠偏，使我们的工作质量在每一次PDCA循环中得到提高。经质量控制小组多次检查发现大部分问题已得到解决，但仍然存在的问题是预处理不及时、这个问题将进入下一次PDCA循环中。

第六章 周围血管疾病护理

第一节 下肢静脉曲张护理

一、下肢静脉曲张好发于哪些人群？

下肢静脉曲张是静脉系统最重要的疾病，也是四肢血管疾患中最常见的疾病之一。发病原因主要有静脉壁薄弱、静脉瓣膜缺陷、浅静脉内压力持久升高。多发生于从事持久站立工作、体力活动强度高或久坐少动的人群。

（一）长时间站立或静坐的人群

长时间站立或静坐，因肌肉疲劳和地心引力的原因，致使腿部血液回流不畅，血液黏度增加导致静脉曲张。

（二）肥胖人群

由于血液内胆固醇和血脂高，血液黏度增加，加之体重过高使静脉血难以回流心脏，导致静脉曲张。

（三）孕妇、长期服用避孕药的人群

怀孕时体内激素改变，血液量增长20%以上；胎儿和增大的子宫压迫盆腔静脉和髂静脉，以及妊娠期体重增加，腿部静脉压增大，造成血液回流不畅导致静脉曲张。

（四）老年人及先天性静脉壁软弱者

老年人静脉壁开始退化，瓣膜功能亦减弱；静脉内压增大时，管腔扩张，继而延长弯曲成为静脉结节。

（五）盆腔肿瘤患者

盆腔内肿瘤和肿大的淋巴结压迫髂静脉，引起下肢静脉压增高，易于发生静脉曲张。

二、下肢静脉曲张的分类及病因有哪些？

（一）分类

下肢静脉曲张分为原发性下肢静脉曲张和继发性下肢静脉曲张。

（二）病因

1. 原发性下肢静脉曲张主要原因

（1）静脉壁薄弱和静脉瓣缺陷。

（2）静脉内压力增高。

2. 继发性下肢静脉曲张　常继发于下肢深静脉瓣膜功能不全、深静脉阻塞及深静脉外病变等疾病。

三、下肢静脉曲张的主要并发症有哪些？

1. 慢性小腿溃疡。

2. 血栓性静脉炎。

3. 曲张静脉破裂出血。

四、下肢静脉曲张的治疗要点有什么？

（一）静脉曲张非手术疗法

静脉曲张非手术疗法促进下肢静脉回流。

1. 避免久坐和久立，间歇抬高患肢，穿弹力袜或用弹力绷带等可改善症状。

2. 适用于病变轻又不愿手术者，妊娠期发病或年老体弱、重要脏器功能不全、不能耐受手术者。

（二）静脉曲张手术疗法

静脉曲张手术疗法是根本治疗方法。

1. 大隐静脉高位结扎。

2. 大隐静脉主干与曲张静脉剥脱术。

3. 结扎功能不全的交通静脉。

（三）慢性溃疡治疗

1. 通过换药有所控制局部感染后，尽早对静脉曲张进行手术。

2. 如果溃疡仍难以治愈则可切除溃疡，经植皮后愈合。

五、下肢静脉曲张的护理措施有哪些？

（一）一般护理

1. 与患者进行沟通，使患者了解有关静脉曲张的知识，积极配合治疗。

2. 加强营养，抬高患肢，指导患者下床活动时要穿弹力袜或用弹力绷带。

（二）病情观察

1. 注意观察患者局部症状和体征的变化，选择手术时机。

2. 手术后注意观察足背有无水肿，绷带包扎的松紧度要适中。

3. 密切观察患者的体温、呼吸、脉搏、血压。

4. 了解有无患肢疼痛等不适，及时发现血栓静脉炎、深静脉血栓形成等并发症，及时报告医生，并协助处理。

（三）治疗配合

1. 非手术及术前护理

（1）抬高患肢减轻肿胀。

（2）并发溃疡及水肿者加强换药。

（3）手术前严格备皮。

（4）手术前用甲紫或记号笔画出静脉曲张的行径。

（5）注射硬化剂的部位用无菌敷料覆盖，弹力绷带包扎。

2. 手术后护理

（1）术后24～48小时内给予止痛剂，抬高患肢30°。

（2）协助患者做足背部伸屈运动防止下肢深静脉血栓形成。

（3）手术后将患肢用弹力绷带自足背向大腿方向加压包扎，维持2周。

（4）术后24～48小时鼓励下地行走，避免久站、久坐。

（5）及时换药，遵医嘱使用抗生素。

（四）心理护理

与患者沟通，使患者了解静脉曲张的有关知识，消除其顾虑和担忧，积极配合治疗，并对治疗过程中出现的病情变化给予正确的解释和处理。

（五）健康指导

1. 避免站立过久、外伤，防止便秘。

2. 适当休息，抬高患肢，指导患者正确使用弹力绷带。

3. 保持适当的运动和戒烟。

4. 告诉患者术后半年到一年内，还可能有下肢酸痛和麻木感，应适当锻炼。

六、下肢静脉曲张的预防方法有哪些?

1. 避免久站或久坐　下肢静脉曲张是因静脉无力将血液送回心脏，因此应防止久站或久坐。常让脚做抬高、放下运动，或者适当的散步，这样有助于缓解症状。

2. 保持合适的体位　采取良好的坐姿，坐时双膝勿交叉过久，以免压迫腘窝、影响静脉回流。休息或卧床时垫高床尾，有利于静脉回流。

3. 穿弹力袜　应养成每天穿弹力袜运动腿部6小时的习惯，如散步、快走、骑脚踏车、跑步或跑步机等。弹力裤或弹力袜可帮助血液进入较大且较深处的静脉，有助于血液回流。

4. 不穿高跟鞋　高跟鞋可使小腿腓肠肌的"泵"作用减弱，不利于血液回流。

5. 保持理想体重　尽量保持标准体重，体重过高可增加下肢静脉的负担，静脉压增高，不利于血液回流。

6. 多散步

（1）可以预防肥胖。

（2）可以促进血液回流。

7. 避免久蹲　某些不良生活习惯，如上厕所时看书报，蹲踞时间过长会给下肢静脉增加过多的负担，可造成血管内血液瘀滞。

第二节　下肢静脉血栓护理

一、深静脉血栓形成的定义是什么？

深静脉血栓形成（Deep Venous Thrombosis，DVT）是指血液在深静脉内不正常地凝结、阻塞管腔，导致静脉回流障碍。全身主干静脉均可发病，以下肢静脉多见。

二、深静脉血栓病因病理有哪些？

1. 内膜损伤　创伤、静脉穿刺、炎症刺激。
2. 高凝状态　妊娠、产后、肿瘤。
3. 血流缓慢　卧床、血黏度增加。

三、下肢深静脉血栓形成类型有哪些？

1. 中央型　髂–股静脉。
2. 周围型　股和小腿深静脉。
3. 混合型　髂–股–小腿深静脉。
4. 股青肿　伴动脉痉挛缺血。

四、下肢深静脉血栓形成处理原则有哪些？

1. 一般治疗　抬高患肢、弹力绷带。
2. 药物治疗　抗凝、溶栓、祛聚、利尿。
3. 手术治疗　导管取栓（股青肿）。
4. 介入治疗　导管溶栓（急性期）。

五、下肢深静脉血栓的临床表现有哪些？

下肢深静脉血栓最常见的主要临床表现是一侧肢体的突然肿胀。深静脉血栓形成患者，局部感疼痛，行走时加剧。轻者局部仅感沉重，站立时症状加重。体检有以下几个特征。

1. 患肢肿胀　肿胀的发展程度，须依据每天用卷带尺精确地测量，并与健侧下肢对照才可靠，单纯依靠肉眼观察是不可靠的。这一体征对确诊深静脉血栓具有较高的价值，小腿肿胀严重时，常致组织张力增高。

2. 压痛　静脉血栓部位常有压痛，因此，下肢应检查小腿肌肉、腘窝、内收肌管及腹股沟下方股静脉。

3. 直腿伸踝试验　又称Homans征。将足向背侧急剧弯曲时，可引起小腿肌肉深部疼痛。小腿深静脉血栓时Homans征常为阳性。这是由于腓肠肌及比目鱼肌被动伸长时，刺激小腿肌肉内病变的静脉而引起的。

4. 浅静脉曲张　深静脉阻塞可引起浅静脉压升高，发病1~2周后可引起浅静脉曲张。

根据静脉血栓的部位不同，可出现各种不同的临床表现，分述如下。

1. 小腿深静脉血栓形成　虽然小腿深静脉是术后最易发生血栓的部位，但有时常被漏诊。常见的症状有小腿部疼痛及压痛，小腿部轻度肿胀或肿胀不明显，Homans征可阳性，浅静脉压常属正常。

2. 股静脉血栓形成　绝大多数股静脉血栓继发于小腿深静脉血栓，但少数股静脉血栓也可单独存在。体征为在内收肌管部位、腘窝部和小腿深部均有压痛。患侧小腿及踝部常出现轻度水肿，患肢静脉压较健侧升高2~3倍。Homans征阳性或阴性。

3. 髂股静脉血栓形成　绝大多数髂股静脉血栓形成继发于小腿深静脉血栓，但有时原发于髂股静脉或髂静脉。产后妇女、骨盆骨折、盆腔手术和晚期癌肿患者易发生。病变发生在左侧下肢深静脉较右侧多2~3倍。这可能是由于左侧髂总静脉的行径较长、部分左髂部总静脉腔受右髂总动脉压迫的缘故。偶尔也可与左髂总静脉和下腔静脉交界处存在先天性网状畸形有关。

下肢深静脉血栓形成发病急骤，数小时内整个患肢出现疼痛、压痛及明显肿胀，股上部及同侧下腹壁浅静脉曲张。沿股三角区及股内收肌管部位有明显压痛。在股静脉部位可摸到索条物，并压痛。严重者，患肢皮色呈青紫，称"股青肿"（Phelegmasia Cerulea Dolens，PCD），提示患肢深浅静脉广泛性血栓形成，伴有动脉痉挛，有时可导致肢体静脉型坏疽。全身症状一般不明显，体温上升不超过39℃，可有轻度心动过速和急倦不适等症状，"股青肿"较罕见。

六、下肢深静脉血栓患者溶栓时的护理要点有哪些？

溶栓疗法适用于病程不超过72小时的患者，常用的药物有尿激酶、重组链激酶、重组组织型纤溶酶原激活剂等药物，溶于液体中经静脉滴注或微量注射泵泵注，共7~10天。在溶栓过程中应注意以下几点。

1. 用止血带或血压计袖带可阻断患肢浅静脉、微量注射泵泵入溶栓药物，易发生局部渗出、注射针眼处出血、局部瘀斑。因此，对患者静脉穿刺时要求一针见血，避免反复穿刺，拔针后针眼处压迫5~10分钟，注意观察穿刺部位有无血肿、足背动脉搏动是否存在及皮温感觉。

2. 自发性出血是溶栓期的主要并发症，溶栓期间密切观察有无皮肤、穿刺点、牙龈、口腔黏膜、鼻黏膜出血及女性患者月经量过多情况；重视实验室检测，包括血细胞比容、血小板计数、凝血酶时间（Thrombin Time，TT）、APTT、纤维蛋白原等，要求TT和APTT控制在正常2倍左右。

3. 溶栓脱落的栓子可能造成肺动脉栓塞，最常见的症状为呼吸困难、咳嗽、咯血、胸闷、冷汗等。溶栓期间需密切观察呼吸、血氧饱和度及血压改变。

七、下肢深静脉血栓并发症的预防和护理有哪些？

（一）预防出血

1. 观察抗凝状况。

2. 观察出血倾向。

3. 紧急处理出血。

（二）预防栓塞

1. 卧床休息　急性期绝对卧床休息10～14天。

2. 肺动脉栓塞　嘱患者平卧，避免做深呼吸、咳嗽、剧烈翻动，同时给予高浓度氧气吸入。

（三）其他

1. 饮食　进食低脂、富含纤维素的食物。

2. 术后　抬高患肢30°，鼓励患者尽早活动，避免血栓再次形成。

第三节　血栓闭塞性脉管炎护理

一、血栓闭塞性脉管炎定义是什么？

血栓闭塞性脉管炎是一种累及血管的炎症性、节段性和周期性发作的慢性闭塞性疾病。主要侵袭四肢的小动脉，小静脉也常受累。好发于男性青壮年。

二、血栓闭塞性脉管炎病因有哪些？

血栓闭塞性脉管炎病因有吸烟，自身免疫功能紊乱，生活环境，性激素和前列腺素失调，损伤，遗传因素，感染。

三、血栓闭塞性脉管炎病理特点有哪些？

血栓闭塞性脉管炎病理特点：病变呈节段性分布，两段之间血管比较正常。早期以血管痉挛为主，活动期为血管全层非化脓性炎症。后期炎症消退，血栓机化并有侧支循环形成。

四、血栓闭塞性脉管炎的临床表现有哪些？

血栓闭塞性脉管炎典型临床表现为间歇性跛行、静息痛及游走性血栓性浅静脉炎。此病起病隐匿，进展缓慢，呈周期性发作。根据肢体缺血程度和表现，临床分为四期。

Ⅰ期：无明显临床症状，或只有患肢麻木、发凉、针刺等异常感觉，患肢皮肤温度稍低，色泽较苍白，足背和（或）胫后动脉搏动减弱。此期患肢动脉已有局限性狭窄病变。

Ⅱ期：以患肢活动后出现间歇性跛行为突出症状。患肢皮肤温度降低、色泽更为苍白，同时出现皮肤干燥、趾（指）甲增厚变形；小腿肌肉萎缩，足背或胫后动脉搏动消失。动脉狭窄的范围与程度均超过Ⅰ期，患肢依靠侧支循环维持血供。

Ⅲ期：以缺血性静息痛为主要症状。在Ⅱ期症状加重的基础上，伴有趾（指）腹色泽暗红、肢体远侧水肿；患肢出现持续性剧烈疼痛，夜间更甚，迫使患者日夜屈膝抚足，不能入睡。动脉广泛、严重狭窄，仅靠侧支循环无法代偿肢体静息时的血供，组织濒临坏死。

Ⅳ期：以出现趾（指）端发黑、干瘪、坏疽和溃疡为主要症状。临床症状继续加重，疼痛剧烈。若继发感染，则干性坏疽转为湿性坏疽，患者可有高热、烦躁等全身中毒症状，病程长者伴消瘦、贫血。此期，侧支循环供血已不能维持组织的存活。

五、血栓闭塞性脉管炎的治疗有哪些？

（一）一般疗法

严禁吸烟，防止受潮、受冷、外伤感染，不做热疗。选择有效的止痛方法，做肢体运动，促进侧支循环建立。

（二）药物治疗

1. 血管扩张剂能改善血液循环，缓解血管痉挛。

2. 低分子右旋糖酐能降低血液黏度，改善微循环，防止血栓的形成。

3. 中医中药，活血化瘀通络。

4. 并发感染的患者应用抗生素防治感染。

（三）高压氧疗法

提高血氧含量，改善组织缺氧。

（四）手术治疗

目的是重建动脉血流通道，增加肢体血液供应，改善因缺血引起的后果。手术方法主要有动脉重建术、腰交感神经切除术、分期动静脉转流术、大网膜移植术及截肢术。

六、血栓闭塞性脉管炎的护理措施有哪些？

（一）一般护理

指导患者加强患侧肢体运动和行走锻炼。保护患肢，注意保暖，但不能局部加温。注意营养，提高机体修复能力。

（二）病情观察

测皮温，观察疗效，患肢皮温较正常侧低2℃以上，定期测皮温，两侧对照，并记录，以观察疗效。密切观察患肢远端的皮温、色泽、感觉和脉搏等。行抗凝治疗的患者，应注意其出血倾向。

（三）治疗配合

1. 疼痛的护理　早期患者可遵医嘱给予血管扩张药物及中医中药治疗。中晚期患者疼痛剧烈，常需使用麻醉性镇痛药物，应注意成瘾性。疼痛难以解除者可实施患者自控镇痛（Patient Controlled Analgesia，PCA）技术。

2. 防治感染　有足癣者及时给予治疗，发生坏疽处应保持干燥，感染的部位用抗生素湿敷。

3. 术后患者护理　血管重建术后患肢平置。静脉重建术后卧床制动1周。动脉重建术后卧床制动2周。卧床期间做足背屈伸运动，密切观察患肢，及时发现重建血管的痉挛和继发性血栓形成。

（四）心理护理

向患者介绍有关血栓闭塞性脉管炎的知识。帮助患者树立信心，消除悲观情绪，积极配合治疗。

（五）健康指导

1. 告诫绝对戒烟。

2. 指导患者做肢体运动。患者平卧，双下肢抬高45°～60°，维持2～3分钟，然后坐起，双足自然下垂，足跟置于地面上，踝部进行屈曲和左右摆动的动作，足趾上翘并尽量伸开，再向下收拢。患者再次平卧，休息2～3分钟后重复练习，5遍为1次，每日3～4次。

3. 注意保护下肢，避免受寒，预防感染和组织受损。

七、腹主动脉瘤的健康教育有哪些?

1. 加强卫生宣教，提高人们的健康意识，养成良好的健康卫生习惯，对55岁以上的老年人要严格控制脂肪摄入量，避免暴饮暴食，常进食低脂、低糖、高纤维素、高蛋白质食品级新鲜蔬菜水果，有助于降低动脉粥样硬化的发病率。

2. 注意行为调节，戒烟戒酒。对于长期吸烟且每天吸烟20支以上者要严格控制，难以戒烟者要耐心劝说，说明利弊，逐渐减少吸烟量，以利于降低有害气体对血管壁的损伤。

3. 保持充足睡眠、情绪稳定、心情舒畅，避免过度紧张、情绪激动。积极参与力所能及的社会活动，适当的体育活动，提高机体抗病能力。避免用力排便和剧烈咳嗽。

4. 严格控制肥胖、高脂血症，积极治疗糖尿病和高血压。

5. 一旦确诊患有腹主动脉瘤，更应严格控制血压；避免外伤、用力排便和剧烈咳嗽。禁忌一切增加腹压的活动，严密观察有无腹痛。预防腹主动脉瘤破裂。

第七章　乳腺疾病护理

第一节　概述

一、正常情况下乳房位置在什么地方？

乳房位于两侧胸部胸大肌的前方，其位置与年龄、体型及乳房发育程度有关。成年女性的乳房一般位于胸前的第2～6肋骨，内缘近胸骨旁，外缘达腋前线，乳房肥大时可达腋中线。乳房外上极狭长的部分形成乳房腋尾部伸向腋窝。青年女性乳头一般位于第4肋间或第5肋间水平、锁骨中线外1厘米；中年女性乳头位于第6肋间水平、锁骨中线外1～2厘米。

二、乳房的淋巴输出途径有哪些？

乳房的淋巴输出途径甚为丰富，其淋巴输出有以下四个途径。

1. 大部分淋巴液经胸大肌外缘淋巴管流至腋窝淋巴结，再流向锁骨下淋巴结，继之到锁骨上淋巴结。

2. 部分乳房内侧的淋巴液通过肋间淋巴管流向胸骨旁淋巴结。

3. 两侧乳房间皮下有交通淋巴网，一侧淋巴液可流向对侧乳房。

4. 乳房深部淋巴网可沿腹直肌鞘和肝镰状韧带的淋巴管流向肝。

三、如何进行正确的乳房按摩？

1. 清洁乳房　护士洗净双手，用润肤油软化产妇乳头上的乳痂，然后用毛巾蘸温清水（水温40～50℃）清洗产妇乳头和整个乳房，以乳头为中心环行向外将乳房擦拭干净，动作轻柔。禁用肥皂等刺激性物品。

2. 热敷乳房　将长毛巾直向对折或折成一字形，两手各持一字形毛巾两端，并将中间下垂部分浸入盆内热水中。将毛巾取出拧干，将毛巾一角轻触产妇乳房以产妇感觉舒服为度，将毛巾环行裹住乳房并露出乳头，毛巾冷却后重复以上步骤，共持续热敷5分钟。

3. 乳头运动　护士用润肤油均匀涂抹双手，一手拇指、示指、中指轻轻抓住乳头慢慢地压住乳晕向纵方向做提拉动作；另外将乳头上下左右4个方向牵拉动作。对有乳头内陷的产妇可每天6次，每次5分钟；无乳头内陷的产妇可每天3次，每次5分钟。

4. 进行乳腺管疏通护理　护士双手轻握乳房，用手指沿乳房四周顺时针方向转圈，然后用手指轻轻捏住乳房向乳头方向放松，放松至乳头时挤压一下乳头再放松。每天3次，每次5分钟。

5. 加强乳房血液循环护理　护士用手掌侧面，轻按乳房壁，露出乳头，并围绕乳房均匀按摩，每天3次，每次5分钟。

四、如何做好乳腺疾病自我检查？

（一）检查时间

月经正常的妇女，月经来潮的第9～11天是乳腺检查的最佳时间。绝经妇女，每月固定一天进行乳腺检查。

（二）检查方法

1. 视诊　脱去上衣，在明亮的光线下，面对镜子做双侧乳房视诊。双臂下垂，观察两侧乳房的弧形轮廓有无改变、是否在同一高度，乳房、乳头、乳晕皮肤有无蜕皮或糜烂，乳头是否提高或回缩。然后双手叉腰，身体做左右旋转状，继续观察以上变化。

2. 触诊　取立位或仰卧位，左手放在头后方，用右手检查左乳房，手指要并拢，从乳房上方顺时针逐渐移动检查，按外上、外下、内下、内上、腋下顺序，系统检查有无肿块。注意不要遗漏任何部位，不要用指尖压或挤捏。检查完乳房后，用示指和中指轻轻挤压乳头，观察是否有带血的分泌物。同时需检查腋窝淋巴结，双手下垂呈放松状态，用手指检查腋窝有无淋巴结肿大。通过检查，如发现肿块或腋窝淋巴结肿大及其他异常要及时到医院做进一步检查。

五、乳腺B超检查应注意什么？

首先调节好室内温湿度，检查室应保持安静、整洁、光线微暗，注意保暖和保护患者隐私，向患者解释检查时采取的体位，协助患者除去胸罩，暴露检查部位。患者在检查部位涂抹耦合剂，检查腋窝淋巴结时协助患者更换体位，乳腺癌术后复查患者因患肢功能受损，需要摆放患者体位。检查结束后将患者检查部位耦合剂擦拭干净，协助患者穿衣。

第二节　乳腺炎及乳腺囊性增生的护理

一、急性乳腺炎的定义是什么？

急性乳腺炎是指乳房的急性化脓性感染，多发生于产后哺乳期的妇女，尤以初产妇多见，好发于产后3～4周。

二、乳房疼痛的原因有哪些？

乳房疼痛的原因大致分为生理性疼痛和病理性疼痛。

（一）生理性疼痛病因

生理性疼痛主要因刺激引起，几种常见类型介绍如下：

1. 青春期乳房胀痛。

2. 经前期乳房胀痛。

3. 孕期乳房胀痛。

4. 产后乳房胀痛。

5. 人工流产后乳房胀痛。

6. 性生活后乳房胀痛。

（二）病理性疼痛病因

病理性疼痛主要原因是乳腺增生及乳腺炎，几种常见类型如下：

1. 乳腺增生引起的乳房疼痛。

2. 乳腺炎引起的乳房疼痛。

3. 颈椎病引起的乳房疼痛。

4. 胸壁疾病引起的乳房疼痛。

5. 精神性疼痛。

6. 压力增大导致疼痛。

三、乳腺炎的发病原因有哪些？

1. 乳汁淤积　乳汁淤积有利于入侵细菌的生长和繁殖。乳汁淤积的原因有乳头过小或内陷，妨碍哺乳，孕妇产前未能及时矫正乳头内陷，婴儿吸乳困难；乳管不通，乳管本身炎症，肿瘤及外在压迫，胸罩脱落的纤维也可堵塞乳管；乳汁过多，排空不畅，产妇没有及时将乳房内多余的乳汁排空。

2. 细菌入侵　乳头内陷时婴儿吸乳困难，易造成乳头周围的破损，是细菌沿淋巴管入侵造成感染的主要途径。另外，婴儿经常含乳头而睡，也可使婴儿口腔内炎症直接侵入至乳管，继而扩散至乳腺间质引起化脓性感染。其致病菌以金黄色葡萄球菌常见。

四、乳腺炎的病理生理有哪些？

细菌从乳头入侵后沿淋巴管蔓延到乳腺组织及其间的结缔组织，或直接侵入乳管，上行至腺小叶，从而引起急性化脓性感染。

早期为蜂窝织炎样表现，数天后可出现炎性脓肿。表浅脓肿可向外溃破或破入乳管自乳头溢出；深部脓肿还可穿至乳房与胸肌间的疏松组织中，常形成乳房内脓肿、乳晕下脓肿或乳房后脓肿，感染严重者，可并发脓毒症。

五、乳腺炎处理原则是什么？

（一）非手术处理

1. 局部处理　患乳停止哺乳，排空乳汁；热敷、药物外敷或理疗以促进炎症的扩散；外敷药可用金黄散或鱼石脂软膏；局部皮肤水肿明显者，可用25%硫酸镁溶液热敷。

2. 抗感染　使用抗菌药；采取中药治疗，服用清热解毒类中药；感染严重、脓肿引流后或并发乳疹者应终止乳汁分泌。

（二）手术处理

脓肿形成后，应及时做脓肿切开引流。

六、乳腺炎临床表现有哪些？

单纯乳腺炎初期主要表现是乳房胀痛，局部皮温高、压痛，出现边界不清的硬结，有触痛。急性化脓性乳腺炎局部皮肤红、肿、热、痛，出现较明显的硬结，触痛明显，同时可出现寒战、高热、头痛、无力、脉快等全身症状。此时腋下可出现肿大的淋巴结，并有触痛，白细胞计数升高，严重时可合并败血症。脓肿形成是由于治疗措施不得力或病情进一步加重，局部组织会发生坏死、液化，大小不等的感染灶相互融合形成脓肿。脓肿可为单房性或多房性。浅表的脓肿易被发现，而较深的脓肿不明显，不易发现。如果乳腺炎患者全身症状明显，局部及全身药物治疗效果不明显时，要注意进行疼痛部位的穿刺，待抽出脓液或涂片中发现白细胞后再明确脓肿诊断。

七、乳腺炎护理措施有哪些？

1. 一般护理　进食高蛋白、高热量、高维生素、低脂肪食物，保证足量水分的摄入。注意休息，适当运动、劳逸结合。加强哺乳期乳房的清洁护理，提高抗感染和修复能力。

2. 病情观察　定时监测生命体征，观察局部炎性肿块有无改变。了解白细胞计数及分类变化，必要时做细菌培养及药敏试验。

3. 治疗配合　防止乳汁淤积；促进局部血液循环；控制感染；对症处理；切口护理。

4. 心理护理　解释疼痛及不能有效母乳喂养的原因，消除患者的思想顾虑，保持心情舒畅。

5. 健康指导　指导产妇正确哺乳；保持乳头和乳晕清洁；纠正乳头内陷；处理乳头破损；预防或及时治疗婴儿口腔炎症。

八、乳腺囊性增生病的定义是什么？

乳腺囊性增生病为乳腺导管及腺泡上皮增生和囊肿形成，是乳腺实质的良性增生性疾病。多发生于30～50岁的中年妇女。

九、乳腺囊性增生病的病因是什么？

乳腺囊性增生病与卵巢功能失调引起的激素分泌紊乱有关。

十、乳腺囊性增生病的临床表现有哪些？

1. 乳房胀痛　胀痛具有周期性，表现为月经来潮前疼痛加重，月经结束后减轻或消失，也可整个月经周期都有疼痛。

2. 乳房肿块　一侧或双侧乳腺有弥漫性增厚，肿块呈结节状或片状，大小不一，质韧，与周围界限不清。少数患者可有乳头溢液。

十一、乳腺增生的治疗原则是什么？

1. 由于乳腺增生主要是激素失衡造成的，所以治疗原则应从调理内分泌着手。中医药有其独到之处，尤其是冲任失调、便秘、合并乳腺增生者效果尤为突出。

2. 单纯性乳腺增生一般极少发生癌变，随着内分泌功能的恢复，多数人的结节或乳痛等症状可缓解，严重的可用西药、中药调理或理疗。乳腺囊性增生极少数病例可能演变成肿瘤性增生。因此，应定期到正规医院乳腺病专科检查治疗。

十二、乳腺囊性增生病的护理措施有哪些？

1. 解释疼痛发生的原因，消除患者的思想顾虑，保持心情舒畅。

2. 指导患者用宽松乳罩托起乳房，以减轻疼痛。

3. 遵医嘱服用中药调理或其他对症治疗药物。

4. 指导患者观察病情变化，定期复查和乳房自我检查，发现异常及时就诊。

十三、乳腺脓肿切开引流应注意什么？

1. 切口呈放射状，避免乳管发生乳瘘，乳晕部脓肿可沿着乳晕边缘做弧形切口，乳房深部或乳房后脓肿可在乳房下缘做弓形切口。

2. 分离多房脓肿的房间隔的隔膜以便引流。

3. 保证引流通畅，引流条应放在脓腔最低部位，必要时加切口做切口引流。

十四、乳腺囊肿穿刺的指征是什么？

B超明确囊肿内有瘤子，有局部囊壁，增厚或周围可以看到血流信号，需要进一步检查，必要时手术。

十五、乳腺开放术后如何护理？

1. 术后常规　监测生命体征，可采取自主体位休息，观察切口敷料有无渗血，乳房有无肿胀。

2. 伤口护理　术后48小时内要密切观察乳腺组织有无渗血、肿胀等情况，注意保持伤口清洁干燥，预防出血、感染等并发症发生。

3. 术后活动　术后24小时适当活动患侧上肢，防止患肢制动过久，引起肢体麻木，首先做握拳动作，48小时后屈肘，72小时行患侧肩关节运动，这样循序渐进，利于促进血液循环，同时防止过度活动影响伤口愈合。

4. 术后健康指导　患侧上肢1个月内不提重物，肩关节外旋幅度不宜过大，轻度活动不影响伤口愈合。护士应告知患者如有不适随时就诊，肿瘤较大的患者，术后可有轻度皮肤凹陷，告知1个月左右乳腺组织会再生，不会影响美观。乳腺纤维瘤有复发的可能，每次月经后自我检查1次，3~6个月来医院定期检查。

十六、乳腺微创术后如何处理？

1. 加压包扎　松紧适宜，术后伤口不需要缝合，只需用无菌纱布覆盖，并按压固定10分钟左右，然后用耐力固弹力绷带加压包扎24小时，松紧度以患者自然呼吸无不适感为宜。

2. 伤口护理　术后48小时内要密切观察乳腺组织有无渗血、肿胀等情况，注意保持伤口清洁干燥，预防出血、感染等并发症发生。

3. 术后活动　术后24小时后适当活动患侧上肢，防止患肢制动过久，引起肢体麻木，首先做握拳动作，48小时后屈肘，72小时行患侧肩关节运动，循序渐进，利于促进血液循环，同时防止过度活动影响伤口愈合。

4. 术后健康指导　患侧上肢1个月内不提重物，肩关节外旋幅度不宜过大，轻度活动不影响伤口的愈合。护士应告知患者如有不适随时就诊。

十七、乳腺肿物穿刺术后如何护理？

压迫止血后，穿刺点用无菌碘酊烧灼，然后用无菌纱布加压5~10分钟，注意观察伤口有无渗血，如有渗出，在无菌操作下及时更换并加压。术后一般护理观察患者生命体征30分钟，如无异常，门诊患者回家前留下电话，以便随访，住院患者回病房后继续观察生命体征6小时。术后患者往往感觉穿刺局部疼痛，一般较轻微，不需要特殊处理，对于对痛特别敏感者，可适当服用止痛药。超声引导下粗针乳腺穿刺，创伤小，只要在穿刺过程中，严格执行无菌技术操作，一般无须服用抗生素，穿刺后当天忌洗澡，避免穿刺点感染。

第三节　乳腺癌护理

一、乳腺癌的发病因素有哪些？

1. 月经初潮早、绝经晚。
2. 遗传因素。
3. 婚育。
4. 电离辐射。
5. 不健康的饮食习惯。
6. 不健康的生活方式。
7. 精神抑郁和过度紧张。

8. 激素　最重要的是雌激素、孕激素。

9. 药物　如降压药利血平及甾体类药物有增加乳腺癌发病率的作用。

二、乳腺癌的高危人群有哪些？

1. 有乳腺癌家族史，特别是母亲和姐妹曾患乳腺癌，尤其在绝经前发病或患双侧乳腺癌，危险性增高。

2. 月经初潮早于12岁，或闭经晚于55岁。

3. 40岁以上未孕，或者首胎足月产在35岁以上。

4. 一侧患乳腺癌，尤其病理诊断为小叶原位癌或多灶性癌患者，另一侧乳腺患癌危险性增高。

5. 曾患囊性增生病并经病理证实，尤其病理组织学见有活跃的人乳头状瘤病毒结构者。

6. 胸部过多接受X射线照射者。

7. 曾患功能性子宫出血或子宫体腺癌者。

8. 肥胖，尤其绝经后显著肥胖或伴有糖尿病者。

9. 长期高热量饮食。

三、乳腺癌的病理有哪些？

1. 非浸润性癌　包括导管内癌（癌细胞未突破导管壁基底膜）、小叶原位癌（癌细胞未突破末梢乳管或腺泡基底膜）及乳头湿疹样乳腺癌（伴发浸润性癌者，不在此列）。此型属早期，预后较好。

2. 早期浸润性癌　包括早期浸润性导管癌（癌细胞突破管壁基底膜，开始向间质浸润）、早期浸润性小叶癌（癌细胞突破末梢乳管或腺泡基底膜，开始向间质浸润，但仍局限于小叶内）。此型仍属早期，预后较好。

3. 浸润性特殊癌　包括乳头状癌、髓样癌（伴大量淋巴细胞浸润）、小管癌（高分化腺癌）、腺样囊性癌、黏液腺癌、大汗腺样癌、鳞状细胞癌等。此型分化一般较高，预后尚好。

4. 浸润性非特殊癌　包括浸润性小叶癌、浸润性导管癌、硬癌、髓样癌（无大量淋巴细胞浸润）、单纯癌、腺癌等。此型一般分化低，预后较上述类型差，且是乳腺癌中最常见的类型，占80%，但判断预后尚需结合疾病分期等因素。

5. 其他罕见癌

四、如何确诊乳腺癌？

乳腺癌的诊断方法很多，常用的是乳腺B超检查和乳腺钼靶X射线片，最准确的是病理诊断。一般先行影像学检查，如有怀疑再进行病理检查。

五、乳腺癌好发于乳房的什么部位？

乳腺癌的好发部位为乳房外上象限。乳房肿块也以外上象限最多见。据有关资料统计，乳腺癌有60%发生在乳晕下；12%发生在内上象限；10%发生在外下象限；6%发生在内下象限；也有肿块累及全乳、占满全乳房者。

六、乳腺癌的转移途径有哪些？

（一）局部浸润

癌细胞沿导管或筋膜间隙蔓延，继而浸润皮肤、胸肌、胸膜等周围组织。

（二）淋巴转移

淋巴转移主要途径有如下：

1. 癌细胞经胸大肌外侧淋巴管→同侧腋窝淋巴结→锁骨下淋巴结→锁骨上淋巴结→胸导管或右淋巴导管→静脉→远处转移。

2. 癌细胞沿内侧淋巴管→胸骨旁淋巴结→锁骨上淋巴结，再经1途径侵入静脉而发生远处转移。

（三）血运转移

癌细胞可经淋巴途径进入静脉，也可直接侵入血循环而致远处转移。早期乳腺癌也可发生血运转移。最常见的远处转移部位依次为肺、骨、肝。

七、乳腺癌易发生哪些部位转移？

1. 淋巴结转移　大多数乳腺癌发生转移的部位是腋窝处淋巴结，也可以说腋窝部淋巴结转移是乳腺癌转移的第一站，之后进一步发展可有内乳淋巴结及锁骨上淋巴结转移。若发生锁骨上淋巴结转移，则为晚期乳腺癌的标志。因此，对于乳腺恶性肿瘤患者的常规超声检查项目，除了检查病灶部，还应做腋下淋巴结检查。若发生淋巴结转移，声像圈可清楚地显示一个或数个轮廓清晰的图形，低回声区、边界清晰、内部显示粗大的血管及丰富的血流，肿物形态不规则、轮廓不清、内部为不均匀的低回声区，中心部可见散在的点状强回声。

2. 肺脏胸膜转移　乳腺癌发生肺脏胸膜转移之后，很快会累及胸膜，致使胸膜产生渗出液。此时在声像图上可以探测到胸腔内无回声区，并可在其中见到条状中强水平回声，在无回声区中飘动。必要时可抽吸胸腔积液送病理检查确诊。

3. 肝脏转移　乳腺癌发生肝脏转移后，声像图上可以见到肝脏内一个或数个图形低回声区，边界清晰、中心部回声增强，形成"牛眼征"或"假肾征"，这种典型的肝内继发病变特征。

4. 骨转移　对于有骨转移的患者，应选用X射线影像检查。因为超声波的物理特征，显示骨骼的影像较差，因而超声不作为骨组织的常规检查手段。

乳腺癌的早期发现，是降低病死率的唯一途径。由于超声可采用多种切面扫查，随着超声技术的进一步完善提高，彩色多普勒技术一定能发挥自身优势，在乳腺癌的诊断中起到更大的作用。

八、乳腺癌的典型临床表现有哪些?

（一）乳房肿块

早期表现为患侧乳房无痛性、单发小肿块，患者多在无意中（洗澡、更衣）发现。肿块多位于乳房外上象限，质硬，表面不甚光滑，与周围组织分界不清，尚可推动。

乳腺癌发展至晚期可出现：

（1）肿块固定，癌肿侵入胸膜和胸肌时，固定于胸壁而不易推动。

（2）卫星结节、铠甲胸，癌细胞侵犯大片乳房皮肤时皮肤表面出现多个坚硬小结或条索，呈卫星样围绕原发病灶。结节彼此融合、弥漫成片，可延伸至背部及对侧胸壁，致胸壁紧缩呈铠甲状时，呼吸受限。

（3）皮肤溃破，癌肿侵犯皮肤并破溃形成溃疡，常有恶臭，易出血。

（二）乳房外形改变

乳腺肿瘤增大可致乳房局部隆起。若肿瘤累及乳房悬韧带，可使其缩短而致肿瘤表面皮肤凹陷，即"酒窝征"，邻近乳头或乳晕的癌肿因侵及乳管使之缩短，将乳头牵向癌肿一侧，可使乳头扁平、回缩、内陷。若皮下淋巴管被癌细胞堵塞，可引起淋巴回流障碍，出现真皮水肿，乳房皮肤呈橘皮样改变。

（三）转移征象

1. 淋巴转移　最初多见于患侧腋窝，肿大淋巴结先是少数散在、质硬、无痛、可被推动，继之数目增多并融合成团，甚至与皮肤或深部组织粘连。

2. 血运转移　乳腺癌转移至肺、骨、肝时，可出现相应受累器官的症状。肺转移者可出现胸痛、气急，骨转移者可出现局部骨疼痛，肝转移者可出现肝大或黄疸。

（四）特殊类型乳腺癌的临床表现

1. 炎性乳腺癌　炎性乳腺癌多见于年轻女性。表现为患侧乳房皮肤红、肿、热且硬，犹似急性炎症，但无明显肿块。癌肿迅速浸润整个乳房；常可累及对侧乳房。该型乳腺癌恶性程度高，早期即发生转移，预后极差，患者常在发病数月内死亡。

2. 乳头湿疹样乳腺癌（乳头Paget病）　乳头有瘙痒、烧灼感，之后出现乳头和乳晕区皮肤发红、糜烂、潮湿，如同湿疹样，进而形成溃疡；有时覆盖黄褐色鳞屑样痂皮，病变皮肤较硬。部分患者于乳晕区可扪及肿块。该型乳腺癌恶性程度低，发展慢，腋窝淋巴转移晚。

九、乳腺癌诊断的辅助检查有哪些?

（一）影像学检查

1. X射线检查　乳腺钼靶X射线摄片可作为乳腺癌普查方法，是早期发现乳腺癌最有效的方法。可发现乳房内密度增高的肿块影，边界不规则，或呈毛刺状，或见细小钙化灶。

2. B超检查　B超能清晰显示乳房各层次软组织结构及肿块的形态和质地，能显示直径在0.5厘米以上乳房肿块。

3. 近红外线扫描　利用红外线透照乳房，根据不同组织密度显示的灰度影不同而显示乳房肿块。

4. 热图像　根据恶性肿瘤代谢旺盛、产热较周围组织高的原理，远红外图和液晶膜可显示异常热区而进行诊断。

（二）细胞学和活组织病理学检查

1. 细针穿刺肿块，将抽吸出的细胞做细胞学诊断。

2. 空芯针穿刺肿块，将取出的肿瘤组织条做病理学检查。

3. 完整切下肿块连同周围乳腺组织做快速病理学检查。

4. 有乳头溢液但未扪及肿块者可行溢液涂片细胞学检查。

（三）CT检查

薄层扫描能发现直径0.2厘米癌灶，乳腺癌增高的相关参数和微血管密度密切相关较好显示转移淋巴结情况。

（四）磁共振成像（Magnetic Resonance Imaging，MRI）检查

采用顺磁对比剂强化，再行最大密度投影法重建对乳腺癌的显示率为100%，磁共振波谱图强烈提示乳腺癌组织内胆碱水平增高，水／脂肪比率明显大于正常组织，是诊断乳腺癌重要标准。

十、乳腺癌如何进行临床分期？

乳腺癌的临床分期多采用国际抗癌联盟（Union for International Cancer Control，UICC）建议的T（原发肿瘤）、N（区域淋巴结）、M（远处转移）分期法。2017年UICC制定的乳腺癌TNM分期方法简要如下。

（一）原发肿瘤

T_x：原发肿瘤情况不详细。

T_0：原发肿瘤未扪及。

T_{is}：原位癌，包括导管内癌、小叶原位癌、无肿块的乳头Paget病（伴有肿块的Paget病根据肿瘤大小分类）。

T_1：肿瘤最大直径≤2厘米。

T_{mic}：微小浸润，肿瘤最大直径≤0.11米。

T_1a：0.1厘米＜肿瘤最大直径≤0.5厘米。

T_1b：0.5厘米＜肿瘤最大直径≤1厘米。

T_1c：1厘米＜肿瘤最大直径≤2厘米。

T_2：2厘米＜肿瘤最大直径≤5厘米。

T_3：肿瘤最大直径＞5厘米。

T_4：任何大小的肿瘤，直接侵犯胸壁或皮肤（胸壁包括肋骨、肋间肌、前锯肌、不

包括胸肌）。

T_4a：侵犯胸壁。

T_4b：乳房皮肤水肿（包括皮样改变）或溃疡，或同侧乳房有卫星结节。

T_4c：炎性乳腺癌。

注：①有多个微小浸润癌灶者，应根据体积最大者分类，不应以多个病灶体积的总和计算。②对于炎性乳腺癌（T_4d），若皮肤活检阴性而且没有可测量的原发肿瘤，病理分类为Tx。

（二）区域淋巴结

Nx：局部淋巴结情况不详。

N_0：同侧腋窝淋巴结未扪及。

N_1：同侧腋窝淋巴结肿大，尚可活动。

N_2：同侧腋窝淋巴结肿大，相互融合并与其他组织粘连固定，或临床证据显示有内乳淋巴结转移但无腋窝淋巴结转移。

N_2a：同侧腋窝淋巴结肿大，相互融合并与其他组织粘连固定。

N_2b：临床证据显示有内乳淋巴结转移但无腋窝淋巴结转移。

N_3：同侧锁骨下淋巴结肿大，或临床证据显示内乳淋巴结转移合并腋窝淋巴结转移，或同侧锁骨上淋巴结转移。

N_3a：锁骨下淋巴结肿大。

N_3b：临床证据显示内乳淋巴结转移合并腋窝淋巴结转移。

N_3c：锁骨上淋巴结肿大。

注：临床证据系指由临床体格检查和影像学检查发现的证据（不包括淋巴结闪烁成像）。

（三）远处转移

Mx：不能确定远处转移的存在。

M_0：无远处移转。

M_1：有远处转移。

（四）分期

0：N_0Mo_0。

I期：$T_1N_0M_0$。

Ⅱa期：$T_0N_0M_0$；$T_1N_0M_0$；$T_2N_0M_0$。

Ⅱb期：$T_2N_0M_0$；$T_3N_0M_0$。

Ⅲa期：$T_0N_2M_0$；$T_1N_0M_0$；$T_2N_2M_0$；$T_3N_1M_0$；$T_3N_2M_0$。

Ⅲb期：T_4，任何NM_0；任何T，N_3N_0。

Ⅳ期：包括M_1的任何TN。

十一、乳腺癌的治疗方法有哪些？

1. 外科治疗　手术治疗是乳腺癌最根本的治疗方法。目前推崇的是以乳癌根治术或改良根治术为主，结合放疗、内分泌疗法、化疗及中医治疗的综合治疗方法。按临床分期，乳癌的治疗方案一般原则为：第一期乳癌，以改良根治术或单纯全乳腺切除术为主，无须其他疗法。第二期乳癌，以改良根治术或根治术为宜，癌肿位于内象或中央，或腋淋巴结阳性转移者，应配合术后放疗。雌激素受体阳性者，配合术后内分泌治疗。第三期乳癌，以根治术为主，术后配合放疗、内分泌治疗及化疗。内象及中央区癌肿且腋淋巴结（＋）者，可考虑行扩大根治术。第四期乳癌，以姑息性单纯乳腺切除，配合放疗（术前及术后）、内分泌疗法及化疗为宜；已有全身转移者应以内分泌疗法、化疗及中药治疗为主。

2. 化疗　辅助化疗。

3. 内分泌治疗　手术或药物去势，内分泌药物治疗。

4. 放射治疗。

5. 靶向治疗。

6. 免疫治疗（非特异性免疫治疗，特异性免疫治疗）。

十二、乳腺癌术前注意什么？

1. 指导患者进食高营养、易消化食物，注意食物的色、香、味，增加患者的食欲，以满足机体营养的需要，并储备能量，达到耐受手术的目的。

2. 养成良好的排便习惯，保持大便通畅，便秘时遵医嘱给予缓泻剂。

3. 完善有关检查。

4. 静脉穿刺操作娴熟，保护好静脉，减轻患者痛苦。术后患侧肢体不宜行静脉穿刺。

十三、乳腺癌术前护理有哪些？

1. 心理护理　向患者和家属解释手术的重要性；介绍乳腺癌治疗成功的典型病例，说明乳房缺陷可戴成型胸罩弥补，头发脱落在停止化疗后可重新长出或戴假发套等，帮助患者正视疾病，树立信心，积极配合治疗与护理。

2. 呼吸道准备　加强口腔护理；训练患者腹式深呼吸和有效咳嗽、排痰。

3. 皮肤准备　按手术的范围准备皮肤，尤应注意腋窝部位皮肤准备。对切除范围大，考虑植皮的患者，需做好供皮区皮肤准备。乳房皮肤有溃疡者，术前每天换药；乳头凹陷者应清洁局部。

4. 特殊准备　对于妊娠或哺乳期的患者，要及时终止妊娠或立即断乳，以抑制乳腺癌发展。

十四、乳腺癌术后护理有哪些？

（一）一般护理

手术后常规护理。

（二）病情观察

1. 生命体征的变化及切口敷料渗血、渗液情况。

2. 对扩大根治术后患者注意有无胸闷、呼吸困难。

3. 观察手术侧上肢皮肤颜色和温度、感觉、运动、有无肿胀等，若皮肤发绀，肢端肿胀、皮温降低、脉搏不清或肢端麻木，应协助医生及时调整绷带的松紧度。

4. 观察并记录皮瓣的颜色，有无皮下积液。

（三）治疗配合

1. 防止皮瓣滑动　加压包扎，患肩制动。

2. 维持有效引流　保持引流通畅，观察并记录引流液的颜色、量、性质，更换引流瓶，拔管时机。

3. 预防患侧上肢肿胀　抬高患侧上肢，按摩患侧上肢或适当运动；勿在患侧上肢测血压、抽血、做静脉或皮下注射等。

4. 化疗、放疗的护理。

（四）功能锻炼

1. 手术后24小时内　活动手指及腕部，可做伸指、握拳、屈腕等锻炼。

2. 术后1～3天　可用健侧上肢或他人协助患侧上肢进行屈肘、伸臂等锻炼，逐渐过渡到肩关节的小范围前屈、后伸运动（前屈小于30°，后伸小于15°）。

3. 术后4～7天　患者可坐起，鼓励患者用患侧手洗脸、刷牙、进食等，并做以患侧手触摸对侧肩部及同侧耳朵的锻炼。注意避免上臂外展。

4. 术后1～2周　开始肩关节锻炼，锻炼方法包括手指爬墙运动、转绳运动、举杆运动、拉绳运动等。

（五）心理护理

术后继续给予患者及家属心理上的支持。鼓励夫妻双方坦诚相待，正确面对现状；鼓励患者表述手术创伤对自己今后角色的影响，提供改善自我形象的措施或方法。保护患者隐私，不过度暴露手术部位，必要时用屏风遮挡。

（六）健康指导

1. 术后近期避免用患侧上肢搬动、提取重物，坚持康复训练。

2. 术后五年内，应避免妊娠，以免促使乳腺癌复发。

3. 介绍义乳或假体的作用和使用方法。

4. 术后患者每月做一次乳房自我检查，并定期到医院复查。

十五、乳腺癌术后为什么备负压吸引装置？

乳腺癌根治术后，皮瓣下常规放置引流管并接中心负压吸引，以便及时、有效地吸出残腔内的积液、积血，并使皮肤紧贴胸壁，从而有利于皮瓣愈合。

十六、乳腺癌术后伤口的观察有哪些？

乳腺癌根治术后伤口用绷带或胸带加压包扎，应注意患侧肢体远端的血液供应情况（皮肤颜色、温度、脉搏等）。若皮肤发绀，伴皮温低、脉搏扪不清，提示腋部血管受压，应及时调整绷带松紧度，以患侧血运恢复正常为宜；若绷带或胸带松脱滑动应重新加压包扎，减少创腔积液，使皮瓣和植皮瓣与胸壁紧贴以利愈合。

十七、乳腺癌术后患侧肢体肩关节为何保持制动？

乳腺癌术后伤口引流管未拔除前，患侧肢体肩关节保持制动，勿过早活动，避免术后牵扯伤口引起出血。过早活动，可使上肢淋巴液回流增多，淋巴液渗出增加，导致腋下皮下积液的发生。

十八、乳腺癌术后如何进行患侧肢体功能锻炼？

首先评估者患侧血液及淋巴液循环状况，注意是否受损。无特殊情况鼓励患者进行早期功能训练。术后24小时内麻醉清醒后，即开始协助患者进行患侧手指练习，如做伸指、握拳活动。术后1~2天协助患者进行腕部活动，如屈腕、伸腕活动。术后3~4天活动患侧上肢肘部，做屈肘、伸肘运动，鼓励患者用患侧手进食等。术后5~6天练习患侧手掌摸同侧耳廓及对侧肩。术后7天开始上下提拉、左右旋转的肩部活动。活动量由小到大，幅度逐渐增加，鼓励患者用患侧手进行日常自理活动，如刷牙、梳头、洗脸等。待腋下引流管拔出后，即术后10~12天开始教患者逐渐做上臂的全范围关节运动，如做手指爬墙运动，双脚分开直立于墙前，肘弯曲，手掌与肩同高贴在墙上，手指弯曲沿墙壁渐渐向上爬行，直至手臂运动，取一根绳子，一端系于门柄上，另一端握于患者手中，面门而立，以画圆的方式转绳子做圆周运动，由小到大，由慢到快。除此以外，患者还可以做滑轮运动，在高于头部的横杆上搭一根绳子，双手各持一端，先用健侧手将绳子往下拉，使手术侧手臂抬高，直至到达稍感不适位置，然后抬高健侧手臂，使患侧手臂自然下降，如此反复。同时指导患者在仰卧位时将肘放在枕头上使其高过肩部，避免内收，以防造成腋下窄缩，引起不适。进行患侧上肢功能锻炼的前提是肩部活动在7天以后，7天之内上举，10天之内不外展，上肢负重不宜过大、过久，力所能及。

十九、乳腺癌术后什么时候拔除伤口引流管？

需根据引流量来决定，拔管指征为：术后1~2周引流液<10~15mL/d，持续2天，创腔无积液，创面皮肤紧贴胸壁，可给予拔除引流管，拔管后观察局部切口有无渗血、渗液、肿胀和疼痛，发现异常，及时处理。

二十、乳腺癌术后如何防治淋巴水肿？

1. 术后注意事项　避免患肢采血、输液及任何注射、测血压等，在医疗和患者日常生活中均应避免一切可能引起患侧上肢淋巴渗出增多或淋巴引流受阻因素，如患侧上肢长时间下垂、受压、外伤、感染。术后半年内患侧上肢勿抬举重物。避免佩戴手表、饰物、背书包；走路时，患肢摇动幅度不宜过大，术后功能锻炼应循序渐进，避免过度劳累。避免患侧肢体受压，避免穿过紧的衣服，注意选择宽松柔软的内衣。

2. 术后并发症的预防　乳腺癌根治术后可能出现切口下积液、皮瓣坏死等并发症，均与患侧上肢水肿有关。因此，必须采取措施，减少术后并发症：

（1）术后用绷带加压包扎伤口。

（2）保持腋窝引流管通畅，并观察记录引流量、颜色。

（3）皮瓣坏死时要防止感染。

3. 术后患肢功能锻炼　术后及早、适当的上肢功能锻炼可以促进上肢血液、淋巴回流及循环，有利于患肢功能恢复和淋巴引流代偿机制发挥作用。此外，在日常生活中应注意避免患侧上肢长时间下垂、受压、外伤、感染，同时避免利用患侧上肢采血、输液、测血压和用力甩动上肢等，减少可能引起患侧上肢淋巴渗出增多或淋巴回流受阻的因素，防止上肢水肿的发生和加重。

4. 压力泵治疗　将淋巴水肿肢体置于可充气的袖套内，间歇加压充气，挤压肿胀的肢体，将水肿液挤入血液循环，使水肿消退，然后选择合适的弹力裤袖或弹力绷带包扎肢体，保持挤压后水肿消退的疗效。此法适用于淋巴水肿早期，明显的皮下纤维化发生前最有效。

5. 复合理疗法　通过局部按摩、功能锻炼和弹力绷带压迫减轻局部组织的充血，改善局部微循环，促进淋巴液回流，可有效减轻淋巴水肿程度。

6. 药物治疗　代表药物是苯吡喃酮，用于治疗高蛋白水肿，具有加强巨噬细胞活性，促进蛋白质降解，使蛋白质分解后被吸收入血液循环，降低组织间肢体渗透压的作用，从而有利于组织内水分的吸收，减轻组织水肿；但其起效慢，效果不是十分理想，仅作为治疗淋巴水肿的辅助用药。利尿剂曾用于治疗淋巴水肿，由于可造成体内电解质及体液平衡失调，加重水肿肢体的炎症反应和纤维化程度而逐渐被淘汰。

7. 心理护理　乳腺癌患者本身就有严重的心理负担，再加之术后并发患肢水肿，导致身体不适、功能障碍、生活质量下降，表现为焦虑、抑郁、悲哀。护士应首先对患者进行心理评估，与患者谈心，关怀、帮助患者，在生活上给予照顾。其次向患者讲解有关方面的知识，给患者以希望。最后争取家属的积极配合，尤其是其丈夫的支持。

二十一、乳房切除术后为何要佩戴义乳？

（1）防治术后不相称而引起的颈肩痛、斜颈、斜肩和脊柱侧弯。

（2）保护胸部手术部位免受外力冲击。

（3）弥补形体缺陷，增加生活自信。

二十二、义乳如何保养？

患者应将义乳视为身体的一部分，对其进行细心的维护和保养。每天用温和的肥皂洗净义乳并用毛巾轻轻抹干。注意避免用尖锐的物件（如剪刀、大头针及胸针）接近义乳以防刺破。游泳过后尽快清洗干净。不用时，将义乳有乳头的面向下摆放回手提包里。避免阳光直接照射。不要去揭或撕义乳膜，在穿戴过程中要避免尖锐指甲戳破义乳薄膜。不要用力挤压或揉搓义乳。不要将义乳放在太阳下暴晒或者置放于高温处。

第四节　乳房良性肿瘤护理

一、乳腺良性肿瘤的手术方法有哪些？

开放性或者麦默通微创旋切术。

二、乳房纤维腺瘤临床表现有哪些？

乳房纤维腺瘤好发年龄为20～25岁，多发生于卵巢功能旺盛时期，与雌激素的作用活跃密切相关。多为乳房外上象限单发的肿块，少数为多发。肿块增大缓慢，质似硬橡皮球的弹性感，表面光滑，易于推动，患者常无明显自觉症状。月经周期对肿块大小无影响。乳房纤维瘤虽属良性，但也有恶变的可能。

三、乳房纤维腺瘤治疗原则是什么？

手术切除是治疗乳房纤维腺瘤唯一有效的方法。手术切除的肿块必须常规做病理学检查。

四、乳房纤维腺瘤护理措施有哪些？

1. 向患者解释纤维腺瘤的病因及治疗方法。

2. 密切观察肿块的变化，指导患者学会自检的方法。明显增大者应尽早手术切除。

3. 行手术切除时，妥善保留切除的组织标本，常规送病理学检查。术后保持切口敷料清洁干燥，促进伤口愈合。

五、乳腺纤维瘤如何治疗？

乳腺纤维瘤最有效的治疗方法就是手术。此外，尚有中医药治疗及激素治疗等病因治疗。虽然手术是乳腺纤维瘤最有效的治疗方法，但并不意味着一发现乳腺纤维瘤就需立即手术，而是应严格掌握手术时机以及手术适应证，不能一概而论。如20岁左右的未婚女性，乳腺纤维瘤不大，则不宜立即手术，可严密随访。手术可在局麻下施行，显露肿瘤后，连同其包膜整块切除。切下的肿块必须常规进行病理学检查，排除恶性病变的可能。

六、乳管内乳头状瘤临床表现有哪些?

乳管内乳头状瘤多见于经产妇，以40~50岁为多。瘤体很小，容易出血，恶变率为6%~8%。主要为乳头溢血性液。肿块不易扪及，如扪及肿块，多为位于乳晕区直径为数毫米的小结节，质软，可推动，轻压此肿块，常可见乳头溢出血性液体。

七、乳管内乳头状瘤治疗原则有哪些?

诊断明确者以手术治疗为主，行乳腺区段切除并做病理学检查，若有恶变，应施行根治性手术。

八、乳管内乳头状瘤护理措施有哪些?

1. 向患者解释乳头溢液的病因、手术治疗的必要性，减轻焦虑心理。
2. 术后保持切口敷料清洁干燥。
3. 定期复查。

第八章　心胸疾病护理

第一节　心脏疾病护理

一、何谓先天性心脏疾病？先天性心脏疾病患者的临床表现包括哪些？

人胚胎发育时期，由于心脏及大血管的形成障碍而引起的局部解剖结构异常，或出生后应自动关闭的通道未能闭合（在胎儿属正常），称为先天性心脏疾病。先天性心脏疾病的临床表现如下。

1. 心力衰竭　由于肺循环、体循环充血、心排血量减少所致。患者面色苍白、憋气、呼吸困难和心动过速，心率每分钟可达160～190次，血压常偏低，可听到奔马律。肝大，但外周水肿较少见。

2. 发绀　其发生是由于右向左分流而使动、静脉血混合，在鼻尖、口唇、指（趾）甲床最明显。

3. 蹲踞　患有发绀型先天性心脏病的患者，特别是法洛四联症的患者，常在活动后出现蹲踞体征，这样可增加体循环血管阻力从而减少心脏间隔缺损产生的右向左分流，同时也增加静脉血回流到右心，从而改善肺血流。

4. 杵状指（趾）和红细胞增多症　发绀型先天性心脏病几乎都伴有杵状指（趾）和红细胞增多症。

5. 肺动脉高压　表现为发绀、红细胞增多症、杵状指（趾）、右心衰竭征象，如颈静脉怒张、肝大、周围组织水肿。

6. 发育障碍　先天性心脏病患者往往发育不正常，表现为瘦弱、营养不良、发育迟缓等。

7. 辅助检查　心电图、胸部X射线和超声心动图检查，可以明确多数简单先天性心脏畸形的诊断；但复杂的先天性畸形，为了明确病理解剖和血流动力学改变，还需进行心导管、心血管造影、CT、磁共振成像，才能明确诊断。

二、先天性心脏病患者的术后护理要点包括哪些？

1. 做好患者病情交接　患者返回重症加强监护病房（Intensive Care Unit，ICU）后尽快连接好呼吸机、心电监护仪、微量泵等监护仪器，查看各种管道的固定情况。同时和手术医生、麻醉师、手术室护士做好病情交接，了解手术方式、体外循环转机时间和阻断时间、术中情况及用药。

2. 呼吸系统监护　术后应用呼吸机辅助通气，要确保患者充分镇静，防止气管插管脱出，防止因剧烈活动而致的耗氧量增加。经常听诊两肺呼吸音，观察双侧胸部呼吸动度是否一致，根据肺部听诊掌握吸痰时机。患者神志清醒，自主呼吸有力，咳嗽反射好，血流动力学稳定，血气分析正常，引流液不多，胸片正常，可逐步减少辅助呼吸次数，直至脱机，改为面罩吸氧或双鼻吸氧管吸氧。在病情允许的情况下，除了定时翻身拍背，还应鼓励患者早期下床活动，以增加肺活量，减少肺部并发症的发生。

3. 循环系统监护　术后常规给予心电监护及有创或无创血压监测，静脉应用强心利尿药物。遵医嘱通过补液及应用血管活性药物使术后早期血压维持在收缩压80～100mmHg（10.64～13.30千帕），舒张压50～60mmHg（6.65～7.98千帕），根据血压变化随时调整药物剂量及输液速度，保持血管功能稳定，维持良好的血压和末梢灌注是患者术后恢复的重要条件。

4. 体温检测　术后常规采用肛温作为体温检测的指标。低温的新生儿、低体重的小婴儿可以使用暖箱或辐射台。反应性高热的小婴儿以物理降温为主，可用冷水袋、温水擦浴等。术后低温会使患者出现微循环灌注不良，增加左后心后负荷，对心功能恢复不利；高温则增加心脏负担和全身耗氧量。

5. 肾功能检测　尿量能直接反应术后肾脏灌注及肾功能状况，也是反应心功能和组织灌注是否良好的重要指标之一。应每小时记录一次尿量，并密切观察尿色、量及性质，一旦出现血红蛋白尿，立即利尿、碱化尿液等处理。

6. 出凝血时间检测　体外循环术中要肝素化，转机时凝血因子被破坏，术后要检测激活全血凝血时间，观察心包纵隔引流管引流量及切口有无渗血。

7. 营养支持　术后可留置胃管进行胃肠减压引流，注意其色、质、量。气管插管拔除后6小时后可进食水，确保患者无呕吐、呛咳及胃内潴留后可循序渐进地恢复正常饮食。对于术后禁食超过2～3天者，需肠外营养或静脉营养以保证热量。

8. 维持水电解质和酸碱平衡　术后早期，严格控制静脉补液量和钠盐的摄入，改善心肺功能。定时监测动脉血气分析，维持钾、钠、钙等电解质在正常水平，避免酸中毒和碱中毒。

9. 心理护理　先天性心脏病患者术后住在监护室，由于陌生的环境和手术的创伤，对患者心理影响较大，故做好患者的心理护理，增加患者安全感，对于术后恢复具有重要意义。

三、先天性心脏病患者术后常用的监护技术包括哪些?

1. 呼吸系统护理。
2. 循环系统护理。
3. 婴幼儿保暖与降温。

4. 婴幼儿喂养。

5. 口腔、鼻咽及眼睛的护理。

6. 气管出血。

四、何谓肺动脉高压？肺动脉高压的临床分型包括哪些？

肺动脉高压是左向右分流先天性心脏病患者常见的一种严重并发症，通常的诊断标准是肺动脉收缩压>30mmHg（3.99千帕）和（或）肺动脉平均压>20mmHg（2.66千帕）。临床分型分为动力型、阻力型、动力及阻力混合型三种类型。

五、肺动脉高压患者的护理要点包括哪些？

1. 术前　保持安静的休息环境，遵医嘱给予强心利尿药物，积极控制呼吸道感染，密切观察病情变化。

2. 术后　早期呼吸机辅助期间，给予充分镇静，保证充分氧供。保持呼吸道通畅，必要时吸痰，时间不能过长，防止因缺氧导致肺动脉痉挛，甚至出现心搏骤停，吸痰后要给予吸氧，增加通气量。可用漂浮导管监测肺动脉压力的变化，来指导术后治疗工作。必要时可给予钙拮抗剂、前列环素和一氧化氮气体吸入。

六、何谓房间隔缺损？房间隔缺损患者手术的并发症及其术后护理要点？

房间隔缺损因左、右心房之间的间隔先天性发育不全，遗留缺损而导致的存在于两心房之间的异常通路，房间隔缺损患者的术后并发症包括急性左心衰，低心排血量综合征，心律失常和残余分流，术后护理包括以下几点：

1. 按全麻、低温体外循环术后常规护理。

2. 维护左心功能，限制输液速度和量，检测中心静脉压，预防急性肺水肿。

3. 应用血管扩张药物降低心脏后负荷改善心功能。

4. 动态心电监护，维持电解质和酸碱平衡，防止心律失常发生。

七、房间隔缺损患者的临床表现包括哪些？

1. 症状　继发孔缺损多至青年期才开始出现症状，主要为劳累后气促、心悸、心房颤动；右心衰竭或呼吸道感染。原发孔早期为明显的肺动脉高压和右心衰竭。右向左分流者，发绀或杵状指（趾）。

2. 体征　右心室明显肥大，病人左侧前胸略隆起，心搏动增强；肺动脉瓣区可听到2~3级吹风样收缩期杂音，伴第2音亢进、分裂。

八、何谓室间隔缺损？室间隔缺损患者的临床表现包括哪些？

室间隔缺损是胎儿期室间隔发育不全所致的心室之间形成的异常交通。临床表现包括：

1. 室间隔缺损小、分流量小者，一般无明显症状。

2. 缺损大者在出生后即出现症状，表现为反复发生呼吸道感染、充血性心力衰竭、喂养困难和发育迟缓。能度过婴幼儿期的较大室间隔缺损则表现为活动耐力较同龄人差，劳累后气促、心悸，甚至出现发绀和右心衰竭。

3. 胸骨左缘第2~4肋间能扪及收缩期震颤，并闻及Ⅲ级以上粗糙响亮的全收缩期杂音。

九、何谓动脉导管未闭？

动脉导管未闭是主动脉和肺动脉之间的先天性异常通道，位于降主动脉峡部与肺动脉根部之间。粗细长短不等，大多外径10毫米左右，长约6~10毫米。

十、动脉导管未闭临床表现有哪些？

1. 症状　导管细、分流量小者，可无自觉症状。导管粗、分流量大、肺充血、感冒、呼吸道感染、发育不良。

2. 体征　胸骨左缘第2肋间听到响亮粗糙连续性机器样杂音，向左锁骨下窝或颈部传导，局部触及震颤。

3. 周围血管体征　脉压增宽，颈部血管搏动增强，四肢动脉可触到水冲脉，听到枪击音。

十一、三种畸形的鉴别有哪些？

三种畸形的鉴别，见表8-1。

表8-1　三种畸形的鉴别

	房间隔缺损	室间隔缺损	动脉导管未闭
发病率	25%~30%	20%~30%	15%
性别	女 > 男	男 > 女	女 > 男
血压	正常	正常	脉压大
心脏杂音	胸骨左缘第2~3肋间，2~3级收缩期杂音，喷射性，较少震颤	胸骨左缘第3~4肋间，3~4级收缩期杂音，多伴有震颤，传导广泛	胸骨左缘第2肋间响亮连续粗糙的杂音，常有震颤，放射性传导，可有水冲脉级毛细血管搏动阳性，枪击音
X线检查	心脏扩大，右房右室为主，肺野充血，肺门舞蹈	心影正常，或轻度扩大，可有左右室均扩大，肺野充血，肺门舞蹈较少见	心脏中等至重度扩大，以左室为主，肺动脉段凸出，肺门舞蹈

十二、法洛四联症是由什么组成？法洛四联症的严重程度主要取决于什么？

法洛四联症是包括肺动脉狭窄、室间隔缺损、主动脉骑跨和右心室肥厚在内的联合心脏畸形，是常见的复杂的发绀型先天性心脏病。法洛四联症的病情严重程度主要取决于肺动脉狭窄的程度。

十三、法洛四联症患者的临床症状和体征以及最突出特征是什么？

（一）临床症状

1. 发绀　由于动脉血氧饱和度降低，新生儿即可发绀，哭闹时更为显著，且随年龄增大而逐年加重。

2. 气促和呼吸困难　严重者常在活动后突然呼吸困难，发绀加重，出现缺氧性昏厥和抽搐，甚至死亡。

3. 蹲踞　蹲踞是本病特征性姿势，蹲踞时发绀和呼吸困难有所减轻。

（二）临床体征

1. 多伴发育障碍，口唇、指（趾）甲床发绀、杵状指（趾）。

2. 胸骨左缘第2～4肋间能扪及震颤，并闻及Ⅱ～Ⅲ级喷射性收缩期杂音。

3. 肺动脉瓣区第二心音减弱或消失，严重肺动脉狭窄者，杂音很轻或无杂音。

（三）最突出特征

发绀是法洛四联症最突出特征，多发生在婴幼儿时期，口唇及甲床明显。

十四、法洛四联症患者的术后护理措施包括哪些？

1. 加强呼吸系统监护，防止灌注肺发生。灌注肺是法洛四联症根治术后的严重并发症，表现为进行性呼吸困难、发绀、血痰和难以纠正的低氧血症。患者使用呼吸机辅助呼吸，密切监测呼吸机各项参数，尤其是气管压力的变化。保持呼吸道通畅，及时吸出呼吸道分泌物，吸痰过程中充分镇静。严格限制入量，根据血浆胶体渗透压的变化，按医嘱补充血浆及白蛋白。

2. 加强循环系统监护，防止低心排血量综合征。低心排血量综合征是法洛四联症根治术后的常见并发症。

3. 防止出血及心脏压塞征，监测患者术后激活全血凝固时间，观察心包纵隔引流管引流量及切口有无渗血。术后经常挤压引流管，特别是术后12小时内，每15～30分钟挤压1次，应用止血药物后需特别注意挤压引流管，以免管口被血凝块堵塞造成心包压塞。怀疑心包压塞时，应马上做好二次开胸准备。

十五、何谓冠状动脉粥样硬化性心脏病？

冠状动脉粥样硬化性心脏病简称冠心病，是一种常见的心脏病，指各种原因造成冠状动脉管腔狭窄，甚至完全闭塞，使冠状动脉不同程度的血流减少，心肌血氧供应与需求失去平衡而导致的心脏病，又称缺血性心脏病。

十六、心绞痛分类有哪些？

1. 劳力性心绞痛

（1）初发劳力性心绞痛。

（2）稳定型心绞痛。

（3）不稳定性心绞痛。

2. 自发性心绞痛

3. 急性心肌梗死

十七、心绞痛临床分级是什么？

Ⅰ级：一般体力活动，如步行或上楼梯等，不引发心绞痛，但重度、快速运动或长时间劳累，即发生心绞痛。

Ⅱ级：一般活动受限制，例如快步行走或上楼梯、上坡、逆风遇冷或情绪严重激动，可引发心绞痛。

Ⅲ级：一般体力活动严重受限，例如一般速度上一层楼，或平地步行300～500米等。

Ⅳ级：不能从事任何体力活动，甚至安静状态下也有心绞痛发作。

十八、冠心病术前护理有哪些？

1. 详细了解病人病情，明确身体状况，判断手术耐受力。

2. 提供良好环境。

3. 高血压、糖尿病患者，术前应控制。

4. 服用洋地黄及钙离子通道阻滞剂者，术前36小时停药。

5. 长期服用华法林者，48～72小时停药。

6. 术前应用对心肌无抑制作用的镇静剂，术前一天用抗生素。

7. 术前检验两周，教会病人深呼吸，有效咳嗽，说明术后翻身的重要性。

8. 稳定情绪。

十九、冠心病术后护理有哪些？

1. 保持合适的体位。

2. 呼吸机辅助呼吸4～6小时，根据动脉血气分析及心功能情况逐渐脱离呼吸机并拔除气管插管。

3. 监测。

4. 术后立即摄胸片，了解心及肺部情况，也可了解中心静脉压（Central Venous Pressure，CVP）与气管插管、引流情况。

5. 维持水、电平衡。

6. 术后保持适当尿量。

7. 术后次日口服阿司匹林。

8. 术前给予钙离子阻滞剂或β-受体阻滞剂者，术后继续服用。

9. 术后去大隐静脉处用弹力绷带包扎，次日活动。

10. 饮食。

11. 早日活动。

二十、冠状动脉旁路移植患者术后的护理措施包括哪些？

1. 持续心电监护　每天做全导心电图，观察T波及ST-T改变，观察各种原因引起的心肌缺血，防止围手术期心肌梗死。

2. 持续有创血压监测　术后维持适合患者自身的血压，参考患者术前血压，术前合并高血压的患者术后血压控制在不低于术前血压的20～30mmHg（2.66～3.99千帕）。

使用血管活性药物时注意从中心静脉独立通道泵入，速度均匀恒定，避免意外中断或加快。因为老年患者周围血管弹性差，外周血管收缩能力差，应密切观察血压、脉搏、心率变化，防止血压骤降骤升。血压过低影响脑、肾血流量和冠状动脉的血流通畅，血压过高可引起冠脉吻合口破裂出血、脑血管意外等。

3. 监测体温 末梢循环术后早期积极复温，注意保暖。发热时及时采取降温措施。

4. 注意呼吸道管理 术后应用呼吸机辅助呼吸，视患者血气分析值、肺功能等选择潮气量、呼吸比、吸入氧浓度及呼吸频率。呼吸机使用期间，遵医嘱给予镇静剂，以减轻心脏的负荷。拔除气管插管后给予面罩给氧，及时帮助患者拍背，咳痰及雾化吸入，防止肺不张和肺水肿。

5. 肾功能维护 通过尿量、生化检测判断肾功能，有肾功能损害者，注意血钾监测。

6. 监测血糖 术后应每2～4小时监测血糖一次，对于糖尿病患者遵医嘱做好餐前、餐后血糖的监测，及时将血糖控制在正常的范围内。

7. 患肢护理 术后早期应抬高患肢，用弹力绷带扎紧术侧肢体，减少肢体水肿。并注意观察取血管处有无渗血、出血、肿胀，观察足背动脉血运是否良好，注意取血管处皮肤的颜色、湿度、温度，以了解足背及血管供血情况，防止发生动脉栓塞。

8. 鼓励患者早期活动 冠心病患者的血液黏滞度高，易发生深静脉栓塞。可轮流抬高下肢，有利于静脉回流。

9. 注意患者心理护理。

二十一、什么是瓣膜性心脏病？常见的致病因素有哪些？

瓣膜性心脏病是指在心脏瓣膜存在结构上或功能上的异常，常见的致病因素有先天性发育不全、三尖瓣闭锁、先天性二尖瓣狭窄、二尖瓣关闭不全、后天因素有风湿热、感染性心内膜炎、二尖瓣脱垂等。

二十二、二尖瓣狭窄的临床表现有哪些？

1. 症状 取决于狭窄程度。轻者静息时无症状、重者可出现气促、咳嗽、咯血、发绀等症状。

2. 体征 二尖瓣面容，脉律不齐（心房颤动），心尖区扪到舒张期震颤，闻及舒张期隆隆样杂音。合并肺水肿多是引起左心衰竭，晚期可以引起右心衰。

二十三、二尖瓣关闭不全的临床表现有哪些？

1. 症状 病变轻无明显症状。病变重或病程长可出现乏力、心悸、劳累后气促。

2. 体征 心尖区可听到全收缩期杂音，向左侧腋中线传导。肺动脉瓣区第二音亢进，第一音减弱或消失。晚期病人可出现心力衰竭等体征。

二十四、主动脉瓣病变（AS）病理生理及典型症状有哪些？

主动脉瓣病变病理生理：AS→左室排血受阻→后负荷↑→心肌细胞肥大→心脏增

大、收缩力↓→左心衰竭→肺V压↑→肺水肿→右心衰竭。AS→体循环、冠脉供血不足→心肌纤维化。

主动脉瓣病变典型症状：晕厥、心绞痛、左心衰竭、传导阻滞、右心衰竭。

二十五、主动脉瓣关闭不全（AI）的病理生理有哪些？

主动脉瓣关闭不全的病理生理：AI↑→血液返流→容量负荷↑→心脏扩大→心肌肥厚→耗氧量↑、顺应性↓→左心衰竭→肺V压↑→右心衰竭。

二十六、心腔内黏液瘤患者的临床表现包括哪些？

心腔内黏液瘤是最常见的心脏原发性肿瘤，占所有心脏肿瘤的50%以上，多数有瘤蒂且多与房间隔左房面相连，黏液瘤也可发生在其他心腔，成人多见。心腔内黏液瘤患者的临床表现包括以下几点。

1. 血流动力学紊乱　心腔内黏液瘤体积增大引起血流障碍，患者出现心悸、气短、端坐呼吸、晕厥和咯血等症状。

2. 动脉栓塞　肿瘤碎屑随血流漂动引起栓塞，体循环栓塞常发生在脑血管，引起昏迷、偏瘫、失语等症状。

3. 全身症状　患者出现发热、消瘦、贫血、食欲不振、乏力、血沉增快等全身表现，一般手术摘除肿瘤后，症状可缓解或消失。

二十七、主动脉瘤疾病分类包括哪些？常见的病因包括哪些？

主动脉瘤是指主动脉壁变形破坏后，形成的异常扩张和膨大部分。根据病因和病变的不同，分为真性动脉瘤（动脉瘤）、假性动脉瘤和主动脉夹层动脉瘤三类。

常见的病因包括：①动脉粥样硬化。②主动脉囊性中层坏死，可能为先天性病变。③胸部创伤形成创伤性动脉瘤。④细菌性感染，常继发在感染性心内膜炎的基础上。⑤梅毒患者的主动脉壁弹性纤维被梅毒螺旋体逐渐破坏，形成动脉瘤。

二十八、何谓体外循环？

将回心的静脉血从上、下腔静脉或右心房引出体外，在人工心肺机内进行氧合和排出二氧化碳，气体交换后，再由血泵输回体内动脉继续血循环。

二十九、体外循环后的病理生理变化有哪些？

①代谢变化，代酸、呼碱；②电解质失衡，低钾；③血液改变，红细胞、血小板破坏；④肾功能减退；⑤肺功能减退；⑥脑功能障碍。

三十、何谓低温麻醉？分类有哪些？

低温麻醉：通过降低体温来降低全身各脏器组织的代谢活动、减少耗氧量和增强一些重要脏器的组织细胞对缺氧的耐受性，从而满足在心脏大血管手术时需暂时性阻断血液循环的需要。

分类：①浅低温 30～35℃。②中低温 25～30℃。③深低温 <25℃。

第二节　脓胸疾病护理

一、脓胸的定义是什么？

脓胸是指胸膜腔内的化脓性感染。

二、脓胸的分类有哪些？

1. 病理发展过程　急性脓胸和慢性脓胸。

2. 致病菌　化脓性脓胸、结核性脓胸和特异病原性脓胸。

3. 感染波及的范围　局限性脓胸和全脓胸。

三、急性脓胸的病因有哪些？

1. 多为继发感染，最主要的原发病灶是肺部。

2. 致病菌侵入胸膜腔并引起感染的途径直接由化脓病灶侵入胸膜腔，外伤、异物、手术污染等，淋巴途径，血源性播散。

四、慢性脓胸的病因有哪些？

急性脓胸未及时治疗或处理不当，脓腔内有异物存留，合并支气管或食管瘘而未及时处理，与胸膜腔比邻的慢性病灶感染的反复传入，有特殊病原菌存在。

五、急性脓胸患者有哪些临床表现？如何处理？

（一）临床表现

继发于肺部感染的急性脓胸往往是在肺部感染症状好转以后，又再次出现高热、胸痛、呼吸困难、咳嗽、全身乏力、食欲不振等症状，患者常呈急性病容，不能平卧或改变体位时咳嗽，严重时可出现发绀。患侧呼吸运动减弱，肋间隙饱满、增宽，叩患侧呈实音并有叩击痛，如为左侧积液心浊音界不清，如为右侧积液则肺肝界不清；纵隔向健侧移位，气管偏向健侧，听诊患侧呼吸音减弱或消失或呈管性呼吸音，语颤减弱。局限性包裹性脓胸的阳性体征多不典型，仅在病变局部有某些阳性体征，不易发现。

（二）治疗原则

对于早期包裹性脓胸可行胸腔镜检查，打开分隔，清除肺表面纤维膜，准确放置引流管。营养支持疗法可改善机体营养状况，提高机体抵抗力。

急性脓胸患者的治疗原则包括控制感染、排除脓液、全身支持治疗三个方面。

1. 控制感染　根据胸腔穿刺抽取液所做病原菌及药敏实验，选用有效足量的抗生素，以静脉给药为好，观察疗效并及时调整药物和剂量，以便尽快控制病情。

2. 排除脓液　排除脓液是脓胸治疗的关键。一岁以下的婴幼儿可用穿刺及胸腔内注入抗生素治疗，多可获得满意效果。年龄大于一岁的患者，应尽早施行胸腔闭式引流，胸腔穿刺或介入性治疗等方法排尽脓液，促使肺早日膨胀。

（1）胸腔闭式引流：急性脓胸发病快，积液多且黏稠，病情危重，有中毒症状者，胸腔穿刺后积液又迅速生成时需行胸腔闭式引流；合并有支气管胸膜瘘或食管胸膜瘘的脓气胸，也需行胸腔闭式引流。胸腔闭式引流可用套管穿刺置管法在局麻下切开皮肤约0.5厘米，将套管经肋间刺入胸腔，退出金属芯，经外套管送入引流管，再退出外套管，皮肤固定并连接引流瓶。此法操作简便，但放入的引流管受外套管的限制，一般都比较细，引流不通畅，不能满足治疗脓胸的需要，另外在退出外套管的时候，会造成引流管周围污染而引起感染，使引流管周围的密封性减退甚至消失，因而使肺的复张受到一定影响。肋间切开插管引流法局麻后切开皮肤约2厘米，用止血钳钝性分离各层肌肉，直达胸腔，再用弯止血钳夹住引流管前端，直接插入胸腔。此法可以插入较粗的引流管，但是操作较复杂，需有一定的解剖知识和经验。近年来，各种型号的胸腔闭式引流专用引流管得到广泛应用，此法是在局麻下切开皮肤1厘米，然后用专用引流管直接插入胸腔，达到一定深度后退出针芯，固定并连接引流瓶即完成胸腔闭式引流操作。此法方便快捷，引流管周围无污染，引流管的粗细可以根据需要随意选择，如脓液稠厚，可放置粗大的引流管。术后定期行X射线检查，随时调整引流管；保证引流通畅，鼓励患者多下地活动。每天记录引流量用以比较。如脓液黏稠，可经引流管壁打洞向管腔内另置入一口径2～4毫米的细塑料管达脓腔内，每天经此管滴入2%甲硝唑溶液或无菌生理盐水500毫升进行冲洗，既可使脓液稀释便于引流又可保持引流管通畅。引流两周后可用无菌生理盐水测量脓腔，以后每周一次，待脓腔缩小至50毫升以下时即可剪断引流管改为开放引流，至脓腔缩到10毫升左右即可更换细管，逐步剪短直至完全愈合。

（2）胸腔穿刺术：部分急性脓胸的早期，脓液稀薄，经胸腔穿刺很容易抽出脓液。只要选好穿刺部位，均能穿刺成功。穿刺医生需了解脓胸的范围并在透视下确定胸穿部位，如果是局限性脓胸，应先取脓腔直径最大的部位进行穿刺。如果是全脓胸多选在腋后线第7肋间。穿刺时应让患者采取舒适体位，一般采取半坐位或坐在小桌前，双臂趴在桌上，以避免患者过于疲劳，并利于穿刺操作。采用2%普鲁卡因或利多卡因局部麻醉。穿刺针要选择18～22号的粗大针头，长度要5厘米以上，否则难于刺穿胸壁。穿刺要沿肋骨上缘进针，以避免损伤肋间神经血管，针尖一般指向患者的后上方，使针尖进入胸腔后贴近于胸壁，这样不易损伤肺组织。在针尖进入胸腔大量抽液之前，可将针再推入0.5～1厘米，并使针尖的斜面朝向胸壁，这样可以避免穿刺过程中针尖脱出胸腔，也可避免肺组织膨胀后阻塞针尖，便于将液体抽净。每次胸腔穿刺时均应尽可能将脓液抽净，并在抽净脓液之后，经穿刺针向胸腔内注入适量敏感抗生素。部分脓胸经反复胸腔穿刺及全身治疗可以治愈。由于致病菌不同，脓液黏稠，不易经穿刺针抽出时，可以在穿刺时经穿刺针进胸腔冲洗，在抽出部分脓液后，注入等量的生理盐水或2%碳酸氢钠溶液及溶纤维素药物，如胰蛋白酶等，反复冲洗，直到抽出液变清亮为止。注意每次注入的冲洗液量，不要超过抽出的液体的总量，以免造成胸腔内压力增高，使脓液扩散到其他部位，引起感染播散。胸腔穿刺法不易彻底治愈脓胸的原因是随着病情的逐渐好转，脓腔越来越小，穿刺定位越来越困难，有时会残留部分脓腔不能彻底消除。

（3）介入性治疗：有一些患者脓胸发生的部位不便放置胸腔闭式引流管道，可借用血管穿刺置管方法，行脓腔置管引流冲洗，获得满意疗效。用2%普鲁卡因或利多卡因局部麻醉后，用静脉穿刺针刺入脓腔，抽出脓液，证实针尖确在脓腔内后，放入金属导丝退出静脉穿刺针，沿金属导丝放入心血管造影用的猪尾形导管，经导管抽脓并反复冲洗，还可以注入抗生素及溶纤维素药物。此方法的优点是导管细且柔软，患者痛苦小，不影响平卧；导管前端为猪尾状，不会损伤组织，因此可以放心大胆地推进，而将脓腔内的纤维素分隔打开，使其成为一个脓腔便于引流；导管不透X射线，便于在透视下观察脓腔的大小；脓腔在治愈过程中逐渐缩小，导管可逐渐退出，但只要仍能抽出脓液就证实导管仍在脓腔之中，克服了反复胸腔穿刺到最后不易找到脓腔的困难；导管细，脓胸治愈后拔管时无须换药。

3. 全身支持治疗　鼓励患者进食饮水，注意补充电解质，多进食高热量、高维生素、高蛋白食物，病情危重体质虚弱的患者应给予静脉补液，必要时输入静脉营养、血浆、白蛋白或少量多次输入新鲜血液，以纠正贫血并增强抵抗力，促进早日恢复。

六、慢性脓胸患者有哪些临床表现？如何处理？

（一）临床表现

急性脓胸治疗不彻底，病程超过6周，脓液黏稠并有大量纤维素，这些纤维素沉积在脏壁两层胸膜上，形成很厚的胸膜纤维板，限制肺组织的膨胀，脓腔不能进一步缩小，即形成慢性脓胸。慢性脓胸所形成高度增厚的胸膜纤维板、机化固定、胸廓塌陷、肋间隙变窄、肺活动受限，严重影响肺功能。大量脓液形成及持续发热的消耗，使患者呈现慢性消耗性的全身中毒症状，如低热、乏力、食欲不振、消瘦、营养不良、贫血、低蛋白血症等。重者表现为恶病质；有支气管胸膜瘘者，咳大量脓痰，且与体位有关；合并皮肤瘘时，有脓液自瘘口外溢。查体可见患侧胸廓下陷、肋间隙窄、呼吸运动减弱或消失，叩诊呈实音，纵隔向患侧移位，呼吸音减弱或消失，脊柱侧弯，杵状指（趾）。

（二）治疗原则

慢性胸患者多需要手术治疗，清除异物，消灭脓腔，尽可能多地保存和恢复肺功能。术前应适当补充营养，纠正低蛋白和贫血，少量多次输血，增强患者抵抗力，选用有效抗生素，控制感染。

1. 胸膜纤维板剥脱术　胸膜纤维板剥脱术是剥脱壁层及脏层胸膜增厚的纤维板使肺组织从纤维板的束缚下游离出来，重新复张，胸壁恢复呼吸运动，消灭脓腔，保持胸廓的正常形态的手术。

（1）手术适应证：血气胸治疗不当或延误治疗，胸部积血或血肿机化，纤维素膜形成或纤维板形成，或形成包裹性积液；脓胸经治疗后，脓腔仍存有高度纤维化；病程

＞3个月，肺压缩面积＞50%者；肺内无空洞、活动性病灶、广泛纤维性病变，肺组织能够扩张者。

（2）手术方法：手术全麻气管内插管下进行，取后外侧切口，切开皮肤、皮下组织、肌肉后，切开骨膜，去除第5或第6肋，切开肋骨床，沿胸膜外间隙钝性剥离胸膜纤维板，剥开一定范围以后，用胸廓牵开器撑开切口及肋间隙，剥离胸膜纤维板，直到将全部胸膜纤维板剥除，脏壁两层胸膜纤维板反折部位有时不易辨认，可以把脓腔切开，将脓液及纤维素等清除，再仔细将脏层纤维板剥除，脏层纤维板的剥除往往比较困难，原发病灶部位剥离最为困难，为避免损伤肺组织可将部分纤维板剩下后，仅用刀刃将其余部分纵横划开呈网格状，减少对肺组织的束缚，以利肺的复张。手术中应仔细止血并缝合较大的肺漏气部位。手术失败的主要原因往往是血胸和肺漏气严重。术后放置两根粗大的引流管，一上一下，保持引流通畅，必要时术后引流管加负压吸引，可有效地预防或减少并发症的发生。

2. 胸廓成形术　胸廓成形术是将部分肋骨切除，使胸廓塌陷，压缩消灭脓腔的手术。治疗脓胸用的是胸膜内胸廓成形术，切除数段肋骨，切开胸腔。

（1）手术适应证：胸廓成形术适用于肺内有病变，如严重的肺纤维化改变、结核病变、支气管扩张等，以及有支气管胸膜瘘的患者。

（2）手术方法：手术在全麻下气管内插管进行，如果有支气管胸膜瘘，应该双腔插管，避免术中血液经瘘口进入支气管引起病变播散。手术切口根据脓胸范围和部位来确定，全脓胸时一般先切除第5或第6肋，经肋骨床切开增厚的胸膜纤维板进入脓腔，吸除脓液及坏死组织，根据脓腔的大小再去除相应的肋骨及壁层胸膜纤维板，刮掉脏层胸膜纤维板上的肉芽组织，仔细止血并冲洗干净，根据脓腔大小安放1～2根甚至可放多根引流管，以利充分引流。松松地间断缝合切口肌肉和皮肤，然后用棉垫和多头胸带加压包扎，使胸壁的肌肉及肋间肌（包括肋骨骨膜及肋间神经血管）一起与脏层胸膜纤维板紧密贴合不留任何残腔。术后加强抗生素治疗，引流管要多放几天，直至完全没有渗液外溢时再拔除，一般在术后两周左右。加压包扎一般要求5周左右。过早解除包扎会使胸壁软组织浮起而出现残腔，导致手术失败。这种改良的手术方法较原来的胸膜外胸廓成形术将胸壁肌肉、肋间肌及肋间神经血管一并切除的方法创伤小，术后仍有神经支配和血液供应，避免了术后胸壁麻木及畸形过于严重的缺点。由于胸膜外胸廓成形术不去除壁层胸膜纤维板，常不能彻底消灭脓腔而使手术失败，已很少采用。

胸廓成形术一般要求切除脓腔范围以外上下各一根肋骨，长度要求超过脓腔范围2～3厘米，如果脓腔大，手术可分期进行，第一次手术只去除第2至第6肋，二期手术时再去除第7至第10肋，以免一次手术创伤过大，患者术后恢复困难。

3. 胸膜全肺切除术　慢性脓胸合并广泛肺内疾病，如结核空洞、支气管扩张或支气管狭窄等时，胸膜剥脱术、胸廓成形术均不适用，反而会使肺内疾病恶化，此时如果健侧肺组织没有病变，则可施行胸膜全肺切除术。即把全肺及脓胸整块切除，一般不必先行胸膜剥脱，为了手术操作方便，也可先切除部分纤维板，仔细解剖游离肺门结构，注意勿损伤食管、上腔静脉等重要脏器，必要时可以打开心包，在心包内处理大血管。胸膜全肺切除手术技术复杂，出血较多，手术危险性大，需要较丰富的经验，因此，手术适应证应该严格掌握，并做好充分的术前准备，手术中也需非常仔细，严密止血，充分估计各个脏器受牵拉移位的可能性，避免手术意外。肺及胸膜纤维板切除后，要充分彻底地冲洗胸腔，术后还要加强抗生素治疗，术后胸腔感染是手术失败的主要原因，很难控制，常需追加胸廓成形术，甚至开放换药，病期持久，患者极为痛苦。

4. 带蒂大网膜填充术　近年来，一些胸科医生用带血管蒂的大网膜填充到胸腔，治疗慢性脓胸和支气管胸膜瘘，效果很好。大网膜血液循环丰富，再生能力强，又具有吸收功能，极易与周围组织粘连并形成广泛侧支循环，因而能使手术获得成功。胸部变形较小，损伤小，有利于恢复，是其最大的优点。

带蒂大网膜填充胸腔适用于治疗各种慢性脓胸，甚至是体质很差不适宜行胸廓成形术的患者，以及难以用其他方法治愈的脓胸，如两侧均有肺内病变的慢性脓胸患者。但曾经做过腹部手术或患过腹膜炎的患者，由于大网膜粘连较重不能游离，不适宜做此手术。大网膜薄的患者，手术较困难。

手术方法是切除壁层胸膜纤维板后，刮除脓腔内的肉芽组织及坏死组织，反复冲洗脓腔，骨膜下切除前中段变形肋骨2～3根，经左侧肋膈角或者右侧皮下，将带血管蒂的大网膜上提至脓腔，有支气管胸膜瘘者，将瘘口周围清除干净后用大网膜将瘘口堵塞并缝合固定，剩余空腔用肋间肌及胸壁肌肉组织填塞，一般不放引流管，只在伤口内放两条橡皮引流条，缝合胸壁加压包扎。

5. 脓腔引流　待全身中毒症状减轻，肺恢复膨胀，脓腔缩小或闭合，脓胸可痊愈。如脓腔不能闭合消失，充分引流也是手术根治的必要准备。慢性脓胸脓液极少时，可将闭式引流管剪短，改为开放引流。开放引流后，引流管要用安全别针固定，以免落入脓腔，在逐渐将引流管退出的同时更换较细的引流管，以利于脓腔闭合。

（1）位置要合适：要选在脓腔的位置，但又不能过低，以免脓腔稍缩小就将引流管口堵塞，影响进一步引流。

（2）引流管的口径要足够大：内径要达到1～1.5厘米，深入脓腔2～3厘米，引流管需有侧孔，以利于引流。慢性脓胸时肋间隙已缩窄，因此，用前述方法置入引流管有一定困难。需采用肋床切开法行胸腔闭式引流，即安放引流管时切开约5厘米，切开筋膜及各层肌肉，并切除一段肋骨，再切开肋床，切下一小块胸壁组织，做病理检查，然后穿过胸膜纤维板将引流管插入脓腔，调整合适位置后，逐层缝合胸壁切口。这样才能保证引流管不被肋骨压瘪，保持引流通畅，也不致因引流管刺激，而引起过重的疼痛。

七、脓胸患者的护理措施包括哪些？

1. 鼓励患者咳嗽、深呼吸、增加胸廓运动等促进肺复张，可以尽快缩小脓腔范围。通过肺的运动，一方面不断挤出胸腔中的脓液，另一方面可以使脏层胸膜上的脓痂脱落，减轻脏层胸膜纤维化的概率，有利于肺的复张及脓腔的消失。

2. 加强营养及饮食指导，慢性脓胸患者会存有不同程度的中毒症状，整体营养情况欠佳，体质较弱，需提供高热量、高蛋白质、富含维生素的饮食，可少量多餐，避免引起患者虚脱。

3. 遵医嘱给予抗生素、祛痰药、支气管舒张药，或给予雾化吸入，以利于痰液的稀释与排出。

4. 脓胸患者由于发热，唾液分泌减少，口腔黏膜干燥，大量抗生素的应用，也会导致菌群失调诱发真菌感染，因此需要在晨起、饭后、临睡前协助患者漱口，做好口腔护理。

5. 大量脓液聚集在胸膜腔会影响患者呼吸，此时可根据患者的缺氧状况给予低、中流量的持续吸氧，增加氧气吸入以弥补气体交换面积的不足，改善患者缺氧状态。

6. 脓胸患者存有呼吸困难或发热时，应卧床休息，减少氧耗，以减轻呼吸困难症状，避免疲劳。

7. 若患者进行胸腔闭式引流，需注意妥善固定引流管，定时捏挤引流管，保持引流管的通畅，密切观察引流口是否有渗出、污染，引流液的颜色、性状及引流量等。

八、脓胸术后康复训练有哪些？

1. 胸廓成形术后病人需采取正直姿势。

2. 坚持练习头部前后左右回转运动。

3. 练习上半身的前屈运动及左右弯曲运动。

4. 自术后第一日起即开始上肢运动：上肢屈伸，抬高上举，旋转。

第三节　肺部疾病护理

一、肺的生理功能有哪些？

（一）呼吸功能

（1）通气功能：气体流动进出肺的过程，通过肺泡与外界气体间的压力差完成。

（2）换气功能：在肺泡和毛细血管间进行气体交换，O_2由肺弥散入血，CO_2由血弥散至肺。

（二）非呼吸功能

维持酸碱平衡：呼吸调节血浆中的碳酸含量，使血液$NaHCO_3$／H_2CO_3维持在20：1。

二、肺结核的概念是什么？

肺结核是结核分枝杆菌引起的、有较强传染性的慢性肺部疾病。

三、肺结核基本病理改变是什么？

渗出性改变、增生性病变、干酪样坏死。

四、肺结核的临床表现有哪些？

1. 症状
（1）全身：午后或傍晚低热、盗汗、乏力、体重下降。
（2）呼吸系统：咳嗽、咯血、胸痛、呼吸困难。
2. 体征 仅在锁骨上下、肩胛区闻及湿性啰音。

五、肺结核的处理原则有哪些？

1. 支持治疗 加强营养，改善全身情况
2. 抗结核治疗 术前给予6～8个月的抗结核治疗，术后继续抗结核治疗12～18个月。
3. 手术治疗 肺叶切除术、胸廓成形术。

六、何谓支气管扩张？

支气管扩张是指直径大于2毫米的支气管由于血管壁的肌肉和弹性组织引起的慢性异常扩张。临床特点为慢性咳嗽，咳大量脓性痰和反复咯血。患者多有童年麻疹，百日咳或支气管肺炎等病史，由于生活条件改善，麻疹和百日咳疫苗的预防接种及抗生素的应用等，本病的发病率已明显降低。

七、支气管扩张的病因是什么？

支气管及其远端阻塞并发感染所致。

八、支气管扩张的病理生理改变是什么？

1. 支气管壁的纤毛、黏膜、弹力纤维等组织被破坏，后代之以纤维组织。
2. 支气管壁失去弹性，周围组织的炎症、皱缩和牵拉导致支气管扩张。

九、支气管扩张的临床表现有哪些？

1. 症状 咳痰、咯血，反复呼吸道和肺部感染。
2. 体征 闻及局限的湿性啰音和呼气性啰音。

十、支气管扩张的处理原则有哪些？

手术是治疗的主要手段。目的是切除病变组织、保存正常肺组织、避免感染和其他并发症。一般做肺叶或肺段切除、少数需做全肺切除。

十一、对支气管扩张患者行术前护理评估包括哪些内容？

1. 心理状况的评估 支气管扩张患者因反复咯血、感染、发热，长期经内科治疗效果不佳，患者对手术治疗效果心存疑虑，心理压力较大，需对患者进行心理状况的评估，运用心理学知识，结合患者病情，讲解手术治疗的必要性和重要性。

2. 营养状况的评估　患者由于慢性感染导致机体消耗，以及咯血，会使患者存有营养问题。根据患者自身的营养状况，制定合适的营养套餐，加强体质，调整好身体素质后及时进行手术治疗，以减轻术后并发症的发生。

3. 加强患者术前咳嗽的锻炼　患者术后会因为怕痛而不敢咳嗽，影响肺泡的复张，难以及时排除肺部分泌物，影响手术治疗效果，因此在术前应告知患者术后咳嗽的重要性以及意义，教会患者无刺激性咳嗽的方法。

4. 压疮的评估　可采用Braden量表或Norton量表对患者的一般情况、活动能力、运动能力、是否大小便等内容进行评估，必要时应联合营养评估表对压疮发生的危险指数进行评估。

5. 静脉输液的评估　手术中静脉通道的建立是手术安全的保障。术前应评估患者的皮肤状况，包括穿刺部位的皮肤、弹性、厚度、清洁度、温度、潮湿度和有无感染病灶；患者的静脉情况，包括静脉的弹性、走行、有无静脉瓣、是否在关节部位、是否经常接受静脉输液治疗等。根据评估的结果，结合手术的要求、手术部位、手术体位的要求，来选定合适的输液部位及准备输液器具。

6. 手术体位摆放的评估　评估患者的皮肤情况，如营养状况、皮肤的弹性、完整性、有无压伤、皮肤的感知觉情况，再根据患者的体型、估计手术时间的长短，选择合适的体位。必要时术前进行体位的训练，防止体位并发症的发生。

十二、支气管扩张患者外科手术治疗的手术方式有哪几种？

一般行肺叶切除术即可，如病变累及两个肺叶可加做相应的肺叶或肺段切除术，双侧病变可行分期分侧肺叶切除。全肺切除对肺良性病变应当慎重，具有长期支气管扩张病史，多部肺叶病变，突发大咯血，药物治疗仍咯血不止，为抢救生命可行全肺切除术。术中应针对患者的实际情况，保证患者肺功能和生活质量的前提下，尽可能完全切除病灶从而获得最佳治疗效果，绝不能因过于强调保留肺组织而残留病变。择期肺叶切除术对于病变局限者能够获得理想的治疗效果。对于症状明显的双侧肺部病变，可以先切除较重一侧病变肺组织，多数患者可以通过切除严重病变的姑息性手术使症状得到改善，6个月后根据患者肺功能改善情况，再次行对侧病变肺组织切除。反复咯血且诊断明确者，应争取在咯血停止或病情稳定时手术，但对危及生命的大咯血应急诊行手术切除病变肺组织。

十三、支气管扩张患者的术后护理要点包括哪些？

1. 一般护理　严密观察生命体征，术毕回病房后多功能心电监护，对体温、脉搏、血压、心率、呼吸、心电图进行连续监测48~72小时。去枕平卧6小时、头偏向一侧，防止误吸。

2. 保持呼吸道通畅　因为开胸手术创面大，气管的刺激疼痛剧烈，患者惧怕深呼吸，限制了通气量。为了避免疼痛采取的低效性呼吸形态，预防全身麻醉后喉头水肿、呼吸感染。鼓励患者深呼吸、咳嗽、咳痰，定时翻身拍背，必要时协助拍背，每2～4小时拍背一次。遵医嘱给予雾化吸入每天3次，稀释痰液。鼓励患者早期下床活动，必要时给予镇痛药物。

3. 保持引流管通畅　术后引流管立即接负压瓶，引流瓶放置低于创面60厘米，妥善固定管道，防止折叠、扭曲、受压；定时观察引流畅通情况，有无上下波动，记录引流液的颜色、性质和量。特别注意胸膜腔引流通畅情况、肺复张后呼吸音和是否缺氧现象。常规给予吸氧。前24小时胸膜腔引流量一般为500毫升，如见大量血性液体流出，每小时超过100毫升，应警惕胸膜腔内出血。应严密监护，观察单位时间引流液量、颜色，性质的动态变化，对确定有无胸膜腔内活动性出血，具有重要临床意义。

4. 营养支持　由于患者耗损很大加上开胸手术及负压引流，每天吸出的渗出物中含有大量蛋白质，患者极易造成负氮平衡。鼓励患者进食高热量、高蛋白、高维生素的食物，纠正贫血。静脉补充营养物质，如血浆、蛋白质、氨基酸等，对增强免疫力、促进伤口愈合、身体早日康复有重要作用。

十四、肺癌的定义是什么？

肺癌多数起源于支气管黏膜上皮，因此也称支气管肺癌。

十五、肺癌的病因有哪些？

1. 吸烟。

2. 化学物质。

3. 空气污染。

4. 人体内在因素。

5. 其他，如基因。

十六、肺癌的病理分类有哪些？

（一）按生长部位

1. 中心型肺癌　起源于主支气管、肺叶支气管，位置靠近肺门。

2. 周围型肺癌　起源于肺段支气管以下，在肺周围部分。

（二）按细胞形态及分化程度

1. 非小细胞肺癌

2. 鳞状细胞癌　约占50%，多见于老年男性，与吸烟关系密切，中心型多见。

3. 腺癌　占25%，女性多见，多为周围型。

4. 大细胞癌　约占1%，多为中心型肺癌。

5. 小细胞癌　又称为燕麦细胞癌。约占20%，多见于40岁左右有吸烟史的男性，中心型多见。

十七、肺癌的转移途径有哪些？

1. 直接扩散　癌肿沿支气管壁向支气管管腔生长或直接扩散侵入邻近组织。

2. 淋巴转移　小细胞癌经淋巴转移扩散较早，鳞癌和腺癌也常经淋巴转移。

3. 血行转移　多发生于肺癌晚期，小细胞癌和腺癌的血行转移较鳞癌常见。

十八、肺癌的临床表现有哪些？

1. 原发肿瘤引起的早期症状　咳嗽最常见，刺激性干咳、血痰、胸痛、胸闷、发热。

2. 原发肿瘤引起的晚期症状　发热、体重减轻、食欲减退、乏力。

3. 肿瘤局部扩展引起的症状　膈肌麻痹→压迫或侵犯膈神经；声嘶→压迫或侵犯喉返神经；上腔静脉压迫综合征→压迫上腔静脉；持续胸痛、胸膜腔积液→侵犯胸膜及胸壁；吞咽困难、支气管胸膜瘘→侵入纵隔、压迫食管；颈交感神经综合征→压迫颈交感神经。

4. 肿瘤远处转移症状　脑：颅内压增高、脑疝；骨：局部疼痛及压痛；肝：肝区疼痛、黄疸、腹腔积液、食欲不振；淋巴结：淋巴结肿大。

5. 非转移性全身症状　副癌综合征：如骨关节病综合征、库欣综合征、重症肌无力、男性乳房发育症等。

十九、肺癌的处理原则有哪些？

1. 手术治疗　基本手术方式为肺切除术+淋巴结清扫。

2. 放射治疗　小细胞癌敏感性较高，鳞癌次之，腺癌较差。

3. 化学治疗　小细胞癌敏感性较高，鳞癌次之，腺癌较差。

4. 中医中药治疗。

5. 免疫治疗。

二十、肺癌的术后护理措施有哪些？

1. 观察生命体征　术后2～3小时，每15分钟测量1次；稳定后改为30分钟～1小时测量一次，术后24～36小时，血压有波动，需严密观察；注意有无呼吸窘迫的现象；若血压持续下降，应考虑是否为心脏疾病、出血、疼痛、组织缺氧或循环血量不足所致。

2. 合适体位　麻醉未醒者，取平卧位，头偏向一侧；清醒且血压稳定者，取半坐卧位；肺段或楔形切除者，取健侧卧位；一侧肺叶切除，呼吸功能尚可者，取健侧卧位，呼吸功能较差者，取平卧位；全肺切除术者：取1／4侧卧位；血痰或支气管瘘管者，取患侧卧位。

3. 维持呼吸道通畅　给氧；观察呼吸情况，判断有无缺氧；鼓励深呼吸及咳嗽；稀释痰液；必要时吸痰。

4. 维持胸腔引流通畅　密切观察引流液的量、色及性状；全肺切除术后的胸腔引流管呈钳闭状态，酌情放出适量的气体或引流液，每次放液量不宜超过100毫升，速度宜慢；拔管，术后24～72小时病情平衡，无气体及液体引流，可拔除。

5. 伤口护理　敷料是否干燥，有无渗血；观察伤口愈合情况。

6. 维持液体的平衡 严格控制输液速度、量，全肺切除病人应控制钠盐摄入，24小时补液量控制在2000毫升内，速度20~30滴/分。

7. 健康教育 早期诊断，40岁以上者应定期进行胸部X射线普查；戒烟，了解吸烟的危害，鼓励戒烟。

疾病康复：出院后数周，坚持腹式深呼吸和有效咳嗽；注意口腔卫生，避免居住或工作于布满灰尘、烟雾及化学刺激物品的环境；指导病人坚持完成放射治疗和化学治疗；补充营养，休息与活动均衡；指导返院复诊。

8. 并发症的护理 支气管胸膜瘘：置病人于患侧卧位，用抗生素预防感染，继续胸腔闭式引流。肺水肿：立即减慢输液速度，给氧，氧气以50%酒精湿化，注意保持呼吸道通畅。

第四节 胸部疾病护理

一、胸部损伤分类有哪些?

1. 钝性伤、穿透伤 根据创伤性质不同，胸部创伤可分为钝性伤和穿透伤。

2. 闭合性损伤、开放性损伤 根据创伤是否造成胸膜腔与外界沟通，可分为开放性损伤和闭合性损伤。

3. 胸腹联合伤

二、胸部损伤临床表现有哪些?

1. 症状 胸痛、呼吸困难、咯血、休克、心包填塞。

2. 体征 压痛、反常呼吸、皮下气肿、叩诊鼓音或浊音、呼吸音减弱或消失、气管位置偏移。

三、胸部损伤治疗有哪些?

（一）非手术治疗

1. 保持呼吸道通畅 遵循ABC原则。呼吸困难者，经鼻孔或面罩供氧，必要时，可行气管内插管术或气管切开术。

2. 镇痛，抗感染。

3. 抗休克等治疗 补液，输血等。

（二）手术治疗 （剖胸探查的指征）

进行性出血、严重气管支气管损伤或肺裂伤、心脏压塞、胸腹联合伤、存有异物。

四、肋骨骨折病因有哪些?

1. 外来暴力 直接暴力、间接暴力（钝器撞击、跌倒、胸部前后挤压）。

2. 病理性骨折　恶性肿瘤、营养不良、长期激素治疗。

3. 老年人骨质疏松　咳嗽、打喷嚏。

五、肋骨骨折病理生理有哪些？

1. 骨折断端刺破壁胸膜和肺组织。气胸、血胸、皮下气肿或引起咳血痰、咯血。

2. 骨折断端刺破肋间血管出血。

3. 撕破动脉引起喷射性出血。

4. 多根多处肋骨骨折。连枷胸（反常呼吸运动）。

六、何谓连枷胸？

多根、多处肋骨骨折，特别是前侧局部胸壁，可因失去完整肋骨的支撑而软化，吸气时，软化区的胸壁内陷；呼气时，该区胸壁向外鼓出；此类胸廓称为连枷胸。

七、肋骨骨折临床表现有哪些？

1. 症状　局部疼痛；咯血；呼吸困难等。

2. 体征　局部有压痛、肿胀，有时可触及骨折断端及骨摩擦感，反常呼吸运动，皮下气肿。胸廓挤压征阳性。

八、肋骨骨折治疗有哪些？

1. 闭合性单处肋骨骨折　重点是镇痛、固定、防治并发症。

2. 闭合性多处肋骨骨折　包扎固定法、牵引固定法、内固定法、呼吸内固定法。

3. 开放性肋骨骨折　胸壁伤口需彻底清创，修齐骨折端予以固定。胸膜刺破者需做胸腔引流。

九、何谓气胸及损伤性气胸？

胸膜腔内积气称为气胸。损伤性气胸：外伤导致胸膜腔内积气。

十、何谓闭合性气胸？

空气经肺或胸壁的伤道进入胸膜腔，伤道迅速闭合，不再有气体进入胸膜腔，胸膜腔与大气不相通。

十一、何谓开放性气胸？

胸壁有开放性伤口，胸膜腔与外界大气相通，呼吸时空气可经伤口自由出入胸膜腔，引起纵隔摆动，甚至出现呼吸、循环功能严重障碍。

十二、开放性气胸处理原则有哪些？

（一）急救处理

紧急封闭伤口，抽气减压。

（二）专科处理

1. 清创缝合。

2. 胸膜腔闭式引流。

3. 剖胸探查。

4. 预防及处理并发症。

十三、何谓张力性气胸？

张力性气胸又称高压性气胸，伤后伤口与胸膜腔相通，且形成活瓣，致吸气时空气从裂口进入胸膜腔内，呼气时活瓣关闭，空气只能进入而不能排出，腔内随着空气的不断增多，压力越来越大，病人出现进行性呼吸困难、大汗淋漓、休克等。

十四、张力性气胸临床表现有哪些？

1. 症状 极度呼吸困难、大汗淋漓、发绀明显、烦躁不安、昏迷、休克、窒息。

2. 体征 气管和心影向健侧偏移，伤侧胸部饱满，呼吸幅度减小，皮下气肿，叩诊呈鼓音，听诊呼吸音消失。

十五、张力性气胸处理原则有哪些？

（一）急救处理

迅速减压排气，危急者可在患侧锁骨中线与第2肋间连线处，用粗针头穿刺胸膜腔排气减压，并外接单向活瓣装置。

（二）专科处理

①胸膜腔闭式引流术3～7天。②剖胸探查。③应用抗生素。

十六、三种气胸的比较有哪些？

三种气胸的比较，见表8-2。

表8-2　三种气胸的比较

	闭合性气胸	开放性气胸	张力性气胸
病因	肋骨骨折	锐器、火器、弹片	肺大疱、肺裂伤、支气管破裂
胸膜腔压力	<大气压	=大气压	>大气压
特点	不再继续发展	继续漏气	进行性呼吸困难
伤口	闭合性伤口	开放性伤口	伤口形成活瓣
临床表现	中等以上不同程度呼吸困难	伤侧肺完全萎缩、呼吸困难、发绀休克	极度呼吸困难、发绀休克，胸穿有高压气体向外冲

十七、胸腔闭式引流指征有哪些？

1. 气胸、血胸、脓胸持续引流，排气、排血、排脓。

2. 切开胸膜腔者，如食管癌、肺癌，术中、术后都需要。

十八、胸腔闭式引流目的有哪些？

引流胸腔积气积液和积血；重建负压，保持纵隔正常位置；促进肺复张。

十九、胸腔闭式引流原理是什么？

胸腔闭式引流是依靠水封瓶中的液体使胸腔与外界隔离，当胸腔因积气或积液形成高压时，胸腔内的气体或液体可排至引流瓶内；当胸腔内负压恢复时，水封瓶内的液体被吸至引流管下端形成负压水柱，阻止空气进入胸腔。

二十、胸腔闭式引流置管位置为哪里？

胸腔闭式引流置管位置：积气（患侧锁骨中线第2肋间）；积液（血胸、手术等，腋中线、腋后线第6~8肋间）；脓胸（包裹性，脓液积聚最低位）。

二十一、胸腔闭式引流护理措施有哪些？

（一）保持管道的密闭

1. 使用前、使用过程中检查整个引流装置是否密闭，保持管道连接处衔接牢固。

2. 保持引流瓶直立，长管没入水中3~4厘米。

3. 胸壁伤口引流管周围用油纱布包盖严密。

4. 更换引流瓶或搬动病人送检时，需双钳夹闭引流管。

5. 妥善固定引流管，防止滑脱。

6. 引流管连接处滑脱或引流瓶损坏，应立即双钳夹闭胸壁引流管，更换整个装置。

7. 若引流管从胸腔滑脱，立即用手捏闭伤口处皮肤，配合医生进一步处理。

（二）严格无菌操作，防止逆行感染

1. 引流装置应保持无菌。

2. 保持胸壁引流口处敷料清洁干燥。

3. 引流瓶低于胸壁引流伤口60~100厘米。

4. 每周更换引流瓶一次，每日更换引流液，更换时严格遵守无菌原则。

5. 胸腔闭式引流的护理由护士完成。

（三）保持引流管通畅

1. 半卧位。

2. 定时挤压引流管，防止引流管阻塞、扭曲、受压。

3. 鼓励病人咳嗽、深呼吸及变换体位。

（四）观察和记录

1. 注意观察长玻璃管中的水柱波动。

2. 观察引流液的量、性质、颜色，并准确记录。

（五）拔管（指征、方法）

1. 指征　无气体；液体<50mL／24h，脓液<10mL／24h；X射线膨胀好，无漏气；无呼吸困难。

2. 方法　吸气末、伤口封闭、加压包扎。

二十二、血胸的定义及病因是什么？

胸部损伤引起胸膜腔积血称为血胸。病因：肺裂伤，最常见，可自行停止；胸壁血管破裂，多需手术探查；心脏和胸腔内大血管破裂，危急，短期内失血性休克死亡。

二十三、血胸的病理生理是什么？

有效循环血量减少；伤侧肺萎陷，纵隔健侧移位，严重影响腔静脉回流；少量血胸，心包、肺、膈肌运动的去纤维蛋白作用，形成不凝血；大量血胸、凝固性血胸机化影响呼吸运动。

二十四、进行性血胸的临床判断有哪些？

1. 输血补液的同时，脉搏逐渐增快，血压持续↓（输血，血压↑或↑后又↓）。

2. 化验复查血红蛋白（Hemoglobin, Hb）、红细胞（Red Blood Cell, RBC）、血细胞比容，呈进行性↓。

3. 胸穿可抽不出血，胸X射线阴影逐渐增大。

4. 闭式胸腔引流的血量持续3小时观察，每小时＞200毫升或24小时＞1000毫升。

二十五、心脏挫伤的定义是什么？

心脏挫伤是指由于胸部受到撞击、减速、挤压、冲击等暴力后所致的钝性心脏损伤。多发生于右心室。

二十六、心脏挫伤的临床表现有哪些？

临床表现：心前区疼痛，伴心悸，呼吸困难。

二十七、心脏破裂的临床表现有哪些？

开放性损伤：出血—休克—死亡；闭合性损伤：低血容量—休克、颈静脉怒张、BECK三联征（静脉压升高；心博微弱、心音遥远；动脉压降低，脉压小）。

二十八、重症肌无力患者行胸腺切除应做哪些术前准备？

1. Ⅰ型患者因其主要受累肌肉为眼部，术后出现肌无力危象的可能性甚小，因此术前只需按常规手术准备即可，但术后仍应严密观察，以免转为全身症状发生危象而危及生命。

2. Ⅱb型以上全身肌肉受累的患者，术前应掌握用抗胆碱酯酶药物规律，了解发挥最大效应的药物浓度、作用时间，通过从小剂量开始调整用药剂量，逐渐增加至患者能维持日常活动为度。

3. 对药物治疗反应差，症状严重者，可采取血浆交换，使血中抗乙酰胆碱抗体迅速降低，减少对突触后膜的抑制作用，改善临床症状后手术。

4. 若术前患者发生危象行气管切开及呼吸机支持治疗，可在危象期手术，术后继续使用呼吸机控制呼吸，逐渐调整药量，待肌力恢复后脱离呼吸机。危象期手术仍有一定危险性，只适用于那些对药物治疗效果不佳的患者。

二十九、重症肌无力患者禁用哪些药物？

1. 抗生素类药物包括氨基糖苷类抗生素，如庆大霉素、链霉素等；四环素类抗生素，如四环素、土霉素等；喹诺酮类抗生素，如环丙沙星、诺氟沙星等。

2. 抗精神病药物如氯氮平、氯丙嗪、苯环丙胺等。

3. 麻醉剂包括肌松剂，如箭毒、D-筒箭毒碱能导致呼吸肌无力引起窒息死亡，是重症肌无力禁用的药品；膜稳定剂，如奎宁、奎尼丁、普鲁卡因等；去极化类药物，如十甲季铵等，神经肌肉接头处传导阻滞剂需小心应用；地西泮、吗啡、镇静剂等呼吸抑制剂也应慎用。

4. 心血管用药包括抗心律失常药物，如普鲁卡因、奎尼丁、利多卡因等；β-肾上腺素受体阻滞剂，如普萘洛尔、阿替洛尔、吲哚洛尔等。

5. 激素类药物如泼尼松、甲强龙、地塞米松等药物是治疗重症肌无力的最常用药物，但在应用激素的早期应观察病情变化。

6. 解痉药物如黄酮哌酯、溴丙胺太林等解痉药物。

三十、重症肌无力患者行胸腺切除术后护理观察的要点包括哪些？

术后合理使用机械通气及药物是预防肌无力危象的关键。胆碱酯酶抑制剂及激素一般按术前剂量使用；对部分重症病例可适当延长气管插管时间，更甚者行气管切开术。慎用喹诺酮类、氨基糖苷类及解热镇痛药，以防诱发危象。及时行痰培养和药敏试验，针对性选用抗生素，防止肺部并发症，以免加重肌无力症状；加强术后48~72小时监测，包括肌无力症状、肠鸣音、心率、出汗情况、瞳孔大小、唾液及呼吸道分泌物。注意重症肌无力危象发生，凡术后突然发生呼吸肌严重无力，以致不能维持正常换气，经皮动脉血氧饱和度（percutaneous arterial oxygen saturation，SpO_2）<90%，动脉血氧分压（partial pressure of oxygen in arterial blood，PaO_2）< 60mmHg（7.98千帕），动脉血二氧化碳分压（partial pressure of carbon dioxide in arterial blood，$PaCO_2$）>50mmHg（6.65千帕）则诊断为危象。危象发作时立即予经鼻／口气管插管，或气管切开，呼吸机辅助呼吸，重新调整胆碱酯酶抑制剂及激素剂量。同时排除诱因，如肺不张、肺部感染、胸腔积液、电解质（特别是钾离子）紊乱、用药不当等。

三十一、什么是漏斗胸？

漏斗胸是儿童时期最为常见的胸壁畸形之一，男孩是女孩的5倍，表现为部分胸骨，肋软骨及肋骨向脊柱呈漏斗状凹陷的一种畸形，多自第3肋软骨到第7肋软骨，向内凹陷变形，一般在剑突的上方凹陷最深，有时胸骨偏向一侧。

三十二、漏斗胸的临床表现有哪些？

绝大多数漏斗胸患者出生时或出生后不久胸部便出现浅的凹陷，且多以剑突处明显。随年龄增长，一般在婴幼儿期及学龄前期凹陷进行性加深。学龄期时基本趋于稳定，但也有少数儿童胸廓凹陷出现较晚，学龄期甚至青春期随身体的快速发育而进行性加重。由于凹陷的胸壁对心肺造成挤压，气体交换受损，肺内容易发生分泌物滞留，故常发生上呼吸道感染，活动后出现心慌气短。患者食量较少，人消瘦。

多数儿童漏斗胸患者，因为年龄小，不能表达自觉症状，而且小年龄患者因为胸壁弹性以及有限的体力，经常也不能表现出运动后呼吸短促、运动量与同龄人相比明显降低等症状，以致成年后也未行胸壁畸形的矫正，直至出现了自觉症状、心肺功能的改变和心理问题，才意识到需要进行治疗。部分患者会出现轻微活动后感疲惫、呼吸急促、心悸或心动过速、前胸锐痛、压迫性的不适等。

大多数的漏斗胸患者体型瘦长，最为常见的是胸骨下3／4出现对称性或非对称性的凹陷，绝大多数伴有前胸凹、后背弓、双肩收、腹膨隆的表现。部分患者还合并有胸肌发育不良、扁平胸和叉状肋等。

三十三、Nuss手术的手术适应证有哪些？

1. 手术年龄>2岁为宜，最佳年龄为6～12岁。

2. 肺功能提示限制性或阻塞性气道病变，易患上呼吸道感染，剧烈活动耐受量降低，跑步或爬楼时气喘。

3. 心脏受压移位，心电图、超声心电图检查发现不完全右束传到阻滞，二尖瓣脱垂等异常。

4. 中重度漏斗胸畸形，凹陷深度>2厘米或置水容量>20毫升或漏斗指数>0.12；CT检查Haller指数大于3.25。

5. 外观畸形影响患者生活及并发自卑等心理问题。

三十四、Nuss手术植入物的取出时间一般是多久？

时间一般在2年以上，因为2年以后胸廓才有足够的力量可以支撑起胸骨，如果2年以内取出，很容易引起复发，对于大龄儿童及成人漏斗胸Nuss手术后的患者，钢板的放置时间还要更长一些，治疗的效果更为可靠。

三十五、Nuss手术后的护理要点有哪些？

1. 患者进入术后监护室，听取麻醉师介绍手术情况及注意点，行心电、血氧监测，妥善固定留置导尿管，听双肺呼吸音，观察血压、脉搏、呼吸，保持输液通畅。手术当天禁食，镇静，平卧，雾化吸痰。

2. 正确的体位护理对预防矫形支架的移位和倒塌，保证手术效果有着非常重要的临床意义。患者全麻术后平卧24小时取斜坡卧位，病情稳定可下地活动，活动时需保持上身平直。

3. 加强呼吸道理疗，防治呼吸道感染。静脉应用抗生素抗感染，可配合祛痰药物。

4. 术后患者保持背部伸直避免弯腰、扭髋。

5. 术后一周内不屈曲，不转动胸腰，不滚翻，保持平卧。起床时最好有人协助。

6. 如体温正常，伤口愈合好，一般5～7天患者不需要帮助就能行走时即可出院，出院前拍胸片复查。

7. 术后使用硬膜外阻滞或静脉镇痛泵止痛，减少不必要的活动，以减轻患者疼痛。

第九章　肝疾病护理

第一节　肝脓肿护理

一、肝脏的生理功能有哪些?

分泌胆汁,解毒功能,代谢功能及凝血功能,吞噬和免疫功能,灭活作用,造血功能、储备。

二、细菌性肝脓肿病因有哪些?

1. 胆道系统的上行感染　最常见的病因,脓肿以肝左外叶多见。

2. 肝动脉　细菌随肝动脉入侵而形成的脓肿。

3. 门静脉　化脓性阑尾炎、痔核感染化脓性盆腔炎。

4. 淋巴系统　细菌随淋巴系统入侵而形成的脓肿。

5. 其他　肝脏开放性损伤、隐源性感染。

三、细菌性肝脓肿的临床表现有哪些?

细菌性肝脓肿是指化脓性细菌引起的肝内化脓性感染。肝脏有肝动脉和门静脉双重血供,而且其胆道系统与肠道相通,增加了感染的可能性。正常情况下,肝脏有丰富的血液供应及网状内皮系统的吞噬作用,可以杀灭入侵的细菌,不易形成脓。如若存在胆道系统疾病、全身感染合并糖尿病等情况,此时机体的抵抗力下降,易引起肝脓肿。其主要临床表现如下:

1. 寒战和高热　是常见的早期症状,体温可高达39~40℃,一般为稽留热或弛张热,伴多汗,脉率增快。

2. 肝区疼痛　炎症引起肝大,肝包膜急性膨胀和炎性渗出物的局部刺激,多数患者出现肝区持续性痛或钝痛,可伴有右肩牵涉痛或胸痛。

3. 消化及全身症状　由于细菌毒素吸收及全身消耗,患者有乏力、食欲减退、恶心呕吐;少数患者可有腹泻、腹胀及难以止住的呃逆等症状。

四、细菌性肝脓肿的治疗有哪些?

(一)非手术治疗

1. 全身支持治疗。

2. 应用抗生素，药敏结果未出前，可根据原发灶的来源选用抗生素，如青霉素、头孢类、甲硝唑。待药敏结果明确后再选有效药物。剂量大、疗程足。

3. 经皮肝穿刺脓肿置管引流术。

（二）手术治疗

脓肿切开引流术，肝叶切除术。

五、细菌性肝脓肿的护理要点是什么？

1. 高热的护理　加强对体温的动态观察，保持室内空气新鲜，定时通风。患者衣着适量，及时更换汗湿的衣裤和床单，以保持清洁和舒适。除须严格控制入水量者外，保证高热患者每天至少摄入2000ml液体，以防缺水。高热时予以物理降温，如冰袋、乙醇擦浴、冰盐水灌肠等，必要时采取药物降温，并观察药物的效果及不良反应。

2. 病情观察　加强对生命体征和腹部体征的观察，注意脓肿是否破溃引起腹膜炎、膈下脓肿、胸腔内感染等严重并发症。肝脓肿若继发脓毒血症、急性化脓性胆管炎或者出现中毒性休克征象时，可危及生命，应立即抢救。

3. 肝脓肿穿刺引流的护理　置患者于半卧位，以利于引流和呼吸；妥善固定引流管，防止脱落；定期更换引流袋（瓶），严格遵守无菌原则；观察和记录脓腔引流液和颜色、性和量，当脓腔引流液少于10ml时，可拔除引流管。

4. 营养支持　肝脓肿系消耗性疾病，应鼓励患者多食高蛋白、高热量、富含维生素和膳食纤维的食物，保证足够的液体摄入量；必要时提供肠内、外营养支持。

六、阿米巴性肝脓肿病因是什么？

阿米巴原虫从结肠溃疡侵入门静脉所属分支而进入肝内。

七、阿米巴性肝脓肿临床表现有哪些？

发热、腹痛、恶心、呕吐、食欲不振、肝大。

八、阿米巴性肝脓肿诊断有哪些？

1. 有阿米巴病史。

2. 新鲜粪便可找到阿米巴滋养体。

3. 乙状结肠镜检发现结肠有慢性溃疡，取材涂片能找到阿米巴滋养体。

4. 肝穿刺抽出棕褐色脓液。

5. 抗阿米巴治疗有效。

九、阿米巴性肝脓肿处理原则有哪些？

1. 非手术治疗　抗阿米巴药物及支持治疗，必要时反复抽脓。

2. 手术治疗　经皮肝穿刺置管闭式引流，手术切开引流，肝叶切除术。

第二节 门静脉高压护理

一、门静脉高压症定义是什么？

门静脉高压症是指门静脉血流受阻、血液瘀滞引起肝门静脉系统压力增高的临床综合征。

二、门静脉高压病理改变是什么？

脾肿大、脾功能亢进；交通支扩张；腹腔积液。

三、门静脉高压临床表现有什么？

1. 脾脏肿大、脾功能亢进　早期即可出现脾脏肿大；脾功能亢进可表现为血液中红细胞、白细胞和血小板均减少。

2. 呕血和便血　食管胃底静脉曲张破裂突发大出血，是门脉高压症最凶险的并发症。

3. 腹腔积液　是肝功能严重受损的表现。

4. 其他　可伴有肝大、黄疸、蜘蛛痣、腹壁静脉曲张、痔等。

四、门静脉高压处理原则是什么？

以内科综合治疗为重点。制止食管、胃底静脉曲张破裂引起的上消化道大出血，解除或改善脾脏肿大、脾功能亢进。

1. 非手术治疗　适合有黄疸、大量腹腔积液、肝功能严重受损的患者。输血、输液；使用血管升压素等药；三腔管压迫止血；内镜治疗，硬化剂注射；介入放射方法，经颈静脉肝内门腔静脉分流术（Transjugular Intrahepatic Portosyseemic Shunt，TIPS）。

2. 手术治疗　适合无黄疸、无腹腔积液或少量腹腔积液的患者。门–奇静脉断流术；门静脉分流术；脾切除术；腹腔积液内引流术。

五、门静脉高压患者的饮食应注意什么？

门静脉高压症最常见的并发症是上消化道出血。曲张的食管静脉或胃底静脉可因粗糙的食物、化学性刺激及腹内压增高而突然破裂，所以在饮食上要格外注意。一定要吃软烂的食物，一般要避免吃油炸食物或其他粗糙的食物，以防止食物划破食管黏膜下扩张、弯曲的静脉丛。同时，要少吃产酸的食物，如红薯能引起胃酸增加，强烈的胃酸能腐蚀胃黏膜及血管。另外，要注意防治剧烈的咳嗽和便秘，因为增高腹压的动作，也增高了门静脉内的压力，有造成血管破裂的危险。当然酒和其他刺激性食物更不应该食用了。总之，饮食要以高热量、高蛋白、维生素丰富、易消化的食物为宜。对严重的肝硬化门静脉高压患者，应避免一次摄入过多的蛋白质，防止发生肝昏迷；有腹腔积液的患者应进少盐或无盐饮食，并常需补充复合维生素B、维生素C和酵母。一般患者的食欲较差，所以饮食要精心调配，既要可口，又要有利于身体。

六、门脉高压患者急性出血期应如何护理？

1. 减轻恐惧，稳定情绪门静脉高压症患者，长期患有肝病，合并上消化道出血时，来势凶猛、出血量大，患者紧张、恐惧，对治疗悲观失望，甚至丧失信心。护士应沉着冷静，在采取各项抢救措施的同时，保持安静，避免在床边讨论病情，按医嘱给予镇静剂，安定患者情绪。帮助患者树立战胜疾病的信心，配合抢救。

2. 控制出血，维持体液平衡

（1）迅速建立静脉通路，按出血量补充液体，及时备血、输血。在出血开始的生理代偿期，及时恢复血容量，保证对心、脑、肾等重要内脏器官的血液灌注，避免发生不可逆性休克而危及生命，对肝硬化者宜用新鲜血，因新鲜血含氨量低，保存有凝血因子，有利于止血和预防肝性脑病。根据实验室检查结果，调节输液种类和速度，注意纠正水、电解质紊乱，以及补钾、控制钠的摄入量，对治疗门脉高压患者急性出血期有益。

（2）遵医嘱应用止血药，并观察药物的不良反应。及时清理呕吐物与血迹。

（3）观察病情：定时测量血压、脉搏、呼吸，监测中心静脉压和尿量。准确观察和记录出血的特点，如出血前常有上腹部不适及恶心感，随后呕吐出血性胃内容物。注意呕血和黑便的颜色、质、量。

（4）三腔二囊管的观察及护理。

（5）预防肝昏迷：为减少肠道细菌量，使用非肠道吸收的抗生素，用轻泻剂刺激排泄或用食醋灌肠。避免胃肠道残血被分解，产生氨，引起肝性脑病。

（6）急症手术准备：做好急症手术的各项常规准备，以防病情变化。

七、门脉高压症术后患者的护理要点有哪些？

门脉高压症的手术治疗分为两类：一类是通过各种不同的分流手术，来降低门脉压力；另一类是阻断门奇静脉间的反常血流，达到止血的目的。术后的护理如下。

1. 预防出血定时观察血压、脉搏、呼吸及有无伤口，引流管和消化道出血的情况。腹腔放置引流管者应注意观察记录引流液的性状和量，如在1～2小时内吸出200ml以上血性液体应及时妥善处理。分流术者，为使血管吻合口保持通畅，1周内不下床，取平卧位或低坡半卧位，1周后可逐步下床活动。

2. 保护肝功能，预防肝性脑病

（1）病情观察：分流术后患者须定时测定肝功能并监测血氨浓度，观察患者有无轻微的性格异常、定向力减退、嗜睡与躁动交替，黄疸是否加深，有无发热、厌食、肝臭等肝功能衰竭表现。

（2）饮食：术后24～48小时肠蠕动恢复后可进流质饮食，以后逐步改为半流质饮食及软食。门腔分流术后患者应限制蛋白质摄取量，每天不能大于30g，避免诱发或加重肝性脑病。

3. 预防和控制感染

（1）脾切除术后患者血压平稳后取半坐卧位，对预防膈下感染有重要意义。

（2）放置腹腔引流管者应保持负压引流系统的无菌、通畅；观察和记录引流液的性状和量。引流量逐日减少、色清淡、每天少于10ml可拔管。

（3）加强基础护理：卧床期间防止压疮发生，禁食期间注意口腔护理，鼓励患者深呼吸、咳嗽、咳痰，给予超声雾化吸入，防止肺部感染。

4. 预防和处理　静脉栓塞脾切除后2周内隔天检查血小板，观察有无肠系膜血栓形成迹象，如有无腹痛、腹胀和便血。必要时，遵医嘱给予抗凝治疗，并注意用药前后凝血时间的变化。

第三节　肝癌护理

一、肝肿瘤分类有哪些？

肝肿瘤分为良性和恶性两种。良性肿瘤少见，恶性肿瘤分为原发性肝癌和继发性肝癌。

二、原发性肝癌的定义是什么？

原发性肝癌是指发生于肝细胞和肝内胆管上皮细胞的癌，我国常见的恶性肿瘤之一，年死亡率位居我国恶性肿瘤第二位。

三、肝癌的病因有哪些？

1. 病毒性肝炎　亚洲肝癌患者70%～90%为HBV携带者，国内肝癌患者HBV携带者超过85%。

2. 肝硬化　70%～85%的肝癌发生于肝硬化时肝细胞代偿增生的基础上。

3. 化学致癌剂：在肝癌高发地区，黄曲霉毒素（AFT）的污染程度较重，检出率高，AFT能导致肝细胞损害，肝细胞修复、增生过程中可能发生癌变。其他化学致癌物还包括亚硝胺类化合物、有机氯杀虫剂。

4. 水土因素　水污染、死水。

5. 其他　酒精、微量元素、遗传、心理。

四、高危人群有哪些？

肝炎病史、HBsAg阳性、肝硬化或慢性活动性肝炎、年龄40岁以上的男性。

五、肝癌的分型有哪些？

肝癌的大体类型分为以下四种：结节型、块状型、弥漫型、小肝癌型；以结节型多见，常为单个或多个大小不等结节散布于肝内，肿瘤大小直径不超过5cm，多伴有肝硬化。

组织学分类：可分为肝细胞型肝癌（较常见）、胆管细胞型肝癌和混合型肝癌三类。我国以肝细胞型肝癌为主，约占91.5%。

六、肝癌的转移途径有哪些？

1. 直接蔓延　癌肿直接侵犯邻近组织和器官如膈、胸膜等。

2. 血行转移　多为肝内转移，癌细胞直接侵犯门静脉分支形成门静脉内癌栓，癌栓沿门静脉系统在肝内播散，可阻塞门静脉主干导致门静脉高压；肝外血行转移依次见于肺、骨、脑等。

3. 淋巴转移　主要累及肝门淋巴结，其次为胰周、腹膜后及主动脉旁淋巴结，晚期可至锁骨上淋巴结。

4. 种植转移　癌细胞脱落可造成腹腔、盆腔或胸腔等处种植性转移。

七、肝癌患者的治疗方法有哪些？

肝癌是指发生于肝脏的恶性肿瘤，包括原发性肝癌和转移性肝癌两种。人们日常说的肝癌指的多是原发性肝癌。肝癌的主要治疗方法如下。

（一）手术治疗

肝癌治疗的首选方法，通过完整地清除肿瘤组织，达到治愈的目的。能否切除和切除后的疗效如何，除了与肿瘤大小和数目有关，还与肝脏功能、肝硬化程度、肿瘤部位、肿瘤界限、有无完整包膜及静脉癌栓等密切相关。行手术切除的患者一般要求其一般情况良好，即没有心、肺、肾等重要脏器的器质性病变，肝功能正常或接近正常，具体需要客观的肝功能储备评估，如黄疸水平、白蛋白水平、吲哚氰绿滞留率等指标，同时没有肝外肿瘤转移灶，肿瘤部位局限，而不是多发或弥漫性分布。早期肝癌手术切除后一年生存率达80%以上，五年生存率达50%以上。如在术后辅以综合性治疗，可以获得更好的效果。

（二）肝移植

尤其对于那些合并肝硬化、肝功能失代偿的小肝癌患者，肝移植手术是最佳的选择。关于肝癌肝移植的适应证有很多标准，主要关注肿瘤的大小、数目和有无血管浸润及淋巴结转移。综合来说，这些标准对于无大血管侵犯、淋巴结转移及肝外转移的要求比较一致，但对肿瘤的大小和数目的要求不尽相同。我国标准与国际的肝癌肝移植标准相比扩大了肝癌肝移植的适应证范围，超出标准的肝癌患者在接受肝移植治疗后虽然最终可能会发生复发和转移，但是其生活质量和生存时间要明显优于其他治疗方式，所以应根据供受体的需求比例做出综合判断来选择适应证。

（三）肝癌射频消融或微波消融治疗

原理是利用微波或射频的热效应，通过组织中极性分子尤其是水分子的振荡加热肝组织，从而在靶区内引起热凝固，通俗地说就是"烧死"肿瘤，能达到与肝癌切除、肝移植相媲美的根治效果。适用于较小的单发肝癌，并远离重要血管，肝癌手术切除术后复发或肝功能储备功能较差，不能耐受手术切除的肝癌患者。

（四）肝动脉介入栓塞化疗

通过动脉置管的方法到达肝动脉，注入栓塞剂或抗癌药，常用于不能手术切除的中晚期肝癌患者，能够达到控制疾病、延长生存的目的。对于不宜做肝动脉介入治疗者和某些姑息性手术后患者，可采用联合或序贯化疗，但是肝癌对化疗效果不佳，常达不到良好的治疗效果。

（五）其他治疗

包括高强度聚焦超声、动脉化疗栓塞、酒精注射、冷冻治疗、放射治疗、分子靶向治疗、免疫治疗和中医药治疗等，主要用于由于各种原因不能接受手术治疗的患者。

八、肝癌的临床表现有哪些？

早期缺乏特异型表现，晚期可有局部和全身症状。

1. 肝区疼痛和肝大　肝区疼痛为最常见的主要症状，半数以上患者以此为首发症状；表现为持续性隐痛、刺痛或胀痛，夜间或劳累后加重。肝大为中、晚期肝癌的主要体征，肝质地较硬、表面高低不平、结节感或触及肿块。

2. 消化道症状　如食欲减退、腹胀、恶心、呕吐或腹泻等。

3. 全身症状　晚期可表现为低热、体重明显减轻、贫血、黄疸、腹腔积液、出血、浮肿等，甚至出现恶病质。

4. 并发症　主要有肝性脑病、上消化道出血、癌结节破裂出血及继发性感染等。

5. 转移症状　若发生胸膜、肺、骨、脑等肝外转移，可表现出相应的症状和体征。

九、肝癌的辅助检查有哪些？

1. AFP测定　原发性肝癌定性诊断的首选方法，若AFP≥500μg／L持续4周或AFP≥200μg／L持续8周，并能排除妊娠、活动性肝病、生殖腺胚胎性肿瘤等，应高度怀疑肝细胞癌。

2. 血清酶学测定　为辅助指标，常测定血清碱性磷酸酶、γ-谷氨酰转肽酶、乳酸脱氢酶同工酶、血清5'-核苷酸磷酸二酯酶同工酶等，多种酶的联合检测可提高诊断价值。

3. B超　是原发性肝癌定位诊断的首选方法，诊断正确率可达90%，能发现直径为2~3cm或更小的病变。

4. CT和MRI　能检出直径1cm左右的小肝癌，诊断符合率达90%以上。

5. 放射性核素扫描　诊断的阳性符合率为85%~90%，但直径小于3cm的肿瘤显示不出来；放射性同位素发射电子计算机体层扫描（ECT），可分辨1~2cm直径的肿瘤，能提高诊断符合率。

6. X线腹部透视或摄片　可见肝脏阴影扩大、右侧膈肌抬高等。

7. 选择性腹腔动脉或肝动脉造影　可发现直径小于2 cm的小肝癌，诊断符合率可达90％；选择性肝动脉造影或数字减影肝血管造影（DSA），可发现直径小于1 cm肿瘤，使诊断阳性率进一步提高。

8. 肝活组织检查　B超引导下行细针穿刺、腹腔镜或剖腹探查组织活检，适用于经过各种检查仍不能确诊，但又高度怀疑肝癌的病例。

十、肝癌的处理原则有哪些?

1. 手术治疗　肝部分切除、肝段、肝叶切除、肝移植。

2. 非手术性治疗

（1）局部治疗：现采用较多的是B超引导下经皮穿刺肝肿瘤内注射无水酒精、微波加热、射频治疗等。

（2）肝动脉栓塞化疗（TACE）。

（3）放射治疗。

（4）免疫治疗。

十一、为什么肝癌患者能进行肝动脉栓塞化疗术?

在肝癌中，血管性介入治疗临床应用最多，主要是选择性肝动脉灌注治疗、选择性肝动脉栓塞、选择性肝动脉化疗栓塞。其主要生理学基础是正常肝细胞的血液供应20％～25％来自肝动脉，75％～85％来自门静脉。原发性肝癌的血液供应90％～95％来自肝动脉，这就为肝癌血管性介入治疗肿瘤提供了解剖学基础。选择性肝动脉栓塞（TACE）是通过导管将栓塞剂选择性注入肿瘤血管和肿瘤供血动脉，阻断肿瘤供血，封闭肿瘤血管床，从而抑制肿瘤生长。这相当于把肿瘤"饿死"。常用的栓塞剂有吸收性明胶海绵、超液化碘油、海藻酸钠微球等。选择性肝动脉栓塞化疗（TACE）就是经导管既给化疗药物，又给栓塞剂，通过两种途径消灭肿瘤。

十二、肝动脉栓塞化疗术的护理要点有哪些?

1. 介入治疗前准备　向患者解释介入治疗的目的、方法及治疗的重要性和优点，帮助患者消除紧张、恐惧的心理，争取主动配合。向患者解释肝动脉插管化疗的目的及注意事项。注意出凝血时间、血常规、肝肾功能、心电图等检查结果，判断有无禁忌证。穿刺处皮肤准备，术前4小时禁食，备好一切所需物品及药品，检查导管的质量，防止术中出现断裂、脱落或漏液等。

2. 预防出血　术后嘱患者平卧位，穿刺处沙袋加压6小时，穿刺侧肢体制动6小时。注意观察穿刺侧肢体皮肤的颜色、温度及足背动脉搏动，注意穿刺点有无出血现象。

3. 导管护理

（1）妥善固定和维护导管。

（2）严格遵守无菌原则，每次注药前消毒导管，注药后用无菌纱布包扎，防止细菌沿导管发生逆行性感染。

（3）为防止导管堵塞，注药后用肝素稀释液2~3 ml（25 U／ml）冲洗导管。

4. 栓塞后综合征的护理　肝动脉栓塞化疗后多数患者可出现发热、肝区疼痛、恶心、呕吐、心悸、白细胞下降等，称为栓塞后综合征。

（1）发热是由于被栓塞的肿瘤细胞坏死吸收引起，一般为低热，若体温高于38.5℃，可予以物理、药物降温。

（2）肝区疼痛　多因栓塞部位缺血坏死、肝体积增大、包膜紧张所致，必要时可适当给予止痛剂。

（3）恶心、呕吐　化疗药物的不良反应，可给予甲氧氯普胺、氯丙嗪等对症治疗。

（4）当白细胞计数 $< 4 \times 10^9$／L时，应暂停化疗，并应用升白细胞药物。

（5）介入治疗后嘱患者大量饮水，减轻化疗药物对肾的不良反应，观察排尿情况。

5. 并发症防治　密切观察生命体征和腹部体征，若因胃、胆、胰、脾动脉栓塞而出现上消化道出血及胆囊坏死等并发症时，及时通知医师并协助处理。肝动脉栓塞化疗可造成肝细胞坏死，加重肝功能损害，应注意观察患者的意识状态、黄疸程度，注意补充高糖、高能量营养素，积极给予保肝治疗，防止肝功能衰竭。

6. 拔管护理　拔管后局部加压15分钟，卧床24小时，防止局部出血。

十三、非手术治疗患者的护理有哪些?

1. 心理护理　鼓励患者说出内心的感受和最关心的问题，针对具体情况采用疏导、鼓励、教育、解释、安慰、保护等护理语言，帮助患者减轻焦虑和恐惧，树立战胜疾病的信心，在最佳心态下接受治疗和护理。

2. 营养支持和保肝　遵医嘱给予富含热量、蛋白、维生素和纤维素食物，对合并肝硬化有肝功能损害者，应适当限制蛋白质的摄入；必要时给予肠内或肠外营养支持；对凝血功能不良者，应补充维生素K，减轻出血倾向。

3. 控制疼痛　遵医嘱按三级止痛原则给予镇痛药物，用药期间应观察疗效和副作用如解热镇痛药能引起胃肠道不适，吗啡类镇痛药可引起呼吸抑制、尿潴留、便秘等，一旦发现上述情况，及时协助处理。

4. 预防感染　做好皮肤、口腔、外阴及各种导管护理，并遵医嘱使用抗菌药物，预防感染性并发症。

5. 经股动脉穿刺肝动脉插管化疗患者的护理

（1）插管前护理：向患者说明插管的方法与可能的感受、插管的目的与插管后的注意事项、插管化疗可能出现的并发症及处理方法等；遵医嘱做好插管前准备，包括皮肤准备、局麻药物过敏试验、穿刺包及消毒用物准备等。

（2）插管后护理

1）妥善固定和维护导管。

2）严格遵守无菌原则，每次注药前消毒导管，注药后用无菌纱布包扎，防止发生逆行性感染。

3）注药后用肝素稀释液（25U／ml）2～3ml冲洗导管，以防导管堵塞。

4）观察并发症，如发现腹痛、恶心、呕吐、食欲不振及血白细胞减少等，应遵医嘱减量用药或暂停化疗；若出现因胃、胆、胰、脾等动脉栓塞而引起的上消化道出血及胆囊坏死等表现，应及时通知医师，并协助处理。

5）化疗结束后或导管阻塞时,可拔除导管，拔管后压迫穿刺点15分钟，且卧床24小时，以防局部形成血肿。

6. 并发症护理

（1）肝癌结节破裂：是原发性肝癌常见的并发症。应协助患者消除剧烈咳嗽、用力排便等诱因；若突然出现腹痛，且伴腹膜刺激征，应高度怀疑此症，积极配合抢救；少数出血可自行停止，多数需手术止血；对不能手术的晚期患者，给予输液、输血、止血药物、支持治疗等对症处理。

（2）上消化道出血：是晚期肝癌伴肝硬化的常见并发症。

（3）肝性脑病：见于肝功能失代偿或濒临失代偿的原发性肝癌患者，应以预防为主。

十四、肝癌术后的护理有哪些？

1. 有体液不足的危险

（1）评估患者体液状况及术后有无出血，包括监测患者面色、皮肤弹性、口干情况，血压和心率，出入水量，伤口敷料及其引流量等。

（2）患者术后若有出血倾向，应及时通知医生，共同处理。

（3）根据医嘱给予静脉输液，并根据病情需要，及时追加液体输入量。

2. 疼痛

（1）协助患者采取相对舒适的半卧位。

（2）术后早期通过静脉麻醉泵止痛，剂量根据患者个体耐受力而定。

（3）进行加重疼痛的操作，如换药前可适量增加镇痛药剂量，以减轻患者的疼痛。

（4）患者咳嗽排痰时，应协助用双手按压伤口，避免伤口震动引起疼痛。

（5）妥善固定导尿管及引流管，保持引流管通畅，避免引流管移动、牵拉所引起的疼痛。

（6）注意引流的色泽、性质和引流量，并正确记录。

（7）密切观察患者肛门排气情况，注意腹胀有无好转。

（8）观察患者使用镇痛药的效果，其次是镇痛药所带来的副作用，如呼吸、循环的抑制。

3. 自立缺陷

（1）注意患者的生活照料，加强头发护理、口腔护理、皮肤护理，给予雾化吸入，协助咳嗽排痰等，以防止术后并发症。

（2）留置导尿管期间，做好导尿管的护理，防止逆行性感染。

（3）加强病情观察，以早期发现可能产生的并发症。

（4）监测血糖、肝功能等。

（5）鼓励并协助患者早期活动，并逐步增加活动量

4. 知识缺乏

（1）知道患者保持良好的心理状态，继续注意营养的补充；

（2）告诉患者轻轻清洗愈合创面后，用柔软毛巾吸干，涂冷霜于皮肤表面，可防止皮肤干燥脱屑。

（3）在患者可以耐受的情况下，恢复所有活动，并逐步增加活动量。

（4）化疗期间，应定期复查血常规，并注意有无其他药物不良反应，如胃肠道反应、脱发等。告诉患者不良反应是暂时的，鼓励患者坚持治疗与门诊定期随访。

（5）教会患者尽量食用产气少易消化的食物。

5. 有感染的危险

（1）密切观察患者的体温变化。

（2）遵医嘱合理使用抗生素。

（3）及时更换伤口敷料，观察伤口愈合情况。

（4）每天2次做好导尿管护理，更换引流袋时注意无菌操作。

6. 康复知识缺乏

（1）指导患者注意休息，适当的户外活动，劳逸结合，逐渐恢复体力。同时保持良好的心理状态。

（2）指导患者合理进食，摄入含足够能量、蛋白质和丰富维生素的食物，有利于伤口愈合。初起少量多餐，从流质、半流质过渡到正常饮食。

（3）擦浴时注意伤口局部保护。

（4）如再次出现腰痛等情况应及时就诊。

（5）绝对卧床3天，3天后下床进行功能锻炼。

十五、肝癌术后的健康教育有哪些?

（1）注意营养，多食用含能量、蛋白质和维生素丰富的食物和新鲜蔬菜、水果。食物以清淡、易消化为宜。若有腹腔积液，水肿，应控制食盐的摄入量。

（2）保持大便通畅，防止便秘，可适当运用缓泻剂，预防血氨升高。

（3）患者应注意休息，若体力许可，可做适当活动或参加部分工作。

（4）坚持后续治疗，应树立战胜疾病的信心，根据医嘱坚持化疗或其他治疗。

（5）自我观察和定期复查。嘱患者及家属注意有无水肿、体重减轻、出血倾向、黄疸和疲倦等症状，必要时及时就诊。定期随访，每2～3个月复查AFP、胸片和B超检查。若发现临床复发或转移迹象、患者情况良好，可再次手术治疗。

第十章　胆疾病护理

第一节　概述

一、胆道的结构有哪些？

胆道就是将肝脏分泌的胆汁输送到十二指肠的管道结构。一般包括肝内胆道和肝外胆道两部分。

1. 肝胆管　构成肝脏的基本单位是肝细胞，胆汁就是从肝细胞中分泌出来的。由2～4个肝细胞围成初级、最细的胆管叫肝毛细胆管，许多肝毛细胆管汇成胆管，随着胆管向肝外伸展，直径也越来越大。肝脏分为左半和右半两部分，左半肝内的胆管汇合而成的胆管叫左肝管，右半肝内的胆管汇合而成的胆管叫作右肝管。左、右肝管在肝门处汇合，形成长约4cm的肝总管。肝总管再与来自胆囊的胆囊管合并继续延伸，就是胆总管部分了。

2. 胆囊　位于肝脏下面的胆囊床中，人们习惯将胆囊分为底部、体部、漏斗部和颈部。颈部较细，是胆结石最容易卡住的部位。在颈部有胆囊管和胆总管相连接。

3. 胆总管　是肝总管和胆囊管汇合而成的，胆总管首先在十二指肠韧带内通过，再向下行走，和胰腺的胰管会合，形成一个稍微膨大的部分叫作"壶腹"，再向下，最后进入十二指肠。胆汁由此进入肠道，参与消化。胆总管下段、胆管胰管汇合处有一组既能松弛又有收缩的环行平滑肌，叫作奥狄（Oddi）氏括约肌，它在胆管生理功能中具有举足轻重的作用。

二、胆囊的生理功能有哪些？

分泌胆汁、储存胆汁、浓缩胆汁、输送胆汁。胆囊每天分泌黏液20ml，保护润滑胆囊黏膜，24小时内胆囊接纳胆汁约500ml，浓缩5～10倍。

三、Oddi括约肌作用有哪些？

控制和调节胆汁和胰液的排放，防止十二指肠液反流。

四、胆道疾病首选诊断方法及注意事项有哪些？

胆道疾病首选诊断方法为B型超声检查；检查前空腹8小时以上，晚餐清淡素食，检查时间安排在钡餐造影和内镜检查之前，检查时多取仰卧位。

五、经皮肝穿刺胆管造影护理有哪些？

1. **检查前准备**　监测出、凝血时间；普鲁卡因、碘过敏试验；检查前预防性应用抗生素；术前晚服缓泻剂，术晨禁食；对有出血倾向者，需及时纠正。

2. **检查中护理**　合理放置体位；肋间穿刺，仰卧位；腹膜外穿刺，俯卧位；指导患者保持平稳呼吸（避免屏气或做深呼吸）。

3. **检查后护理**　平卧4～6小时；严密观察腹部体征和生命体征；对置管引流者观察引流液的色、质和量，并保持引流通畅；遵医嘱用药。

第二节　胆石症护理

一、胆石症的定义是什么？

胆石症是发生在胆囊和胆管的结石疾病，是胆道系统的常见病、多发病，女性发病率＞男性发病率。

二、胆石的成因有哪些？

1. **胆道感染**　胆汁瘀滞、细菌或寄生虫入侵胆道。胆道感染→胆汁内大肠埃希菌产生β-葡萄糖醛酸苷酶→可溶性结合胆红素水解→非水溶性游离胆红素＋钙→胆红素钙（沉淀形成胆色素结石）。

2. **胆管异物**　虫卵或成虫尸体、手术线结、反流的食物残渣作为核心形成结石。

3. **胆道梗阻**　胆汁瘀滞，胆色素在细菌作用下分解为非结合胆红素。梗阻的远端胆管内压力升高，胆管扩张，胆流缓慢，有利于结石的形成。

4. **代谢因素**　胆汁内主要成分：胆固醇、胆盐、卵磷脂。正常状态下三种成分按一定比例组成，呈微胶粒溶解状态。胆固醇代谢失调→胆汁内胆固醇浓度升高、胆盐下降，三种成分比例失调，胆固醇呈过饱和状态，沉淀而析出结晶（致石性胆汁）。

5. **胆囊功能异常。**

6. **致石基因及其他因素。**

三、胆石症的发病特点有哪些？

胆石症是常见病，自然人群发病率5.6％；近年发病率明显增高；女性患病较男性高一倍；胆囊结石发病率＞胆管结石；胆固醇结石＞胆色素结石；胆石症与胆道感染常同时发生，互为因果。

四、胆结石的分类和特点有什么？

1. **胆固醇结石**　80％发生于胆囊；呈黄色、白黄色或淡灰黄色；质硬；多面体，圆形或椭圆形；剖面呈放射性条纹状。X线检查多不显影。

2. 胆色素结石　75%发生于胆管；呈棕黑色、棕褐色；质松软；表面光滑；粒状或长条状；剖面呈层状，可有或无核心；混合性结石。X线检查常不显影。

3. 混合性结石　胆红素、胆固醇、钙盐等混合组成；呈现不同的形状和颜色；剖面呈层状或中心呈放射状而外周呈层状。含钙较多，X线检查可显影。

五、胆囊结石特点有哪些？

胆囊结石为发生在胆囊内的结石，主要为胆固醇结石和以胆固醇为主的混合性结石；常与急性胆囊炎并存；主要见于成年人，以女性多见。

六、胆囊结石病因是什么？

脂类代谢异常、胆囊的细菌感染、胆囊收缩排空功能减退导致胆汁成分和理化性质发生变化，胆固醇呈过饱和状态，结石形成。

七、胆囊结石、胆囊炎病理生理有哪些？

1. 急性单纯性胆囊炎　胆囊壁充血，黏膜水肿，白细胞浸润。胆囊与周围无粘连。可吸收痊愈。

2. 急性化脓性胆囊炎　胆囊肿大，胆囊壁充血水肿，部分黏膜坏死，出现纤维素和脓性渗出物。

3. 急性坏疽性胆囊炎　梗阻未解除，胆囊内压力持续升高。胆囊壁张力增高，血管受压导致血液循环障碍。胆囊呈片状坏死。

4. 胆囊穿孔　致胆汁性腹膜炎。

5. 慢性胆囊炎　白胆汁。

八、胆管结石、胆管炎病理生理有哪些？

1. 肝外胆管结石　多见于胆总管下端。胆管梗阻：多不完全。继发性感染：化脓性，甚至胆道大出血。肝细胞损害：肝细胞坏死、胆源性胰腺炎、胆汁性肝硬化、门脉高压症。

2. 肝内胆管结石　多见于肝左叶，常合并肝外胆管结石肝内胆管狭窄或扩张、胆管炎、肝纤维组织增生、肝硬化、萎缩、癌变。

九、急性梗阻性化脓性胆管炎病理生理有哪些？

胆管完全梗阻，梗阻以上胆管扩张，胆管壁黏膜充血、水肿，糜烂形成溃疡。继发感染后，胆管腔内充满脓性胆汁，胆道内压力增高，胆道内细菌毒素进入肝窦，形成胆源性脓毒症，称为急性重症胆管炎。

十、胆囊结石临床表现有哪些？

胆囊结石的症状取决于结石的大小、部位、是否合并感染、梗阻及胆囊的功能。约有30%的胆囊结石患者终身无临床症状，常在体检时经B超发现。有症状的胆囊结石表现为中上腹或右上腹闷胀不适，嗳气和厌食油腻食物等消化不良症状，常被误诊为"胃病"。胆囊结石也可于饱餐、进食油腻食物后，或夜间平卧后结石阻塞胆囊管而引起胆囊绞痛和急性胆囊炎。由于胆囊的收缩，较小的结石有可能通过胆囊管进入胆总管而发生梗阻性黄疸，然后部分结石又可由胆道排入十二指肠，部分结石则停留在胆管内成为继发性胆管结石。结石也可长期梗阻胆管而不发生感染，仅形成胆囊积水，此时便可触及无明显压痛的肿大胆囊。

胆囊结石在无感染时，一般无特殊体征或仅有右上腹轻度压痛。当有急性感染时，可出现中上腹及右上腹压痛、肌紧张，有时还可扪及肿大而压痛明显的胆囊。墨菲征常阳性。如同时伴有其他并发症时，可出现相应的体征，如高热、寒战和黄疸等。

十一、慢性胆囊炎临床表现有哪些？

大多继发于急性胆囊炎，70%～95%合并有胆囊结石临床，表现大多不典型。

1. 消化道症状　腹胀不适、厌食、厌油腻。
2. 右上腹及肩背部隐痛，右上腹轻度压痛。
3. 辅助检查　B超胆囊壁厚、腔小或萎缩。

胆囊造影显示胆囊显影淡或不显影，排空减退或消失。

十二、肝外胆管结石及急性胆管炎临床表现有哪些？

临床表现：取决于有无感染及梗阻。多可无症状，结石阻塞胆管并继发感染，可出现典型的夏柯三联征，腹痛、寒战高热、黄疸。

1. 腹痛　剑突下及右上腹部，多为绞痛，呈阵发性发作，或持续性疼痛阵发性加剧，可向右肩背部放射，常伴恶心、呕吐。由于结石嵌顿于胆总管下端或壶腹部，引起胆总管平滑肌及Oddi括约肌痉挛所致。
2. 寒战高热　弛张热，体温可高达39～40℃，胆道梗阻继发感染所致。
3. 黄疸　常有尿色变深，粪色变浅；也可出现皮肤瘙痒（胆盐沉积刺激引起），胆石梗阻所致黄疸多呈间歇性和波动性，其轻重程度、发生和持续时间取决于胆管梗阻的程度、是否并发感染、有无胆囊等因素。

十三、急性梗阻性化脓性胆管炎临床表现有哪些？

肝内、外胆管结石最凶险的并发症，又称为重症胆管炎。病人常有胆道疾病史或胆道手术史。

症状：起病急骤、发展迅猛；突发剑突下或右上腹绞痛；寒战、高热、恶心；呕吐；黄疸；休克表现；中枢神经抑制，短期内出现烦躁、嗜睡、淡漠、昏迷。

十四、胆囊结石嵌顿时临床表现有哪些？

1. 症状　突发的右上腹阵发性剧烈绞痛；疼痛向右肩部、肩胛部或背部放射；诱因有饱餐、进食油腻食物、睡眠；消化道症状：恶心、呕吐、腹胀等。
2. 体征　右上腹有压痛；右上腹触及肿大胆囊；Murphy征阳性。

十五、胆石症的治疗原则有哪些？

急性发作期宜先采用非手术疗法，病情严重或非手术疗法无效应及时手术，急性重症胆管炎及早切开减压、T管引流。

（一）非手术疗法

（1）禁食、胃肠减压，补液。

（2）解痉止痛：禁用吗啡。

（3）控制感染。

（4）纠正水、电解质和酸碱失衡。

（5）口服消炎利胆药。

（6）溶石疗法：疗效尚不确定。

（二）手术治疗

1. 传统胆囊切除术　适应证：单纯胆囊结石；胆囊结石伴慢性胆囊炎；非手术治疗无效；伴急性并发症（坏疽、穿孔）。

2. 胆囊造口术　适应证：病情危重、一般情况极差或术中发现局部解剖关系不清、粘连严重。

3. 胆总管探查、T管引流术　适应证：有梗阻性黄疸史，术中发现胆总管扩张，内有结石、肿瘤、蛔虫或并发急性胆管炎者。

4. 腹腔镜胆囊切除术（Laparoscopic Cholecestectomy，LC）　禁忌证：胆管结石、胆道感染、胆管狭窄、胆囊肿瘤、合并妊娠、腹腔内感染；既往有腹部手术史及过于肥胖者。

5. 肝叶切除、肝胆管空肠Roux-en-Y吻合术　适应证：肝内胆管结石反复发作并发感染形成局限性病灶，同时有肝叶萎缩者。

十六、胆囊结石的治疗方法有哪些？

胆囊结石的治疗方法主要分为两大类。

（一）非手术治疗

对于无症状的胆囊结石可以不治疗，此种胆石往往在体检经B超检查发现，称为"静止"胆石，定期复查即可。有一些症状轻微的患者，则可以采取非手术治疗，可以口服一些消炎利胆类的药如消炎利胆片、胆宁片、金胆片、茵三硫片等，也可以服用中药汤药，能有效缓解症状，有时还能起到排石效果。对合并有严重心血管疾病不能耐受手术的老年患者，可采取溶石或者排石疗法。

（二）手术治疗

手术治疗是最有效，也是最常用的胆囊结石治疗方法。手术切除胆囊可去除产生胆石的源头。另外，有症状的胆囊95%都有不同程度急性和慢性炎症，或其他胆囊收缩或浓缩胆汁等功能问题，多数胆囊已无功能可言，切去一个已丧失功能的胆囊并不妨碍消化功能，故仅有部分病例术后稍有大便次数增多，但数月之后又能恢复正常。根据病情选择经腹或腹腔镜做胆囊切除术，或排石疗法。

十七、腹腔镜胆囊切除术后患者为什么会肩背部疼痛？

因为腹腔镜手术时需要将二氧化碳注入腹腔形成气腹，以达到和维持手术中手术视野清晰及保证腹腔镜手术操作及所需的空间，腹中二氧化碳也可聚集在膈下产生碳酸，并刺激膈肌及胆囊床创面引起术后不同程度的腰背部、肩部不适或疼痛等，一般无须做特殊护理，可自行缓解。

十八、胆道结石患者为什么会出现黄疸？

黄疸是一种由于血清中胆红素升高致使皮肤、粘膜和巩膜发黄的症状。无论是肝内的毛细胆管、微细胆管、小胆管，还是肝外肝胆管、总肝管、胆总管及肝胰壶腹等处的任何部位发生阻塞或胆汁淤积，则阻塞或淤积的上方胆管内压力不断增高，胆管不断扩张，最终必然导致肝内小胆管或微细胆管、毛细胆管发生破裂，使结合胆红素从破裂的胆管溢出，反流入血液中而发生黄疸。黄疸的程度取决于梗阻的程度及是否继发感染，若梗阻不完全或结石有松动，则黄疸程度轻，若为完全性梗阻，则黄疸进行性加深，患者可有尿色变黄和皮肤瘙痒等症状。

十九、如何预防胆囊结石、胆囊炎？

胆囊结石在全世界范围内已经成为常见病和多发病，严重影响人类的健康，据统计，在中国单纯胆囊结石占全国胆石症的比例由20世纪80年代的52.8%上升到20世纪90年代的79.9%。如何进行胆囊结石的防治是人们普遍关注的一个问题。

1. 有规律地进食　按时进餐是预防结石的最好办法，尤其是早餐，按时进食能促进胆囊收缩及排空胆囊，防止结石的形成。

2. 合理的饮食结构　日常生活中应避免进食过多的高蛋白、高脂肪、高热量的食物，适当食用纤维素丰富的食物，以改善胆固醇的排泄，防止结石形成。减少动物性脂肪摄入，如肥肉及动物油脂，适量增加玉米油、葵花籽油、花生油、豆油等植物油的摄入比例。保证新鲜蔬菜、水果的供给。绿叶蔬菜可提供必要的维生素和适量纤维素。

3. 家族中有胆结石的人群　更应该注意合理饮食，定期检查腹部B超、血脂，及早发现胆囊结石，防患于未然。

二十、如何观察胆瘘？

胆瘘一般发生于手术后6周内，临床上可表现为典型的腹膜炎。腹腔局限性积液、不明原因的发热，或者患者腹腔引流管内引流出胆汁样的液体。胆瘘可发生于吻合口、远离吻合口的胆管其他部位、T形引流管出口处及Roux-en-Y肠袢的残端。非吻合口瘘一般为肝动脉栓塞后肝内外胆管缺血坏死所致，吻合口瘘一般是由于技术原因所致。T管造影或经皮肝穿刺造影可以帮助诊断，在治疗上，可改行或重新行Roux-en-Y胆总管空肠吻合术。

二十一、胆石症的护理措施有哪些？

（一）一般护理

（1）病情观察。

（2）缓解疼痛：禁用吗啡。

（3）改善和维持营养："三高一低"饮食，高蛋白、高糖、高纤维素、低脂。

（4）维持体液平衡：休克伴代谢性酸中毒者应用碳酸氢钠。

（5）皮肤护理：忌用力搔抓引起损伤，用温水清洗或炉甘石洗剂擦拭局部。

（6）心理护理。

（二）术前准备

1. 有黄疸和凝血机制障碍病人，按医嘱用药处理。

2. 拟行胆肠吻合手术者，术前三天服卡那霉素、甲硝唑等，术前一日晚清洁灌肠。

3. 拟行腹腔镜手术者：低脂饮食，尤其注意脐部清洁。

（三）术后护理

除一般护理常规外，卧位，稳定后半卧，及早下床。饮食，按术后常规，低脂饮食一个月。

1. 病情观察

（1）注意有无出血及感染性休克征象。

（2）密切观察腹部体征及伤口渗出情况：注意有无胆汁渗漏和腹膜炎征象。

（3）肠蠕动恢复后，逐渐由清流质饮食过渡至低脂正常饮食。

（4）黄疸程度、大便及尿液颜色变化。

2. T形引流管的护理。

3. 并发症的观察及预防：

（1）出血。

（2）胆漏：观察是否引流出胆汁，有发热和严重腹痛，并及时与医生联系。

4. 腹腔镜胆囊切除手术后护理

（1）体位：全麻，平卧，血压平稳改半卧位，6小时后起床活动。

（2）饮食：6小时后可进食。

（3）伤口护理：伤口约1cm，无特殊不处理。

（4）并发症观察及护理：出血、胆漏、肠穿孔等。

二十二、胆石症术后健康教育有哪些？

1. 饮食指导　低脂、高糖、高维生素易消化的饮食，忌油腻食物，避免饱餐。

2. 养成良好的工作、休息和饮食规律　避免劳累和精神紧张；肥胖者应适当减肥。

3. 指导病人了解有关胆道疾病的知识　胆管结石复发率高，如出现腹痛、高热、黄疸，应及早来院诊治。

4. T形引流管留置者的家庭护理

（1）向病人和家属解释T形引流管留置的意义和重要性。

（2）病人尽量穿宽松柔软的衣服；避免盆浴，淋浴时用塑料薄膜覆盖置管处，保护引流管。

（3）病人避免提举重物或过度活动，防止T形引流管脱出，拉扯伤口。

（4）指导病人及家属每天同一时间倾倒引流液；观察并记录引流液颜色、性状及量。

（5）指导换药：每日换药一次。一旦敷料污染，应马上更换，局部用凡士林或氧化锌软膏涂擦，保持置管处皮肤及伤口清洁干燥。

（6）T形引流管若有异常或脱管、突然无液体流出时，应及时就医。

二十三、T形引流管（T管）的目的有哪些?

胆道探查术后放置T形引流管的主要目的是胆道减压引流、预防术后胆漏、作为支撑预防胆管狭窄及术后经T形引流管拔除后窦道处理胆道残余结石。

1. 引流胆汁和减压，防止因胆汁排出受阻导致胆总管内压力增高、胆汁外漏而引起胆汁性腹膜炎。

2. 引流残余结石，使胆道内残余结石，尤其是泥沙样结石通过T形引流管排出体外。

3. 支撑胆道，防止胆总管切口瘢痕狭窄、管腔变小、粘连狭窄等。

4. 经T形引流管溶石或造影等。

二十四、T形引流管如何护理?

1. 妥善固定防止滑脱，避免引起胆汁性腹膜炎，手术后将T形引流管接无菌引流袋，并用曲别针床旁固定，保持引流管通畅，勿将引流管扭曲、受压。如有泥沙样结石或蛔虫阻塞时，应用无菌盐水缓慢冲洗，勿加压冲洗。

2. 防止逆行感染　每天更换引流袋，并检查有无破损，注意无菌操作，平卧时引流袋应低于腋中线，防止胆汁逆流造成逆行性感染。

3. 观察与记录　观察记录胆汁引流液颜色、性质、量、有无鲜血或碎石等沉淀物，同时注意观察体温及腹痛情况、大小便颜色及黄疸消退情况。一般术后24小时内T形引流管引流量300～500ml，清亮，呈黄色或黄绿色，胆汁引流量逐渐减少。

4. T形引流管周围皮肤的护理　每天清洁消毒T管周围皮肤1次，并覆盖无菌纱布，如有胆汁渗漏，应及时更换纱布，并局部涂氧化锌软膏保护。应严格按医嘱应用抗生素，控制感染。

5. 拔管的护理　如患者黄疸消退、无腹痛、无发热、大小便正常、胆汁引流量逐渐减少，颜色呈透明黄色或黄绿色，无脓液、结石、沉渣及絮状物，可考虑拔管。拔管前在X线下经T管行胆道造影，了解胆道下端是否通畅，若胆道通畅，可夹管1~2天，若无发热、腹痛、黄疸，即可拔除T管。拔管后1周内，应警惕胆汁外漏，甚至发生腹膜炎，观察体温，有无黄疸和腹痛发作，应及时处理。

6. 观察患者全身情况　胆道疾病术后患者的营养支持，早期以胃肠外营养为主，静脉输入水、电解质、氨基酸等改善全身营养状况，鼓励患者早期活动，促进胃肠蠕动恢复，防止肠粘连。胃肠功能恢复，待肛门排气、排便后，指导患者采用少量多餐的方式进食高蛋白、高热量、富含维生素易消化的低脂饮食。

二十五、T管引流管拔管指征有哪些？

若T管放置时间2周以上，引流出的胆汁色泽正常，但引流量逐渐减少，可在术后2周左右，试行夹管1~12天。夹管期间应注意观察病情，患者若无发烧，腹痛、黄疸等症状，可经T管做胆道造影或胆道镜检查，无残留的结石，即可拔管。

二十六、胰岛素瘤的临床表现有哪些？

胰岛素瘤为胰岛B细胞肿瘤，占胰岛细胞瘤的70%~80%，大多数为良性。胰岛素瘤的病因尚不清楚，其典型表现为明显的低血糖及神经系统症状。临床表现具有经典的Whipple三联征，即空腹时低血糖发作，空腹或发作时血糖 < 2.8 mmol/L（mg/dL），进食或静脉推注葡萄糖后症状迅速缓解。非典型临床表现有慢性低血糖症状，如性格改变、记忆力减退、步态不稳，视物不清，有的出现狂躁、幻觉、行为异常，以致被误诊为精神病。通常胰岛素瘤患者可呈现以下四组症状。

1. 交感神经兴奋的表现　低血糖引起的代偿性反应，如面色苍白、四肢发凉、出冷汗、心悸、手颤腿软等。

2. 意识障碍　因低血糖所致脑细胞缺乏葡萄糖引起，如精神恍惚、嗜睡、昏迷等，也可表现为头脑不清、反应迟钝、智力减退等。

3. 精神异常　为低血糖反复发作，大脑皮质受到进一步抑制的结果，症状多种多样，严重者有明显的精神症状，有时被误诊为精神病。

4. 颞叶癫痫　与癫痫大发作相似，为最严重的精神神经症状，发作时知觉丧失、牙关紧闭、四肢抽搐、大小便失禁。

第十一章 骨科康复护理

第一节 膀胱康复护理

一、清洁间歇导尿的适应证有哪些？

神经系统功能障碍，如脊柱损伤；非神经源性膀胱功能障碍，如前列腺增生；膀胱内梗阻导致排尿不完全；常用于下列检查，如精确测量尿量等。

二、清洁间歇导尿的时机有哪些？

在患者病情基本稳定，无大量输液，饮水规律，无尿路感染等并发症情况下进行，脊髓损伤患者待度过脊髓休克期后即可。进行清洁间接导尿的患者应符合该病的适应证，并排除禁忌证。

三、什么是饮水计划，为什么要进行饮水计划？

饮水计划是患者进行间接性导尿前的准备工作及进行间接性导尿期间要遵从的重要环节，以避免膀胱不能排尿，而过度膨胀，有损其功能。

四、间清洁歇导尿有哪些并发症？

间清洁歇导尿的并发症包括尿路感染、膀胱过度膨胀、尿失禁、尿道损伤、出血、尿路梗阻、自主神经异常反射、膀胱结石等。

第二节 肠道康复护理

一、什么是神经源肠道？常见病因有哪些？

神经源肠道是指控制大肠的中枢或周围神经组织导致的排便障碍，常见病因包括脑、脊髓、周围神经病变，如脑卒中、脊髓损伤、椎间盘疾病、椎管狭窄等。

二、在对脊髓损伤患者进行肠道康复训练功能之前，应该做好哪些准备？

1. 详细的评估，判断神经源肠道的类型，从而确定个体化的肠道功能训练计划，判断有无发生自主神经反射异常的危险。

2. 进行腹部平片检查，确认有无肠道梗阻，大便嵌塞的情况。

3. 在进行规律的肠道护理之前，应先将肠道中的粪便排清，再进行训练。

三、脊髓损伤患者的肠道护理应达到什么目标？

近期目标是预防因神经源肠道导致的各种并发症，通过肠道管理，形成规律的排便习惯。长期目标是减少神经源肠道给患者带来的各种不适，提高患者的生活质量，促进患者回归社会和家庭。

四、患者进行肠道功能训练时，患者出现自主神经反射异常，该如何处理？

应立即停止刺激；扶患者坐起，放低腿，松开衣领，裤袋，使用抗高血压药物，严密监测血压。

第三节　心肺功能康复护理

一、为什么要对骨科患者进行心肺功能康复？

可以提高对手术的耐受能力，促进术后伤口愈合，预防和减少心肺相关并发症的发生，有利于患者整体功能的康复，为患者的术后功能锻炼打下基础。

二、如何评定肺功能？

包括基本的肺容积和肺容量测定、肺通气功能测定、动脉血气分析等。

三、呼吸功能如何分级？

1. 呼吸功能的徒手评定分组　通过让患者做一些简单的动作或短距离行走，根据患者出现气短的程度初步评定其呼吸功能，徒手评定一般分为0～5级。

2. 呼吸困难分度　根据美国医学会《永久性残损评定指南》将呼吸困难分为轻、中、重三度。

四、骨科患者进行肺功能训练的目标是什么？

1. 短期目标　改善胸廓活动，提高机体能量储备，改善心理状况，预防并发症。

2. 长期目标　提高机体免疫力，改善全身状况。

五、什么是辅助咳嗽训练？

辅助咳嗽训练主要适用于腹部肌肉无力，不能引起有效咳嗽的患者，让患者仰卧于硬板床上或者坐在有靠背的椅子上。面对护士，护士的手置于患者的肋骨下角处，嘱患者深吸气，并尽量屏住呼吸，当其准备咳嗽时，护士的手向上，向里用力推，帮助患者快速呼气，引起咳嗽。如痰液过多可配合吸痰器吸引。

六、如何协助卧床的骨科患者进行排痰？

卧床期间，骨科患者受限，护士应协助患者进行排痰。护士可指导患者进行有效咳嗽训练，并配合体位引流、叩击、振动的方法，或者借助振动排痰机等进行协助排痰。

第四节　营养与体重管理康复护理

一、当患者出现营养不良时，有哪些干预措施？

可根据患者营养不良出现的原因程度来采取不同的干预措施，包括口服、鼻饲、胃肠外营养等。无关消化道疾病，能够经口进食的患者可根据实际情况采取经口补充营养；不能经口进食的患者可根据实际情况实施鼻饲的方法；重度营养不良，又不能经口进食的患者，才可用胃肠外营养的方式补充营养。

二、长期使用轮椅的注意事项？

长期坐轮椅患者受压迫部位的皮肤情况，防止压疮。坐轮椅时，患者身体承受重力压迫的主要部位包括肩背（近肩胛骨外）、臀部两侧（股骨粗隆处）、臀部下方（坐骨结节处）、膝部后方。患者可每隔30分钟用双上肢上身进行减压。停放轮椅时，一定要将轮椅刹闸固定，防止轮椅滑动。

三、如何对骨性关节炎患者进行饮食护理？

骨性关节炎患者应进食高钙食物，以确保骨质代谢的正常需要。老年人的钙的摄入量应比一般人多，应多喝牛奶，食用豆制品、蔬菜和水果必要时补充钙剂。但是，超重者应控制饮食，增加维生素的摄入量，如维生素A、维生素B、维生素C、维生素D等。

四、脊柱结核患者的饮食指导原则是什么？

脊柱结核是一种慢性感染消耗性的疾病，容易导致消瘦，需要多吃一些高蛋白食物，注意补充营养，少吃辛辣性刺激食物，不可饮酒，戒烟。

第五节　心理康复护理

一、骨折患者的心理特点是什么？

1. 骨折初期，患者受到意外伤害造成骨折，毫无思想准备，身体上承受着骨折后的疼痛和种种生活不适，心理上因离家住院，环境陌生，造成苦恼忧愁，产生一系列紧张、焦虑、恐惧、孤独等心理。

2. 经过骨折初期的治疗后，骨折患者进入骨折修复期，因骨折患者多需长时间的石膏托外固定、患肢制动、牵引，使患者产生厌烦情绪，表现为表情淡漠、抑郁、沉闷、易怒、烦躁，有时甚至是毫无理由的哭闹。

3. 经过长期的治疗，骨折患者进入康复期。但是，很多患者对于功能锻炼思想负担过重，害怕过早活动会影响骨折愈合或已愈合的骨折再次折断，在功能锻炼中，有些患者因耐受程度差，害怕疼痛，锻炼强度不够。

二、什么是创伤后应激障碍？

创伤后应激障碍（Posttraumatic Stress Disorder，PTSD）是指在强烈的精神创伤后发生的一系列心理、生理应激反应所表现出的一系列临床综合征。创伤后应激障碍综合征，又称为创伤后压力反应、创伤后压力综合征、创伤后压力心理障碍症等，主要症状包括噩梦、性格大变、情感解离、麻木感、失眠、逃避会引发创伤回忆的事物、易怒、过度警觉、失忆和受惊吓等。

三、什么是术后谵妄？

谵妄是指急性意识模糊状态或急性大脑衰竭。对于术后谵妄，麻醉常被认为是主要原因。术后谵妄的特性包括：

（1）意识水平下降，保持注意力的能力下降；

（2）学习记忆能力下降；

（3）感觉异常；

（4）睡眠–觉醒循环的改变；

（5）对时间、地点、人物定向力障碍；

（6）精神运动性活动改变。

第十二章　骨科循证护理与护理临床路径

第一节　骨科循证护理

一、什么是循证医学？

循证医学（Evidence-based Medicine，EBM）是遵循证据的医学，其核心思想是"任何临床医疗决策的制定，都需要基于科学研究的依据"。它要求医生"在为患者提供医疗照顾做临床决策时，诚心诚意地、明确地和审慎地运用现有的最佳证据"。循证医学并不排斥临床经验，它要求将最佳的研究证据与临床经验和患者的需求相结合。

二、循证护理对临床实践有什么意义？

（1）循证护理促进护理学科的发展；

（2）促进护理科研究成果在临床中应用；

（3）促进护理人员知识更新和科研水平的提高；

（4）循证护理是整体护理的延伸和完善；

（5）提高工作效率，降低资源消耗；

（6）促进护患关系的改善；

（7）为可能面临的法律问题提供保护。

三、循证护理问题有哪些来源？

护理实践中的一般性问题，护理时间中变异性/矛盾做法，患者所关心的问题。

四、证据是开展循证护理的基础，需要满足的条件有哪些？

1. 有广泛的意义并且可以通过公共途径获得，这样证据可以得到更过人的评价及利用。

2. 可以被理解。

3. 必须是准确无误的。

五、什么是随机对照试验？

随机对照试验（Randomized Controlled Trial，RCT）是将研究对象按照随机化的方法分为实验组与对照组，以保证两组的可比性，实验组给予治疗措施，对照组不给予欲评价的措施，前瞻性观察两组转归结局的差别。

六、什么是循证护理实践？

以科学证据为基础的临床实践，是指整合患者主观资料、客观资料与科学研究证据为最佳状态，它既是服务对象的需求，又是护理学顺应时代发展的必然产物。

第二节 骨科护理临床路径的历史与发展

一、什么是临床路径？

临床路径（Clinical Pathway，CP）是指医生、护士及其他专业人员等多个相关学科研究者针对某个国际疾病分类（Internatronal Classrfrcation of Diseases，ICD）对应病种或手术，以循证医学为基础，以预期的治疗效果和成本控制为目的，制定的有严格工作顺序和准确时间要求的程序化、标准化的诊疗计划，以规范医疗。

二、临床路径的设计标准是什么？

临床路径的设计标准是依据住院的时间流程，结合治疗过程中的效果对检查治疗的项目和实现进行规定。

三、什么是护理临床路径？

护理临床路径是伴随着临床路径应运而生的护理新技术，它针对某个疾病（或手术），以患者为中心，从入院到出院，以时间为横轴，以入院指导、接诊时诊断、检查、用药、治疗、护理、饮食指导、活动、教育、出院计划等理想护理手段为纵轴的最适当、有顺序和时间性的整体护理计划。

四、制定护理临床路径的原则有哪些？

（1）护理临床路径是针对一组特定疾病。

（2）护理临床路径的设计要根据本地区、本科室的医疗水平、参照现有的医疗、护理常规、标准来制定适应的路径表，便于临床护士的操作。

（3）结果是建立一套标准化护理，最终起到规范护理行为，减少变异，减低成本，提高护理质量的作用。

五、什么是临床路径变异？

临床路径变异是指患者在接受诊疗服务的过程中，出现偏离临床路径程序，或在根据临床路径接受治疗过程中出现偏差的现象。

六、临床路径变异的处理原则有哪些？

1. 记录　医务人员及时将变异情况记录在变异记录单内。
2. 报告　经治医师应及时向实施小组报告变异原因和处理措施。

3. 讨论　对于较普通的变异，可以组织科内讨论，找出变异原因，提出处理意见，也可以通过讨论，查阅相关文献资料探索解决或修正变异的方法。

七、影响临床路径变异的因素有哪些？

1. 与患者相关的因素　常与患者的需求、个体差异、心理状态、病情的严重程度有关。

2. 与医务人员相关的变异　与医务人员的工作态度、技术水平、医患沟通技巧等相关的变异。

3. 与医院系统相关的变异　医院各个部门之间沟通、协调障碍、设备不足等问题产生的差异。

4. 出院计划因素相关变异　等待转诊、家属照顾能力限制或是因为经济因素致使患者不能按计划出院。

八、纳入临床路径的条件是什么？

（1）诊断明确，没有严重的并发症，能够按临床路径设计流程和预计时间完成诊疗项目的。

（2）第一诊断必须符合国际疾病分类（LCD-10）。

（3）当患者同时具有其他疾病诊断，但在住院期间不需要特殊处理也不影响第一诊断的临床路径流程实施时，可以进入路径。

九、退出临床路径的条件是什么？

进入临床路径的患者出现以下情况之一时，应当退出临床路径。

（1）在实施临床路径的过程中，患者出现严重的并发症，需要其他科室进行治疗的。

（2）在实施临床路径的过程中，患者要求出院、转院或者改变治疗方式而需退出临床路径的。

（3）发现患者因诊断有误而进入临床路径的。

（4）患者出现严重的医疗相关感染等情况不适应继续完成临床路径的。

十、临床路径知情同意书应该在什么时间签署？有什么意义？

临床路径知情同意书在进入临床路径前签署，也就是患者入院后，通过收集病史、评估、体查，患者符合进入临床路径条件则同患者解释、告知并签署临床路径知情同意书。

签署临床路径知情同意书的意义是让患者拥有对病情、诊疗方案、风险益处、费用等真实情况有了解与被告之的权利，患者在知情的情况下有选择、接受与拒绝的权利。

第三节　常见骨科疾病护理临床路径

一、髋关节置换术后临床路径容易发生变异的因素有哪些?

1. 并发症　术中和术后骨折、术后关节脱位、大量出血需输血、深静脉血栓形成或肺栓塞肺部及泌尿系统感染、伤口并发症或假体周围感染。

2. 并发症　老年患者常合并其他疾病,如骨质疏松、心脑血管病、糖尿病、血栓等。

3. 人工髋关节假体的选择　根据患者髋臼及股骨骨质条件选择生物型假体、骨水泥型假体或混合性假体。

二、膝关节置换临床路径的单病种包括哪些?

1. 第一诊断为重度膝关节骨关节炎(ICD-10:M17)行全膝关节置换术(ICD-9-CM-3:81.54)

2. 第一诊断为股骨下端骨肉瘤(ICD-10:C40.2 M9180/3)行肿瘤截除、肿瘤型膝关节置换术(ICD-9-CM-3:77.85~77.87伴81.5402),已完成术前诊断及化疗,不包括术后化疗。

三、膝关节换术后临床路径容易发生变异的因素有哪些?

1. 内科并发症　晚期重度骨关节炎的患者常合并内科基础疾病,围术期需要详细检查内科情况并请相关科室会诊,术前准备时间需延长。

2. 围术期并发症　患者骨质条件、畸形类型、关节炎病变的严重程度差异,有可能出现手术相关并发症,如骨折、韧带损伤、神经血管损伤、深静脉血栓形成、膝关节积液、伤口不愈合感染、假体周围感染、白细胞降低、贫血等术后需要延长下地和康复时间。

3. 膝关节假体的选择　目前可供选择的膝关节假体较多,根据患者病情选择不同的关节假体类型,可能导致住院费用存在差异。

四、关节置换术后出现神经损伤的原因包括哪些?

(1)术中拉钩对神经的直接牵拉挤压。

(2)过度的下肢牵拉和延长。

(3)术后局部敷料、血肿的压迫。

(4)术后下肢放置不当造成腓骨小头受压。

五、为什么关节置换患者出院前要提供金属人工关节植入证明?

关节置换患者出院前,常规为患者提供一张金属人工关节植入证明,其原因如下：

（1）人工关节是应用生物材料相容性好、机械强度高、耐磨性强的钴、不锈钢、钛等人工材料制成。

（2）人工关节感染是关节置换患者严重的并发症之一，任何其他部位的感染都有可能造成人工关节感染。

六、膝关节镜术后膝伸展受限的常见原因及护理措施有哪些？

1. 膝关节镜术后膝伸展受限的常见原因 腘绳肌紧张或挛缩、后关节囊紧张、股四头肌肌力软弱、主动伸展受限和关节水肿等。

2. 护理措施

（1）将支具伸展度设为0°，或将角度完全放开，排除伸展障碍。

（2）患肢伸直，做踝泵运动，牵拉后关节囊，保持5秒，每次15～30回，3次/天，在患者能耐受的情况下循序渐进。

七、膝关节镜术后膝过度伸展的常见原因及护理措施有哪些？

1. 膝关节镜术后膝过度伸展的原因 韧带结构过度松弛，牵拉过度或迟缓愈合；先天异常的韧带过度松弛。

2. 护理措施 采用膝关节支具限制膝关节过度伸展和增加伸展阻碍使之纠正。指导患者掌握正确的膝关节伸屈运动训练，注意保护移植重建韧带。

八、膝关节镜术后容易发生变异的因素有哪些？如何预防？

1. 并发症 发生的可能性较小，但仍有一些患者因合并疾病而出现血栓形成、关节腔积液等，导致住院时间延长、费用增加。

2. 并发症 老年人本身常有许多并发症，如骨质疏松、糖尿病等。

3. 预防措施 术前评估患者的身体状况，是否有其他疾病，各项指标是否正常。积极预防并发症，术中灌注压力不可过大，灌注量和引流量相平衡；减少术中上止血带时间；术后遵循RICE护理原则。

九、纳入临床路径的颈椎病是什么类型，有什么临床表现？

纳入临床路径的颈椎病是脊髓型颈椎病，临床有脊髓受压表现为四肢麻木乏力，行走时踩棉花感，不能完成精细动作，严重可影响大小便功能。

十、颈椎术后临床路径容易发生变异的因素有哪些？

1. 围术期并发症 内置物松动、伤口感染、脊髓等神经损伤、血管损伤、食管损伤、硬膜外血肿等造成住院日延长和费用增加。

2. 内科并发症 老年患者常合并基础疾病，如心脑血管疾病、糖尿病、血栓等，手术可能导致这些疾病加重而需要进一步治疗，从而延长治疗时间，并增加住院费用。

3. 有上胸椎同时累及者，可能同期手术。

4. 内置物的选择 由于病情不同，使用不同的内置物，可能导致住院费用存在差异。

十一、腰椎术后临床路径容易发生变异的因素有哪些?

1. 围术期并发症 伤口感染、神经血管输尿管损伤、硬脑膜外血肿、内置物松动等造成住院日延长和费用增加。

2. 内科并发症 老年患者常合并基础疾病,如心脑血管疾病、糖尿病、血栓等,手术可能导致这些疾病加重而需要进一步治疗,从而延长治疗时间,并增加住院费用。

3. 内置物的选择 由于病情不同,使用不同的内置物,可能导致住院费用存差异。

第十三章 器官移植疾病护理

第一节 概述

一、什么是器官移植？

将身体的某一部分如细胞、组织或器官，用手术或其他措施移到自己体内或另一个个体的特定部位，而使其继续存活的方法，叫作移植，常用作实验研究或临床上治疗疾病。

二、什么是移植物？

被移植的部分称为移植物。

三、什么叫供者、受者？

1. 供者　提供器官的一方为器官移植的个体，可以是在世的人，也可以是刚刚去世的人。

2. 受者　接受器官的一方为器官移植的受者或宿主。

四、目前我国都开展了哪些移植？

目前，同种间的许多器官如肾、心、肝、肠等的移植已成为有实用价值的医疗方法。现在常用的器官移植有肾、心、肝、胰、胰肾联合、肺、心肺联合、心肝联合、肝肾联合、脾、小肠以及腹部多器官联合移植。此外，还有少见的卵巢、睾丸、甲状旁腺、肾上腺移植等。

五、移植是如何分类的？

1. 按供者和受者的遗传免疫学的关系分类　分为自体移植、同质移植、异体移植、异种移植。同种异体移植常简称为同种移植。

2. 按移植的活力分类　可分为活体移植、非活体移植或结构移植或支架移植。

3. 按移植物植入部位分类　可分为原位移植、异位移植或辅助移植。

4. 按移植方法分类　可分为游离移植、带蒂移植、吻合移植和输注移植。

5. 按移植物组织的发育成熟期分类　可分为细胞移植、组织移植和器官移植。

六、移植前供者应做什么准备？

1. 免疫学检测　同种异体器官移植的最大障碍是移植后供、受者之间的免疫排斥问题，其本质是受者免疫系统识别具有抗原特异性的供体器官的免疫应答，主要由主要组织相容性复合物引起，此类抗原在临床为人类白细胞抗原，具有明显个体特异性。其他组织相容性抗原，如次要组织相容性复合物、ABO血型抗原等也在移植免疫中起一定作用。供、受者间组织相容性抗原的差异越小，则排斥反应发生的概率越小，移植物存活率越高；反之则排斥反应发生率增高，不利于移植物的存活。为了预防超急性排斥反应的发生，提供高移植效果，在器官移植前必须进行相关的免疫学检测，以选择与受者组织相容性抗原无差异或差异小的供者作为移植物。临床常用的检测方法有以下几种。

（1）ABO血型相容性试验：检测供者与受者的红细胞血型抗原是否相同或相容。同种异体移植时要求供、受者血型相同，至少要符合输血原则。若供、受者ABO血型不合，移植后可发生不可逆的血管内排斥反应而影响移植物功能，甚至移植器官功能衰竭而导致移植失败。

（2）人类白细胞抗原配型：按照国际标准的六抗原相配原则进行配型，包括MHC-Ⅰ类分子抗原及MHC-Ⅱ类分子抗原。临床主要检测HLA-A、HLA-B、HLA-DQ等3个位点。HLA六抗原配型与肾移植、骨髓移植的存活率有着密切关系，配型相容程度越好，移植器官存活率越高，但与移植肝的存活率无密切相关。

（3）预存抗体的检测

1）淋巴细胞毒交叉配合实验是检测受者血清中针对供体特异性抗体反应性的最直接方法。若淋巴细胞毒交叉配合试验阳性，提示移植后有超急性排斥反应或血管排斥反应的风险。肾移植手术要求淋巴细胞毒交叉配合试验必须<10%，肝移植可相对放宽，但仍以<10%为佳。

2）群体反应性抗体检测是通过检测受者体内同种异体抗原对随机细胞群体反应的细胞筛查试验来测定其被致敏的程度，用PRA百分率表示。检测方法主要有三种，即Elisa法、流式细胞仪技术、微量CDC方法。PRA高的患者交叉配型的阳性率高，提示不容易找到合适供体。

（4）混合淋巴液培养：将受者与供者的淋巴组织混合在一起培养，观察其转化率超过20%~30%，提示供、受者的淋巴细胞抗原不同，不宜进行移植手术。混合淋巴液培养是一种较可靠的组织配型试验，但由于此法观察结果所需时间过久（5~6天），因此临床实际应用价值不大。

2. 非免疫学要求　要确保提供的移植器官功能正常，供者无血液病、结核病、恶性肿瘤、严重的全身性感染和人类免疫缺陷病毒感染等疾病。同时，供者年龄以小于50岁为佳，但随着移植技术的不断提高和丰富的手术经验的积累，年龄界限已放宽，如供肺、胰者不超过55岁，供心、肺、肝者分别不超过60岁、65岁、70岁。活体移植以同卵孪生间最佳，然后依次为异卵孪生、同胞兄弟姐妹、父母子女血缘相关的亲属及无血缘者之间。

七、移植前受者应做什么准备？

1. 心理护理　在术前等待供体期间，应对接受移植的患者及其家属做耐心的教育和宣传，介绍手术方法和将接受的治疗，使之了解有关移植的基本知识，解除思想顾虑，以减少对手术的恐惧和不安，在移植前保持良好情绪，对手术可能出现的情况或并发症有充分的思想准备。

2. 加强营养　根据病情给予低钠、低蛋白饮食，但需保证足够的热量供给。行血液透析者，可根据血尿素氮水平补充蛋白质和必选氨基酸。

3. 协助术前检查　除常规检查外，还包括肝、肾、心、肺、神经系统等功能检查；肝炎病毒相关指标、人类免疫缺陷病毒（HIV）及水电解质的测定；尿、咽拭子细菌培养；血型、白细胞抗原（HLA）配型、淋巴细胞毒试验、群体反应抗体等。

4. 清除感染灶　注意早期预防和治疗咽喉部和尿道等处理的潜伏病灶。必要时可根据医嘱正确、及时地预防性应用抗生素。

5. 免疫抑制药物的应用　根据受者的需要可在手术前或手术中开始用药。

6. 锻炼肺部能力　术前1个月，训练患者吹气球、咳嗽，锻炼深呼吸、有效咳嗽。

7. 教会患者进行必要的交流沟通技巧　如手势、语言交流等，并介绍术后病程一般发展情况，使患者心中有数。

8. 避免交叉感染　术前1~2天，受者禁止与其他患者，特别是患有传染性疾病的患者接触，避免交叉感染并保持皮肤清洁。

9. 饮食　术前1天进少渣饮食，术后禁食、禁饮。

10. 保证睡眠　术前晚为保证患者的休息和睡眠，予以服安定的等助睡眠药。

11. 肠道准备　术前用温盐水或温软皂水行清洁灌肠。

12. 测量体重并记录。

八、移植前护士应做什么准备？

1. 物品准备

（1）病房设施：由术前准备病房、术后消毒隔离病房、康复病房三部分组成。病房内设有空调、中心给氧、吸引、监护仪、磅秤、闭路电视监测系统、电视机、电冰箱及电话等，具有足够的照明条件，特别要备有房间消毒设备如紫外线灯、空气消毒、净化机等。

（2）消毒隔离房间的准备：术前1天用消毒水擦拭室内一切物品以及地面、桌面等，室内空气消毒1~2小时；床单等棉质物品均需经高压蒸汽灭菌，铺好手术床，备齐消毒好的隔离衣、帽、鞋、口罩等物，便于工作人员进入隔离病房。

（3）专用药柜：肾移植术后应用的药物比较特殊，如各种免疫抑制剂、白蛋白、肌苷、呋塞米等，以及抗生素、抗病毒等药物，各种抢救用药等。

2. 工作人员准备

（1）制订护理计划：全面评估患者身体、心理、家庭、社会及生活方式的特点，制定全面的护理计划。

（2）学习相关专业知识：学习相关的移植知识以及各种常用仪器的使用。

（3）准备护理移植患者前护理人员应进行自身身体检查：如是否患有流感等传染性疾病等。

（4）进入移植隔离病房前应洗手，穿好隔离衣，戴好口罩、帽子，穿好鞋。

九、为什么肾移植只要移植一个肾脏？

肾脏的代偿能力非常强，在肾功能正常的情况下，一个肾脏就可以承担机体的生理需要，这也就是肾移植只需一个肾脏的原因。一般情况下，病变的肾脏无须手术摘除，供肾移植于下腹部一侧的髂窝内。常规是左侧供肾放置于受者右髂窝内，右侧供肾放置于左侧髂窝内，但也有部分移植医生认为无须区别放置位置。

十、移植后为什么要隔离而不让家属探望？

移植术后患者身体非常虚弱，还必须使用大量的免疫抑制剂，对外来病菌的抵抗力很弱，接触细菌后非常容易出现感染，而且这个时期一旦感染非常难以控制，有时甚至会危及患者生命。在隔离病房，患者使用的物品、食物、饮水等均经过严格的消毒处理，这样可以将感染概率降至最低。如果家属出入隔离区就会将病菌带入，从而危及患者的健康。为了解决患者家属迫切了解病情的心愿，多数移植病房会安排一个特定的时间由护士或医生向家属讲解病情，解答疑问。

十一、移植后为什么要频繁监测体温？

移植术后早期是急性排斥反应和感染的高发时期，这两种并发症均会严重威胁患者的健康和移植器官的存活。体温是反映这两种并发症的最便捷、有效的指标之一。在移植后早期，患者的病情变化非常迅速，数小时之内就可能发生排斥反应、感染，因此，移植后早期可能会每1~2小时测量一次体温。通过体温的监测可以早期发现排斥反应和感染，继而采取有效措施。

十二、移植器官怎样保存？

安全有效地器官保存是移植成功的先决条件，目前是保持移植器官的最大活力。离体缺血器官在35~37℃常温下（称为热缺血）短时间内即趋于失去活力。为延长供体器官的存活时间，器官保存应遵循低温、预防细胞肿胀和避免生化损伤的原则。在低温状态下，虽然细胞新陈代谢和能量储存的消耗减缓。但作为细胞新陈代谢主要能量来源的三磷酸腺苷和二磷酸腺苷仍不断被消耗；且低温下维持细胞内高钾低钠状态的钠–钾泵失活，可致细胞肿胀。因此，存活液的成分是保存器官功能的又一重要因素。

目前，供体器官的处理和保存方法是采用特制的器官灌洗液（0~4℃）快速灌洗，使被洗器官的温度迅速而又均匀地降到10℃以下，并尽可能将其血液洗净；然后保存于2~4℃保存液中直至移植。目前，国际上应用最广泛的器官保存液是1988年美国威斯康星大学Belzer研制的UW液，其中的乳糖盐、绵糖及羟乙基淀粉等成分可维持渗透压，减轻供体器官冷藏时细胞发生肿胀；谷胱甘肽和腺苷通过减少氧自由基的产生而发挥保护细胞的作用。UW液理论上可保存胰腺、肾长达72小时，保存肝30小时或更长。临床上多数外科医生将供体器官保存时限定为：心脏5小时，肝12小时，胰腺和肾分别在20小时和24小时以内。新近开发的HTK液和Celsior液也有较好的器官保存效果。

第二节　常用药物

一、什么是免疫抑制剂？

免疫抑制剂是一类对机体的免疫反应具有抑制作用的药物。能抑制与免疫反应有关细胞（T细胞、B细胞、巨噬细胞）的增殖和功能，能降低机体抗体免疫反应的制剂。主要用于器官移植抗排斥反应和自身免疫病，如类风湿性关节炎、红斑狼疮、皮肤真菌病、膜肾球肾炎、炎性肠病和自身免疫性溶血贫血等。

二、器官移植患者免疫抑制剂使用有哪些注意事项？

1. 必须严格按照医嘱按时按量服药　绝不可自行擅自更改、停用，或加、减药物剂量和种类。掌握服药的剂量、时间、次数、方法。了解药物的性能和不良反应。

2. 避免漏服　在术后早期，即使只漏服1次剂量，就可以导致严重的排斥反应，但也绝对禁止在下一次服药时擅自增加剂量。两次服药的时间不少于8小时，否则可能导致严重的不良反应。

3. 严密监测药物浓度的重要性　由于个体不同，机体对各种免疫抑制剂的吸收及代谢均有不同表现，必须通过监测药物的血浓度来决定服药剂量，既可以达到预防排斥反应的目的，又减少药物的不良反应。

4. 服用免疫抑制剂时应选择空腹服用（餐前1小时或餐后2小时），定时服用，以免影响药物的血浓度。

5. 某些食物会影响免疫抑制剂的吸收，改变血药物浓度参数。例如他克莫司与食物同服（特别是脂肪含量高的食物），其吸收速率及程度会明显下降；服用他克莫司后如饮酒会增加视觉和神经系统不良反应；西罗莫司可与水或橙汁一起服用，但不能与苹果汁、西柚汁同服；环孢素和他克莫司与西柚汁同时服用，可以提高两者的血药浓度。

6. 儿童患者在使用免疫抑制剂时，可使用牛奶、温水稀释后饮用，但应避免使用冷水送服。

7. 避免使用未经医生同意的药物　包括中药或偏方。若有经其他医生开出的处方药品，应与移植医生及时联系，以免影响抗排斥药物的作用或造成其他的不良反应。

8. 某些免疫抑制剂会对外貌产生影响，如环孢素会导致多毛症、牙龈增生，激素会导致痤疮、满月脸，需要为患者做好心理护理。

三、免疫抑制剂治疗的用药原则是怎样的？

1. 联合用药　使免疫抑制剂药物疗效发挥到最好。

2. 合理用药　使药物不良反应降到最低。

3. 调整药物剂量　以保证足够的免疫抑制剂及适度的机体免疫力。

四、服用环孢素应注意哪些问题？

环孢素，是一种新型的免疫抑制剂，环孢素A（CsA）的临床应用极大地提高了移植的成功率，其主要作用是阻止白细胞介素及其他T淋巴细胞激活所需的细胞因子的表达，从而抑制T淋巴细胞的活化与增殖，常作为免疫抑制维持治疗的最基本药物之一。CsA的主要不良反应是肝、肾毒性，高血压，神经毒性，高尿酸血症，牙龈增生，多毛症及糖尿病等。临床应用期间需要严格检测血药浓度，尽量避免其不良反应。

五、服用他克莫司应注意哪些问题？

他克莫司（FK506），又名普乐可复，作用原理类似于环孢素。FK506的肝、肾毒性与环孢素相似，但高血压发生较少，牙龈增生及多毛症罕见。

六、服用激素药物应注意哪些问题？

皮质类固醇是预防和治疗同种异体移植所致排斥反应的一线药物，常与其他免疫抑制剂联合应用。主要是抑制T淋巴细胞的活性。常用药有泼尼松（强的松，prednisone，Pred）、泼尼松龙（强的松龙，prednisolone）、甲泼尼龙（甲基强的松龙，methylprednisolone，MP）、氢化可的松（hydrocortisone）等。不良反应可有骨质疏松、应激性溃疡、促进感染等。口服和静脉注射都可以吸收，目前尚无统一的用药方案。

七、服用霉酚酸酯应注意哪些问题？

霉酚酸酯（MMF）能特异性抑制T、B淋巴细胞的增殖及抗体生成，制止细胞毒性T淋巴细胞的繁殖。主要不良反应有腹泻、关节痛、白细胞减少和胃肠出血等。MMF的用药方法是口服。

八、应用硫唑嘌呤应注意什么？

硫唑嘌呤（AZA）是同种异体移植免疫治疗的经典药物之一。主要作用是抑制DNA、RNA的合成，进而抑制T、B淋巴细胞的分化和增殖。不良反应可有骨髓抑制、肝功能损害、胆汁淤积、肝静脉血栓形成、促使感染及脱发等。可通过口服或静脉注射给药，多数选择口服。

九、应用淋巴细胞抗体需要注意什么？

1. 多克隆抗淋巴细胞抗体　是将不同来源的人淋巴细胞和外周血淋巴细胞等作为免疫原，免疫马和兔等动物制备而成的。由于胸腺淋巴细胞98%以上为T淋巴细胞，故用胸腺细胞免疫动物制备的抗淋巴细胞球蛋白可被称为抗淋巴细胞球蛋白、抗胸腺细胞球蛋白、抗T细胞球蛋白。

（1）多克隆抗体主要适应证为急性排斥反应的冲击治疗。

1）常规免疫抑制方法开始前的诱导疗法作为常规疗法如CsA+AZA+Pred+ALG的四联用药方案的辅助。

2）骨髓移植时移植物抗宿主病的预防和治疗。在急性排斥反应冲击治疗时，抗淋巴细胞球蛋白（ALG）越早使用效果越好。

（2）ALG或抗胸腺细胞球蛋白（ATG）等生物制剂首次使用前必须做皮试，皮试阴性后方可使用。停药5天以上需再用者，也必须进行皮试试验。用量一般每天每千克体重20～30mg，连续1～2周。将ALG稀释于100ml生理盐水中，静脉滴注。开始速度每分钟5～10滴，观察15分钟无反应后再逐渐加速，首剂全量滴注时间2～4小时，余后可在2小时左右滴完。

（3）ALG、ATG等生物制剂的不良反应如下：

1）寒战与发热　多发生在首次给药时，由被激活的T细胞释放淋巴因子，如TNF、IL-1等引起。这些细胞因子均为致热原。一般可给予甲泼尼龙等预防和治疗。

2）血清病　一般3～5天可自愈，也可静脉输注钙制剂和口服抗组胺药物。如有严重瘙痒时，可给予肾上腺皮质激素。

3）血小板减少　由ALG中含有的抗血小板抗体引起。适当减少ALG用量或进一步减少AZA剂量可以解决这一问题，一般无须停止使用ALG。

4）过敏性休克　表现为低血压、呼吸困难和胸痛不适等。这是严重的过敏反应。如发生时除立即停用ALG外，应立即静脉缓慢注射1/10稀释的肾上腺素0.25～0.5ml，并可静脉缓慢滴注地塞米松。

5）感染　无论使用多克隆抗体还是单克隆抗体，其感染发生率均较正常人群高。抗生素的应用是必要的，同时应注意联合使用的其他免疫抑制剂的用量。

（4）禁忌使用ALG的情况包括严重感染、免疫功能低下者、妊娠。

2. 单克隆抗体及其临床应用　OKT3是应用最为广泛、疗效肯定的单克隆抗体。OKT3作为一线治疗用于移植后两周内出现的急性排斥反应，治疗排斥反应逆转率达到90%以上，而大剂量类固醇的逆转率是70%左右。常见的不良反应是首剂反应，主要症状为寒战与发热、头痛、震颤、腹泻、恶心呕吐、胸痛和胸闷，瘙痒以及血压变化引起的相关症状也较常见。多发生在首次注射后45～60分钟，持续数小时。产生不良反应的机制是细胞因子释放综合征造成。经对症治疗可以缓解，且继续给药后2～3天症状减轻或消失。临床上可在首次治疗前6～12小时给予甲泼尼龙。严重的首剂反应可出现致死性肺水肿、休克、呼吸困难等，一般主要发生在体液负荷显著过大的患者。提示这类患者在治疗前应进行充分的透析，同时应配备心肺复苏装置，在首剂后48小时内密切观察。

第三节　肾移植护理

一、哪些患者适宜做肾脏移植？

（1）年龄在5～60岁。

（2）慢性肾炎终末期，或其他肾脏疾患而致的不可逆转的肾功能衰竭。最常见的原发病是慢性肾小球肾炎、多囊肾、慢性肾盂肾炎等。

（3）经过血液透析或腹膜透析治疗后，不存在由于尿毒症或高血压所致的不可逆转的并发症，如慢性心功能不全、慢性呼吸衰竭等。

（4）一般情况好，体内无潜在的感染病灶，能耐受肾脏移植。

（5）无活动性消化道溃疡、肿瘤、肝炎、艾滋病、活动性结核病史，也无精神病、神经系统病史。

（6）患者与供肾者组织配型良好者。

二、哪些患者不适合做肾脏移植？

（1）散在的恶性肿瘤；

（2）顽固性心功能衰竭；

（3）慢性呼吸功能衰竭；

（4）严重血管病变；

（5）严重的泌尿系统先天性畸形；

（6）凝血机制紊乱；

（7）精神病；

（8）艾滋病病毒感染者；

（9）肝功能异常如肝硬化，活动性肝炎。

三、高龄患者的移植效果如何？

高龄是指年龄大于60岁的患者。根据国内外文献报道，以及中国人民解放军总医院高龄患者接受肾脏移植手术的经验，一致认为高龄患者的免疫状态较年轻人低。从肾脏移植的角度来讲，免疫状态低下，术后急性排斥反应的发生率低，有利于移植肾脏的长期存活。但是，从另一个角度来讲，由于免疫状态低下，术后处于易感染状态下，极易罹患各种感染，加之身体各器官较年轻人老化，治疗上增加了难度。因此，在选择高龄患者进行肾脏移植手术时，要认真评估患者的心、肺、肝等主要器官功能，血压控制平稳，精神状态良好者，术前应对髂血管情况进行彩色多普勒B超检查，了解血管是否通畅。在经过较全面的检查之后，慎重决定能否进行肾脏移植手术。中国人民解放军总医院报道肾脏移植最大年龄为75岁。

四、移植前为什么要清除感染灶？

对于移植肾而言，由于免疫问题没有根本解决，所以，手术后自始至终存在着排斥反应的问题。为此，患者术后必须使用大剂量的免疫抑制药物，以减少排斥反应，使移植的肾脏在患者体内长期存活。这势必使免疫抑制水平已低下的尿毒症患者的免疫水平又进一步降低。如果此时患者存在潜在感染病灶，就极可能趁机发作，导致严重后果。这样，就必须要求术前患者无潜在感染病灶。

判断患者有无感染病灶的方法有很多。例如，观察患者有无发热；有无肉眼可见的局部感染，如多发性疖肿、局部皮肤发炎等；有无没有控制的慢性肾盂肾炎、多囊肾伴有感染、肺部感染、结核等。部分术前有潜在感染病灶的患者，在没有手术等激惹因素影响时，病灶处于稳定或静止状态，体温正常。一旦手术，由于应用免疫抑制剂，本已处于平稳的病灶，很可能显形发作，以致出现严重的感染，甚至出现重症败血症而危及患者生命。那时，为挽救患者的生命，又必须全部停用或大幅度减用免疫抑制剂，使患者的免疫水平得以逐渐恢复，以增强机体抵抗感染的能力。由于停用或减量服用免疫抑制药物，移植肾则有可能由于排斥反应而难以保全。因此，为减少术后感染发生率与妥善合理使用免疫抑制剂，术前必须认真、细致地检查并及时发现各种感染的迹象，积极予以抗感染治疗，控制感染灶。

五、移植肾放于患者体内什么位置？

正常人有两个肾脏，位于脊柱的两侧。肾脏的代偿能力极强，如果肾脏功能正常时，一个肾脏就可以担负两个肾脏的工作。因此，成功移植一个正常的肾脏，就可以担负起全身生理代谢的需要。一般供肾移植于患者下腹部的一侧髂窝内，因髂血管的血流量较充足，能够满足移植肾脏的血液灌流量的需要。另外，置于髂窝内的移植肾脏距体表较近，便于术后随诊检查，可观察其大小，移植肾脏的质地；便于进行同位素、B超和经皮肤移植肾脏细针穿刺活组织的检查。

六、肾移植术后饮水是否无限制？

肾移植恢复期，胃肠道功能恢复后，医生就会建议患者开始饮水，但必须注意饮水量需结合每天尿量，循序渐进，每天的总量均匀分配，分次饮用，肾移植术后肾功能逐渐恢复正常，如果饮水量过大，则会加重肾脏负担，一般维持尿量在每天1500~2000ml。

七、哪些因素会影响移植肾的功能？

肾移植术后影响移植肾功能的因素有很多，其中比较重要的是排斥反应、术后感染、身体重要器官并发症，如高血压、心脏病、糖尿病，以及这些并发症的预防和处理措施的好坏。

八、肾移植术后如何更好维护新的肾脏？

（1）严格按照医嘱服用免疫抑制剂；

（2）按计划定期做实验室检查；

（3）身体出现意外情况及时通知移植医生；

（4）无论有什么问题都要向移植医生询问清楚，不要因小失大。

九、能不能长期透析而不做肾移植？

长期透析是可以的，但它只是起到替代作用，还是会有很多缺陷的。

第四节　肾移植后护理

一、移植术后常用哪些免疫抑制剂？

1. 硫唑嘌呤（AZA）　是同种异体移植免疫治疗的经典药物之一。主要作用是抑制DNA、RNA的合成，进而抑制T、B淋巴细胞的分化和增殖。不良反应可有骨髓抑制、肝功能损害、胆汁淤积、肝静脉血栓形成、促使感染及脱发等。可通过口服或静脉注射给药，多数选择口服。

2. 霉酚酸酯（MMF）　能特异性抑制T、B淋巴细胞的增殖及抗体生成，制止细胞毒性T淋巴细胞的繁殖。主要不良反应有腹泻、关节痛、白细胞减少和胃肠出血等。MMF的用药方法是口服。

3. 皮质类固醇　是预防和治疗同种异体移植所致排斥反应的一线药物，常与其他免疫抑制剂联合应用。主要是抑制T淋巴细胞的活性。常用药有泼尼松（强的松，prednisone，Pred）、泼尼松龙（强的松龙，prednisolone）、甲泼尼龙（甲基强的松龙，methylprednisolone，MP）、氢化可的松（hydrocortisone）等。不良反应可有骨质疏松、应激性溃疡、促进感染等。口服和静脉注射都可以吸收，目前尚无统一的用药方案。

4. 环孢素（环孢素A，cyclosporihe A，CsA）　是一种新型的免疫抑制剂，CsA的临床应用极大地提高了移植的成功率，其主要作用是阻止白细胞介素及其他T淋巴细胞激活所需的细胞因子的表达，从而抑制T淋巴细胞的活化与增殖，常作为免疫抑制维持治疗的最基本药物之一。CsA的主要不良反应是肝、肾毒性，高血压，神经毒性，高尿酸血症，牙龈增生，多毛症及糖尿病等。临床应用期间需要严格检测血药浓度，尽量避免其不良反应。

5. 他克莫司（FK506） 又名普乐可复，作用原理类似于CsA，FK506的肝、肾毒性与CsA相似，但高血压发生较少，牙龈增生及多毛症罕见。

6. 巴利昔单抗（舒莱）、达利珠单抗（赛尼哌） 具有高亲和力嵌合型单克隆抗体。赛尼哌是第一个人源化的抗体，和我们自身免疫系统产生的抗体是非常相似的，治疗作用非常精确。以上两种药物均经静脉注射，不良反应小，第一次输注在手术前24小时，余在术后。

7. 西罗莫司，又名雷帕鸣、宜欣可、赛可平 西罗莫司为近几年出现的新型免疫抑制剂，是一种具有强免疫抑制活性的大环内酯类复合物。它和他克莫司作用于相同的免疫亲和蛋白。西罗莫司与钙调磷酸酶抑制剂合用具有较好的协同作用。同环孢素和激素联合应用时，西罗莫司可以有效减少急性排斥的发生率。西罗莫司主要不良反应包括血小板减少和高脂血症，这些都是剂量依赖性。转异性的反应包括溃疡形成、间质性肺炎和皮疹，西罗莫可抑制增生作用，可能导致伤口愈合不良及淋巴囊肿发生率增高。

二、免疫抑制剂的种类有哪些？如何应用？

1. 免疫抑制剂的种类

（1）皮质类固醇类：泼尼松（Pred）、甲泼尼龙（MP）。

（2）抗淋巴细胞增殖类药物：硫唑嘌呤（AZA）、霉酚酸酯（MMF）、赛可平。

（3）钙调神经蛋白抑制剂：环孢素A（CsA）、他克莫司（FK506）。

（4）生物制剂：抗胸腺细胞球蛋白（ATG）、抗淋巴细胞球蛋白（ALG）、抗CD3单克隆抗体（抗CD3/OKT3）、抗CD25单克隆抗体（舒莱）。

2. 免疫抑制剂的应用 针对排斥反应的发生，临床一般采用联合用药来预防排斥反应的发生。

（1）二联用药：钙调磷酸酶抑制剂（CsA、FK506）+皮质类固醇。

（2）三联用药：钙调磷酸酶抑制剂（CsA、FK506）+抗淋巴细胞增殖类药物（霉酚酸酯、赛可平、硫唑嘌呤）+皮质类固醇。

3. 四联用药 钙调磷酸酶抑制剂（CsA、FK506）+霉酚酸酯（MMF）或赛可平+皮质类固醇+生物制剂（单克隆抗体或多克隆抗体）。

三、什么是排斥反应？

机体内外的各种致病因子有着非常完善的防御机制，其中防御对外来物如细菌、病毒、异物等"异己成分"有重要作用，就是攻击、破坏、清除，正常情况下，这是对机体的一种保护机制。肾脏移植后，供肾作为一种异物被机体识别，并将动员机体的免疫系统发起针对移植物的攻击、破坏和清除，这就是排斥反应。一旦发生排斥反应，移植肾脏将会受到损伤，严重时会导致移植肾功能的丧失，危及生命安全。

四、为什么移植后会出现排斥反应？

临床上肾脏移植后出现排斥反应，绝大多数是免疫因素综合作用的结果。在不同类型的排斥反应中，细胞与体液免疫反应所起的作用不一样。一般来讲，超急性排斥反应是体液免疫反应的后果。急性排斥反应的早期是以细胞免疫为主，晚期则是以体液免疫为主。慢性排斥反应是持久的体液和细胞免疫反应的后果，以体液免疫为主。例如患者感冒时，一般会出现流涕、咽痛、发热、头痛及全身关节肌肉酸痛等症状。这是由于细菌或病毒侵袭机体后，机体的免疫系统识别出"勿我"物质，所表现出的一系列反应。当移植了他人的器官，特别是供肾者与受者组织相容性差，则可能发生严重的排斥反应，不仅会导致移植肾脏丧失功能，甚至还会危及患者生命。因此，术后发生排斥反应是绝对的，但有出现的早与晚、轻与重、多与少的区别。如果选择最佳的组织配型，辅以免疫抑制剂，大部分的排斥反应是可以逆转的。

五、肾脏移植术后的饮食要求有哪些?

肾脏移植术后由于免疫抑制剂的长期使用，不同程度地影响着机体的代谢，其中包括糖、蛋白质、脂类、尿酸等。合理饮食不仅可以预防减少免疫抑制剂带来的不良反应，而且还可以促进身体健康，延长患者和移植肾的存活时间。

1. 饮食原则　一般情况下，肾移植术后胃肠道功能恢复后即可逐渐恢复正常饮食，开始以易消化的米汤、汤水等为宜，逐渐过渡到普通饮食。应以低糖、低脂、高维生素和适量蛋白（动物蛋白）为原则。

2. 钠盐手术后早期和康复期均需低盐饮食　每天食盐摄入量为3～4g，如无高血压、水肿、尿少等，可以适量增加食盐使用量，最好每天不超过6～8g为宜。

3. 蛋白质的供给　免疫抑制剂能加速蛋白质的分解，抑制合成，从而使蛋白质消耗增加，应适量增加优质蛋白质的供给。对于肾移植术后蛋白质的供给应以优质蛋白为主，优质蛋白主要是动物性蛋白，如鱼、禽、蛋、瘦肉等动物性食物；植物性蛋白，如大豆、花生等，在代谢后会产生大量胺，加重肾脏的负担，宜少食用。在动物性蛋白里，最好以鱼、禽、蛋为主，鱼、禽、蛋又称为"白肉"，猪肉、牛肉、羊肉等又称为"红肉"，"红肉"较"白肉"含有更多的胆固醇和脂肪，因此"白肉"更利于健康。

4. 严格控制糖的摄入　多食糖容易诱发糖尿病，而且某些免疫抑制剂本身就可能诱发糖尿病。糖尿病不仅对心血管系统有影响，而且会影响移植肾的功能，增加排斥的概率。因此，应该加以重视，尽量少食含糖类食物，一些中西药物如板蓝根、茵陈、复方联苯双酯等也应慎用。

5. 限制胆固醇　免疫抑制剂本身可能会引起高脂血症，导致动脉粥样硬化。因此，移植后的患者更应限制胆固醇的摄入量，饮食宜清淡，防止油腻，不食用油煎、油炸食品。减少食用动物内脏、蛋黄、蟹黄、鱼子、猪肘、软体鱼、乌贼鱼等。

六、移植患者高血压有什么危害?

1. 肾脏损害　可以导致肾功能恶化。

2. 脑卒中　导致脑出血或脑梗死。

3. 心脏损害 导致心脏疾病，甚至心力衰竭。

4. 广泛的血管硬化 有研究显示收缩压每增高10mmHg，肾移植患者的死亡风险就会增加18%。因此，控制好血压可以延缓肾功能衰竭，避免再次透析和增加再次移植的风险，也可以避免和延迟高血压对心脏和大脑的损害。

七、免疫抑制剂与移植术后高血压有什么关系?

1. 糖皮质激素 糖皮质激素可以导致体内水分潴留，加重患者心脏和肾脏的负担。移植术后高血压的发生与泼尼松每天用量以及强的松的总用量有关。此时如果采用新型免疫抑制剂药物治疗，选择性地减少或停用激素类药物，则可降低收缩压和舒张压，进而减少或停用抗高血压药物。

2. 钙调磷酸酶抑制剂（CNI）类药物 如环孢素和他克莫司这两种药物可使患者体内的水分潴留程度增加、血管收缩，从而加重患者心脏和肾脏的负担。环孢素和他克莫司对血压的影响逐渐随着用药量的减少而逐渐减弱。

八、移植患者高血压有哪些防治措施?

1. 每次门诊复查时都要测量血压，最好能保持每天2次在家中测量血压，如条件允许则最好定期接受动态血压监测。24小时动态血压监测比常规血压监测增加敏感性，更易发现夜间高血压。

2. 保持乐观情绪，避免过度兴奋、紧张或焦虑；保持大便通畅。

3. 培养良好的生活习惯，戒烟、戒酒，控制体重，切勿暴饮暴食，保证适量的运动，坚持低盐、低脂饮食。

4. 在医生的正确指导下服用降压药物，即便血压逐渐降至正常也不要突然停药，也不能服用过大剂量的降压药物，以免血压骤然降低。

5. 最好每隔半年检查一次心电图、胸片、眼底镜、肾脏B超，如检查中发现尿蛋白阳性者还需进行24小时尿蛋白定量检查。

6. 如果患者存在缺血性血管病或有心血管高危因素，则可接受小剂量阿司匹林治疗；如患者伴有血脂、血糖代谢异常时可接受降脂、降糖治疗。

7. 根据患者病情可以调整免疫抑制剂剂量或免疫抑制剂用药方案，可以通过增加霉酚酸酯等药物，尽量减少可导致高脂血症的皮质激素、CNI类药物的用量。

九、移植患者适宜哪些运动项目?

1. 伸展运动 如弹性锻炼、体操、瑜伽等，在运动前先伸展四肢，缓慢的拉伸肌肉和韧带，旋转各个关节，有助于防止运动中肌肉、关节和韧带损伤。长期坚持伸展运动和弹性运动，可以增加肌肉和韧带的血液供应，增加活动范围和弹性。

2. 持续有氧运动 如散步、慢跑、跳绳、健美操、游泳、骑自行车、划船、滑冰、爬山等。这些运动均需要多组肌肉同时参与，同时可以增加心肺功能，促进血液循环，提高组织样的利用率。

3. 力量锻炼　如哑铃、臂力器及力量训练辅助器械。反复的肌肉收缩，有助于增加肌肉的力量和骨密度，能有效预防骨质疏松。

4. 放松和休息　放松和休息是东方特有的锻炼方式，如气功和冥想中特有的调身、调息、调心放松方式，可以松弛肌肉、减轻肌紧张，增加肌肉和内脏的血液循环，调节自主神经功能，另外还能放松心情、释放压力，减轻紧张、焦虑、情绪低落的精神状态，促进休息。

十、移植后患者怎样运动才适度？

1. 锻炼次数　做到每周3～5天的锻炼最理想，只需当心别让肌肉和骨骼受伤。

2. 锻炼时间　每天30～40分钟，不必一次完成，可以每天数次短时锻炼，累计达到30分钟，其效果与一次做30分钟锻炼相同。

3. 锻炼强度的控制　锻炼要慢起慢收，可试着在水里伸腰、划臂，空踩自行车或漫步，根据自身情况可简单衡量强度。

十一、肾移植术后婚姻、性生活和生育情况如何？

慢性肾脏功能衰竭、尿毒症的患者，由于长期疾病的干扰，内分泌功能紊乱，绝大多数患者存在不同程度的贫血、月经失调、闭经、阳痿等症状。在血液透析期间，由于患病造成的思想压力、经济负担较大，情绪处于压抑状态，加之长期血液透析，血中微量元素锌水平低下，都可以导致男性阳痿和女性月经紊乱或闭经。肾移植术后患者，当移植肾脏功能恢复正常后，全身情况得以改善，贫血消失，男性患者出现遗精，次数频繁，并恢复正常的性功能；女患者如有闭经者，平均术后6个月（2～8个月）月经再次来潮，并逐渐恢复正常。性生活是人类正常的生理需求，也是夫妻恩爱、生活和谐的重要一部分。随着移植肾脏功能的正常，性功能很快会恢复正常。所以，对未婚青年而言，肾脏移植后肾脏功能正常，2～3年后即可结婚并组成家庭。但是，性生活的频次要有节制，以次日精神好、体力无疲劳感，以及无腰腿痛等症状为适度。性生活前后要特别注意会阴部的清洁卫生，以防止泌尿系感染。

关于生育问题，男患者服用硫唑嘌呤等药物，虽可使精子数量减少，但仍能正常生育。女性患者的生育问题要考虑几个因素，即正常女性妊娠后期，增加肾脏的负担，有些肾脏疾病的发生与妊娠有关，其中妊娠中毒症的肾损害最为突出。由于移植肾脏植入盆腔，而随着胎儿的逐渐发育长大，会使移植肾脏受压，生理负担加重，可能出现蛋白尿、水肿等，甚至出现氮质血症。胎儿分娩以后，移植肾脏的功能可能得到改善，或得到不完全的改善，但也可能得不到改善。所以，原则上一般不主张行肾脏移植手术的女患者生育。同时，还要求女患者积极做好避孕措施，减少反复行人工流产手术，以防增加感染的机会，因为反复妊娠可以改变机体的免疫状态而随之诱发排斥反应，造成严重后果。

十二、移植术后不利因素如何预防？

1. 禁烟、禁酒　吸烟人群肺癌的发病率高，而且吸烟对肺部有一定的损害。酒主要在肝脏解毒代谢，长期大量饮酒可导致酒精性肝硬化，而肾脏移植术后服用的免疫抑制剂如环孢素、硫唑嘌呤等，都在肝脏代谢，对肝脏功能都有不同程度的损害。

2. 不吃或少吃罐头类制品　罐头类制品，因储藏的需要，很多都添加了防腐剂，以保持食物不变质。防腐剂服用多了对人体不利。最好吃新鲜水果、蔬菜，其中的维生素等营养物质既没有被破坏口感也较好。

3. 尽量减少染发、烫发　染发及烫发都是利用化学方法，若头皮接触到化学试剂，并经头皮及皮肤吸收，除可能发生过敏反应外，还可能使移植肾脏受到损害。染发剂是一种可致癌的物质，不宜长期使用。常见的有皮肤癌、肾癌、膀胱癌和白血病。

4. 避免在阳光下暴晒　在夏日，阳光强烈的时候，要避免直接照射，以防止紫外线的照射发生日光性皮炎等损害，以及皮肤癌。肾脏移植患者一定要注意自我保护，戴遮阳帽或涂擦防晒霜等以减少阳光对皮肤的损害。

5. 少去公共场所　由于肾脏移植术后患者服用免疫抑制剂，其抵抗疾病的能力下降，易遭受各种致病因素的侵袭，尤其在流行性感冒、流行性脑脊髓膜炎、肝炎等各种传染流行性季节，最好不要去公共场所，特别是空气不流通的场所，如电影院，更不宜去。

6. 小伤口也要及时处理　肾脏移植手术后患者平时只要有了小伤口，不论是皮肤擦伤、抓伤、切伤还是皮肤疖肿，都要及时处理，局部给予消毒、包扎、涂擦红药水等。如果为皮肤疖肿，除用抗生素药膏外，千万注意不要轻易去挤压，尤其是颜面部位，因为面部静脉无静脉瓣，静脉血直接进入颅内，一旦病菌进入颅内可致颅内感染。总之，任何小病与小伤都要及时处理，以免感染扩散而致败血症，甚至危及生命。

7. 外出时要小心　移植肾脏放置于髂窝内，距体表较浅，由于没有肾脂肪囊保护，故缺乏缓冲作用，在外力挤压时极易受到挫伤而使移植肾脏受损。因此，在外活动时，无论行走、驱车、乘坐各种交通工具，都要自觉遵守交通规则，不骑快车，乘车时要选好位置，不要靠近座位扶手而立，以免车辆急转弯或突然急刹车时扶手碰到腹部而挫伤移植肾脏。

十三、随访主要的检查项目有哪些？

血常规、尿常规、大便常规、主要药物血药浓度、肝功能、肾功能、出凝血时间、免疫功能检测。

十四、禁用提高免疫功能的食物及中药有哪些？

1. 忌用提高免疫功能的食物　白木耳、黑木耳、香菇、黄花菜、红枣、鳖及鳖精等。

2. 忌用提高免疫功能的中药　人参、蜂王浆、蜂王浆、西洋参、党参、黄芪、枸杞等。

3. 忌用免疫增强剂　丙种球蛋白、干扰素、白介素、转移因子及某些注射预防疫苗。

在药品说明书中注明有增加机体免疫功效的保健品，均不能服用。在保健品的使用中应谨慎从事，最好能及时与医生联系，以免提高机体免疫力，避免诱发急性排斥反应或降低药物浓度。

十五、如果是亲属供肾，对身体有没有什么影响？

对于供肾者还是会有一定影响的。活体供肾是在目前肾源短缺的情况下为救治患者的办法。供肾者要冒着手术的危险，所以医院方面会尽力保证供者的安全，而且亲属肾移植要比尸体肾移植的成活率要高，术后也有可能把药物停掉。

第五节　肝移植的护理

一、肝移植都有哪些术式？

1. 异位肝移植　保留受体原肝，将供肝植入受体体腔的其他部位，如在脾床上、盆腔或脊柱旁部位。由于不切除病肝，不适用于肝恶性肿瘤，且由于供肝体积大，而腹腔内容积有限，植入新肝后腹壁切口张力大，难以关腹。即使勉强缝合后，常迫使膈肌上升，极易引起肺部并发症。特别是新植入的肝脏往往吻合于髂血管系统，缺乏门静脉血液中含有的营养因子，不利于生长和恢复功能，临床上施行效果不佳，长期存活者甚少。

2. 原位肝移植　切除受体肝，将供肝植入受体原肝部位。原位肝移植是肝移植的标准式式，与异位肝移植相比，原位肝移植切除了病肝，腾出了空间，能尽可能按原解剖位置重建肝管道，肝部并发症少，去除了肝间互相竞争的因素。实践证明，原位肝移植是治疗终末期肝病的可取方法。近年在经典原位肝移植术的基础上又发展了一些新的术式，如保留患者肝后下腔静脉的背驮式原位肝移植、仅移植部分供肝的部分肝移植及活体亲体部分肝移植等。

3. 背驮式技术　切除病肝时，保留受体的肝后下腔静脉，将供肝上下腔静脉与受体的3条肝静脉或肝中静脉、肝左静脉所形成的共同开口相吻合，或供、受体肝后下腔静脉行侧-侧吻合，重建肝脏的血液流出道。此技术不论是全肝移植或减体积性肝植均可采用，在活体部分肝移植时必须采用背驮式技术。

（1）标准式肝移植：供肝大小和受体腹腔大小相匹配，按原血管解剖将整个供肝植入受体的原肝部位。

（2）减体积肝移植：在受体腹腔较小而供肝体积相对较大，受体体腔不能容纳的情况下，切除部分供肝后再原位植入。减体积肝移植于1984年由Bismuth和Broelsch分别提出。将成人的供肝切除一部分，以减少其体积，多应用于儿童肝移植或个体瘦小的移植患者，以解决供、受体肝脏体积不匹配的矛盾。取成人供肝的一个或几个肝段（按couinaud分段），移植于受体。常用的有左半肝（Ⅰ~Ⅳ段）、左外叶（Ⅱ、Ⅲ段）和右半肝（Ⅴ~Ⅷ段）。有报道其疗效和原位全肝移植类似，一年存活率达87%。

4. 活体部分肝移植　从活体上切取肝左外叶、左半肝或右半肝作为供肝植入受体的原肝部位。活体亲体部分肝移植于1989年首次报道，是减体积肝移植的一种特殊形式，区别在于供肝来源于活体亲属。其优点是：

（1）活体亲属供肝比非亲属供肝疗效好，排斥少；

（2）可解决供肝来源短缺的矛盾，降低移植前等待供肝的死亡率；

（3）可有计划地切取供肝，移植肝缺血时间短；

（4）没有"脑死亡"法律的国家也可行此类手术。

活体供肝多移植于肝原位或原位旁，为保证供体安全，切取的部分肝脏一般仅限于肝左外叶或左半肝，肝静脉处仅带肝中静脉、肝左静脉共干，不能切取肝上下腔静脉段，门静脉、肝动脉和胆管也仅取相应分支。该术式的产生及发展，意义就在于有可能挽救数以万计的先天性胆道闭锁症患儿的生命。目前，行活体亲体部分肝移植者多为先天性畸形、先天性代谢性疾病、晚期肝硬化和肝功能衰竭患者。成人间活体亲体部分肝移植的开展，大大拓宽了此术式的适应范围。

二、肝移植患者术后随访应注意什么？

1. 术后随访，最好找手术的主管医生，人员最好能相对固定。

2. 向医生提供全面的病历资料，包括术后恢复情况、有关免疫抑制方案使用及调整的详细记录、疾病治疗情况和各种检查结果等。

3. 应严格执行医生的指导建议，不要随便更换、增加或减少药物剂量和药物种类；因为患者所接受的治疗采用的是非常个性化的用药方案，所以不要盲目参照他人的治疗方案来改变自己的用药。

4. 随访的频率　可依据术后时间的长短决定。术后1~3个月，每1~2周1次，术后3~6个月，每2~4周1次，术后6个月以上，每1~3个月1次。医生可根据患者病情调整随访时间。

三、肝移植患者在术后性生活和生育方面应注意什么？

1. 在术后几个月，患者的身体功能已恢复正常，只要感觉良好，可以有性生活。考虑到对腹肌的牵拉可能会影响患者的恢复，所以建议在术后6~8周再恢复性生活。如确定伴侣未感染，可以亲吻。由于免疫抑制剂会影响口服避孕药的效果，因此不要使用药物避孕，可选用工具避孕。

2. 很多患者关心肝移植术后能否结婚生育。其实世界上已经有很多肝移植术后患者成功获得了健康宝宝，因此如果患者一般情况良好，就完全可以结婚生育。由于怀孕对女性患者的全身情况可能产生影响，而且免疫抑制剂可能对胎儿造成影响，所以女性患者怀孕必须在医生的指导下进行。

四、采取什么措施可以降低移植后高胆固醇血症？

1. 戒烟。

2. 增加适量运动。

3. 健康饮食，减少脂肪的摄入，特别是含有较高饱和脂肪酸的动物制品，限制含胆固醇的食物摄入，多食用新鲜蔬菜、水果、谷类食物。

4. 保持健康、合理的理想体重。

五、移植后糖尿病有什么症状和体征？

1. 小便的次数增多。

2. 容易感觉异常口渴。

3. 容易出现饥饿感。

4. 容易出现疲劳感。

5. 手脚麻木或刺痛感。

6. 视力突然改变。

7. 情绪容易激动、易激怒。

8. 没有明显原因体重减轻。

9. 伤口愈合极度缓慢，感染较严重。

六、移植后消化道不良反应有哪些表现？

1. 消化道并发症　多发生在上消化道，较多见的为消化道出血。

2. 先兆症状　为上腹饱胀感，嗳气、恶心，主要变现为呕吐便血，由于起病急剧，出血量大，常危及移植肾功能及患者生命。

第十四章 整形科疾病护理

第一节 概述

一、整形外科护理学的范围包括哪些？

完整地讲，整形外科包括整形、重建及美容外科，常涉及全身各部位先天畸形、全身多部位损伤、多部位瘢痕等围手术期护理及心理护理；常见全身各部位美容外科围手术期的护理及心理护理；常见整形外科并发症的处理及护理；以及整形外科手术后的康复指导。

二、整形外科护理的一般原则是什么？

（一）术前护理

1. 按外科手术一般护理常规。

2. 入院后了解患者的伤情、畸形程度，对手术结果的预期，患者的情绪及心理动态；关心爱护患者，耐心做好解释工作。

3. 常规化验血尿便常规、出凝血时间、肝肾功能、电解质、心电图X线检查等。特殊患者需根据具体需要或其他专科会诊意见进行响应检查。

4. 术前按照整形外科摄影标准照相，做手术前后对照。注意告知患者照片的用途。

（二）术后护理

1. 了解患者术中特殊情况，严密观察生命体征。尤其对口周手术及困难插管患者要注意有无喉头水肿。

2. 观察切口包扎外敷料完整及渗血渗液，指端色泽及毛细血管充盈情况，以及固定姿势位置。

3. 皮瓣皮管后要注意局部血液循环有无压迫、扭曲、折叠、牵拉。

4. 面、口周手术及肛周会阴手术后应予流质饮食。

（三）健康指导

1. 切口拆线后为防止皮片挛缩应进行功能包扎和功能锻炼3～6个月。

2. 功能锻炼方法如下

（1）颌面部眼睑拆线后植皮区涂羊毛脂或其他油脂，用手指进行上下方向按摩，防止皮片过快收缩。口唇外翻，拆线后应嘱患者经常做上下唇内翻活动，也可用手按摩，睡眠时用弹力护托压迫包扎，鼻孔再造成形术后用橡皮管或塑料管支撑。

（2）颈部拆线后白天做抬头及颈后仰牵拉活动，睡眠时枕部去枕，垫在肩部，头后仰使颈部最大限度伸展。

（3）四肢白天加强肢体最大限度功能锻炼，可行主动活动和被动活动，晚间行抗挛缩包扎。

（4）上肢腋窝拆线后白天做肩关节活动或用手支撑墙做爬墙活动，睡眠时用夹板超过90°包扎。

（5）肘关节白天做伸展活动，睡眠时用夹板伸直做固定包扎。

（6）腕关节白天做伸屈活动，睡眠时包扎在功能位。

（7）手掌白天做伸展活动，睡眠时用手型夹板分指平坦固定包扎。

（8）手背以训练肌力及关节为主，白天做握拳伸展活动，睡眠时功能位包扎。

（9）下肢主要锻炼股四头肌肌力，多做伸展活动。腘窝白天做伸展活动，睡眠时用夹板保持固定伸直位。踝关节做蹲立动作，睡眠用"L"形使夹板固定在90°位置。

三、整形外科护士的角色是什么？

1. 关怀和照顾的提供者　护士用专业知识和技能直接照料患者，但护理工作绝对不能简单到纯技术和知识的范围。传统的保持个人尊严和母性照料活动就包含了护士关怀和安抚的角色。

2. 教育者的角色　社会的进步和人们文化素质的提高使人们对自己健康的关注形式也发生了变化。医疗卫生工作已不再是仅仅重视治疗，而是包括预防在内的系统工程；人们迫切需要关于促进健康和维持健康的知识，他们希望了解有关健康的知识，特别是患者更想知道有关自己疾病治疗、预后的知识。所以，护理人员还有一项突出的任务，就是包括对患者在内的全民健康教育，在护患关系中起教师的角色，如何当好教师，要看你掌握知识的多少，宣讲的清晰度，以及你的表达能力等，还涉及沟通的内容。

3. 咨询者的角色　护士不仅要对患者的躯体疾病提供治疗性服务，而且还要进行有关健康和疾病知识的咨询，以及帮助患者识别和应对心理或社会问题，明确自己的选择，以获得对自己行为的控制感。当然护士在护理工作中会遇到各种各样的咨询要耐心解答患者的问题。

4. 患者辩护者角色　患者住院期间，护士有责任作为患者的辩护者，应促进对患者有益的事情，保证患者的合理要求得到满足和保护患者的权利。

5. 变化促进者角色　变化促进者是指能启动变化或帮助别人，对自己或系统做修正的人。在执行护理计划的过程中，由于病情的变化，护士可以对护理计划进行修改、调整，促进健康的各种变化。

6. 管理角色　管理角色不单指病区的护士长，而是指每一个护士，护士在单独值班时要管理病区的所有患者。所以，护士还承担着管理者的角色。

四、整形外科患者护理的特点是什么?

整形外科的患者以青年男女与儿童居多，因容貌异常或生活难以自理的严重功能障碍，常给患者及家属造成巨大的精神创伤。有研究显示，整形外科的患者多数均合并有一定的心理问题，有的悲观失望，有的甚至精神失常，且往往对治疗效果抱有不切实际的希望。因此，医务人员必须以高度的责任感和同情心对待患者，认真负责、实事求是地向患者解释可能达到的实际效果，应如何正确对待身体或面部的形态。通过反复深入交谈，使患者能认识到限于当前的医疗条件与技术水平，治疗仅能取得某种程度的改善而不可能完全恢复正常面貌；手术也可能会分几次进行。正确在术前处理患者预期对于患者术后的满意度尤为关键。整形手术前的接诊非常重要，接诊者除要具备审美观，还要具备一定的心理学知识以及敏锐的观察力，同情患者并与其仔细交谈取得患者的完全信任，才能发现患者要求手术的真正动机和苦恼，术后他们能否带着愉悦的心情离开，应成为整形医务人员所关注的重点。术前医生与患者的沟通尤为重要，患者需要得到友谊，得到重视，得到医疗信息，得到周到的服务，得到个人隐私的保护。这就要求医护人员应细心观察、耐心了解、详细分析患者的思想状况，并做出正确的解答与判断，之后才是解决好患者的问题。要充分了解患者的心理状态，通过交谈解除他们的顾虑，并交代清楚手术效果，对一些对手术预期严重不切实际、过分忧虑、多疑的患者，应请心理专科医师进行评估，且不可草率实施手术。手术室的工作环境、工作人员的态度也是患者所关注的，手术中不讲与手术无关的话题，以避免造成患者情绪不宁、不信任、思想负担过重等负面影响；医生要尊重患者的要求，使其充分了解手术所能达到的限度，使患者树立良好的自信心，以减少医疗纠纷的出现。整形美容手术的术前准备一定要充分，例如术前照相、手术设计等要有完善的管理。这既有利于医患进行更有针对性的交流，也可将可能发生的纠纷控制在最低程度。

美容整形的患者绝大多数躯体上并无器质性疾病，而是心理存在障碍，他们为自己的缺陷感到自卑、不满，严重的还可影响其社会功能。正如文献中所说的那样，整形外科很大程度上是一种以外科方法来治疗患者心理疾病的学科。通过手术，很多患者可以提高自信，改善对自我的认知。他们与整形医师的关系是一种主动关系。整形外科患者人群的特殊决定了他们寻求手术的动机也各有不同，在临床上需要特别注意。

五、整形外科A班护士的职责是什么?

1. 严格执行护理查对制度和严格无菌技术操作及操作规程，保证护理安全和质量。

2. 负责患者安全及病区、陪护人员、护理员和卫生员的管理。

3. 及时、正确执行医嘱，按等级护理要求巡视病房，及时发现病情变化；保证液体巡视到位，杜绝液体走空现象发生。

4. 积极配合医生抢救和治疗，及时、准确填写护理记录单和书写护理交班报告。

5. 参加床头交接班，并做好物品交接。

六、整形外科P班护士的职责是什么？

1. 严格执行护理查对制度和严格无菌技术操作及操作规程，保证护理安全和质量。

2. 负责患者安全及病区、陪护人员、护理员和卫生员的管理。

3. 及时、正确执行医嘱，按等级护理要求巡视病房，及时发现病情变化；保证液体巡视到位，杜绝液体走空现象发生。

4. 积极配合医生抢救和治疗，及时、准确填写护理记录单和书写护理交班报告。

5. 参加床头交接班，并做好物品交接。

6. 负责日间医嘱的查对、签名，及时、正确提取和执行本班医嘱。

7. 做好患者晚间护理工作，为患者提供一个安静、整洁、舒适的休息环境。

8. 准备次日的长期医嘱输液、注射液体和药物。为N班执行的治疗护理（采血、血沉、术前准备等）备好用物。

七、整形外科N班护士的职责是什么？

1. 严格执行护理查对制度和严格无菌技术操作及操作规程，保证护理安全和质量。

2. 负责患者安全及病区、陪护人员、护理员和卫生员的管理。

3. 及时、正确执行医嘱，按等级护理要求巡视病房，及时发现病情变化；保证液体巡视到位，杜绝液体走空现象发生。

4. 积极配合医生抢救和治疗，及时、准确填写护理记录单和书写护理交班报告。

5. 参加床头交接班，并做好物品交接。

6. 做好患者晨间护理工作，为患者提供一个安静、整洁、舒适的休息环境。

7. 准备次日的长期医嘱输液、注射液体和药物。

8. 负责P班医嘱的查对、签名，及时、正确提取和执行本班医嘱。

9. 查对上一班准备的长期医嘱输液、注射液体和药物。

八、整形外科责任护士的职责是什么？

1. 在护士长的领导下和责任组长的指导下，对所分管的患者实行8h在班，24h负责制。

2. 对所负责患者进行入院评估，健康宣教和出院指导。

3. 正确执行医嘱，为患者提供及时的治疗、护理操作。

4. 富有同情心，关心、爱护患者，了解患者的心理状态，做好心理护理，为患者提供优质护理服务。

5. 指导患者掌握预防并发症和促进康复的自我护理措施，使患者尽早恢复生活自理能力。

6. 密切观察病情变化，参加危重者的抢救和护理，客观、准确、及时地做好护理记录。

7. 协助并参加病区管理，为患者提供良好的休养环境。

九、整形外科康复护士的职责是什么？

1. 在护士长的领导下进行工作。

2. 必须了解各种物理治疗因子（包括医疗体育）的作用和康复治疗的适应证、禁忌证，熟练掌握各种技术操作，观察治疗反应，正确执行医嘱，完成各种治疗任务。

3. 康复护士能对常见的疾病，根据医嘱负责编制医疗体操，指导患者进行各种功能训练，定期评定康复效果。

4. 必须了解理疗、体疗及作业治疗等器械的基本结构，治疗原理、使用及维护方法和安全用电的防护规则，并能做到对各种器械的简单维修和保管维护工作。

5. 负责对患者进行有关物理疗法、运动疗法、作业疗法、语言疗法、心理疗法的注意事项和基本常识的宣教工作。

6. 负责各治疗室人员的实习指导，高年资护士还应负责低年资护士的指导工作。

7. 负责保持治疗室环境的安静，督促卫生员做好清洁工作。

8. 负责治疗组的财产保管、清点和做好保安工作。

第二节　整形常规护理

一、整形外科患者有什么特殊心理需要？

整形外科患者对手术有客观、合理的认识及合理的心理需求，心态较为积极，要求手术动机明确，提出的要求切合实际。他们非常想知道手术后的效果，以及术前、术后的注意事项等需求及本人需要配合医师需要做一些什么准备等。

（一）对手术抱有非常乐观的心理

1. 患者的自身条件比较好，期望通过整形手术达到尽善尽美的程度，对手术效果要求非常高，甚至抱有不切实际的想法。例如，患者拿着某明星的照片要求做成明星一样的鼻子或眼睛等。

2. 患者的自身条件一般或较差，对手术的期望值过高，认为手术是万能的，希望通过手术使"丑小鸭"变成"白天鹅"的心理。

（二）对手术有担忧心理

1. 对手术医师医术的怀疑，担心手术达不到预期的效果，对手术有未知的不安全感的恐惧感。

2. 对手术费用的担忧。因整形手术的费用相对较高，不属于公费医疗或医疗保险的范围内，相对部分患者有经济上的担忧。在临床上，会有一部分经济困难的患者要求修改医疗文书以达到保险赔付要求。这样的要求切不可满足，因为这属于骗保行为。

3. 惧怕手术疼痛、出血及并发症的担忧心理。

4. 对手术相关知识的缺乏，担心麻醉对身体及智力是否有伤害。

5. 对手术切口痕迹的担忧，是否瘢痕明显，能达到什么样的程度。

6. 担心被人知道自己手术的羞怯心理。

二、整形外科患者主要护理措施主要有哪些？

（一）术前护理

1. 了解患者的健康问题，监测患者体温、脉搏、呼吸、血压、出凝血时间以及心、肝、肾功能，包括手术部位皮肤有无化脓性病灶，各化验报告，女性患者月经来潮日期以及患者的情绪等。术前1天患者应沐浴、理发、剃须、剪指甲，不能自理者由护士协助。按手术部位做好手术野皮肤准备工作。

2. 遵照医嘱定血型、备血并按照医嘱完成常规药物的皮肤敏感试验，如青霉素、普鲁卡因。

3. 肠道准备，肠道手术按医嘱进行肠道准备；一般全麻手术前6小时禁食，术前4小时禁水。

4. 准备术中用物，特殊药品、各种所需的影像资料、术中所需的模具（如小耳畸形Ⅰ期整复术时按照健侧耳制作的模型）、胸带、腹带等。

5. 术前指导患者进行床上小便练习、床上翻身练习以及深呼吸有效咳嗽练习，防止术后并发症。

6. 手术日晨测体温、脉搏、呼吸、血压；取下假牙、眼镜、发夹、饰品、手表及贵重物品交予家属或护士长；按医嘱给予术前用药。

7. 整理床单，包括麻醉床、输液架、吸引、氧疗装置、引流管（袋）以及各种监护设备。

8. 向患者说明本次手术的重要性、整理手术中术后可能出现的情况以及注意事项，取得患者的配合。

9. 术前联系照相，做手术前后对照。

10. 特殊准备

（1）眼睑外翻者常规用0.25%氯霉素眼药水，每天4次滴眼，睡前用金霉素眼膏涂眼，严重外翻时双眼用凡士林油纱布覆盖。有结膜炎时用生理盐水做结膜囊冲洗，每天1次。

（2）口周瘢痕挛缩或牙龈外露患者术前做洁齿，每次饮食后清洁口腔。肢体功能障碍生活不能自理者，除加强生活护理外用温水泡洗患肢，鼓励患者有目的的功能锻炼。

（3）会阴肛门手术，术前3天少渣饮食，并用肠道抑菌药物每日4次。对瘢痕增生凹凸不平、毛囊内陷、积垢较多者每日用肥皂水浸泡，使积垢软化，逐步去除污垢并剪去内陷的毛发。有感染创面及慢性溃疡患者，应每天换药，做细菌培养加药敏。

（4）行皮瓣或皮管转移患者，术前按术后的固定姿势训练。

（5）肛周及会阴部手术患者术前晚做清洁灌肠，术晨再做盐水灌肠，使肠腔彻底清洁，防止污染切口。

（二）术后护理

1. 接受麻醉医师的交班，了解术中情况及术后注意点，按各种麻醉后常规护理。尤其对口周手术及插管困难患者要注意有无喉头水肿。

2. 观察切口包扎外敷料完整及渗血渗液，指（趾）端色泽及毛细血管充盈情况，以及固定姿势位置。

3. 皮瓣皮管术后要注意局部血液循环有无压迫、扭曲、折叠或牵拉。

4. 全麻术后未清醒的患者给予平卧位，头偏向一侧。清醒后，颈部、胸腹部手术患者给予半卧位；阴囊、腹股沟手术后应平卧或低半卧位；脊椎、臀部手术后应取仰卧或俯卧位。一些需要长时间保持特殊体位的术后患者（如胸三角皮瓣转移）应经常查看，以尽力让其保持舒适。

5. 注意保暖，防止意外损伤。患者若有烦躁不安，应使用约束带或床栏保护，防止坠床。保持呼吸道通畅，观察有无呼吸道阻塞现象，防止舌后坠、痰痂堵塞气道引起缺氧、窒息。

6. 密切观察生命体征的变化，观察切口有无渗液、渗血，如切口敷料外观潮湿，应及时通知医生换药，使用胸腹带时松紧度要适宜，并观察和记录引流液的颜色、性质及量，以便及早地发现出血、血肿等并发症。

7. 局麻或小手术患者术后即可进食，全麻患者禁食6小时后可进流质，以后视情况逐渐过渡至半流质、普食。胃肠道手术者，待恢复胃肠蠕动、肛门排气后给予少量流质，2～3天后给予全量流质，再过1～2天改半流质，2周后可改软食或普通饮食。避免进食刺激性食物，如辣椒等

8. 对口腔及颈部手术导致不能禁食的患者留置胃管，生活不能自理的患者行口腔护理。留置导尿管者行会阴护理，并协助床上翻身、叩背，防止呼吸道、泌尿道等并发症及压疮的发生。

9. 采取宽慰患者、分散患者的注意力，改变体位，促进有效通气，解除腹胀等措施以缓解疼痛。若经评估，患者的疼痛程度为中度以上，应及时报告医师。

10. 鼓励患者床上翻身、抬臀，以促进胃肠道蠕动。如无禁忌，一般术后第1天要

求床上活动，第2天坐起，第3天在护理人员协助下床边坐或床边活动，第4天可由他人协助上厕所，以后逐渐增加活动量。长期卧床患者应预防深静脉血栓形成。手术后7天之内尽量避免手术部位沾水。

三、整形外科患者感染的危险因素有哪些？

1. 现代化诊疗技术和侵入性操作，如假体植入、手术时间长、导尿和体液引流等。

2. 损伤免疫系统的各种细胞毒药物。免疫抑制剂和放射治疗等。

3. 造成机体抵抗力下降的原发病，如糖尿病、肝硬化和肿瘤等。

4. 引起正常菌群失调的大量抗生素的使用。

四、工作人员如何进行手的消毒？

清洗双手、前臂及上臂下1／3，具体步骤如下：

（1）洗手之前应当先摘除手部饰物，并按要求修剪指甲。

（2）取适量的肥皂或者皂液刷洗双手、前臂和上臂下1／3，清洗双手时，应清洁指甲下污垢。

（3）流动水冲洗双手、前臂和上臂下1／3。

（4）使用清洁毛巾彻底擦干双手、前臂和上臂下1／3。

（5）医务人员进行外科手消毒时禁止佩戴假指甲、戒指，摘除外科手套后应当清洁双手后，再进行其他操作。

五、如何进行室内物品和环境表面的消毒？

（一）地面消毒

1. 当地面无明显污染情况下，通常采用湿拭清扫，用清水或清洁剂拖地每天1～2次，清除地面的污秽和部分病原微生物。

2. 当地面受到病原菌污染时，通常采用二溴海因消毒剂200～500mg／L消毒，作用30min；致病性芽孢菌污染用1000～2000mg／L作用30min消毒或用有效氯（有效溴）500mg／L的消毒液拖地或喷洒地面。

3. 对结核患者污染的表面，可用0.2%过氧乙酸或含氯消毒剂或二溴海因消毒液擦洗。

4. 对烈性传染病病原体污染的表面，如霍乱、炭疽等可用有效溴或有效氯1000～2000mg／L作用30min消毒。

（二）墙面消毒

1. 医院墙面在一般情况下污染情况轻于地面，通常不需要进行常规消毒。当受到病原菌污染时，可采用化学消毒剂喷雾或擦洗，墙面消毒一般为2.0～2.5m高即可。

2. 对细菌繁殖体、肝炎病毒、芽孢污染者，分别用含有效氯或有效溴250～500mg／L、2000mg／L与2000～3000mg／L的消毒剂溶液喷雾和擦洗处理，有较好的杀灭效果。喷雾量根据墙面结构不同，以湿润不向下流水为度，一般50～200ml／m²。

（三）病房各类用品表面的消毒

病房内用品有桌子、椅子、凳子、床头柜等。一般情况下室内用品表面只进行日常的清洁卫生工作，用清洁的湿抹布或季铵盐类消毒液，每日2次擦拭各种用品的表面，可去除大部分微生物。当室内各种用品的表面受到病原菌的污染时必须采取严格的消毒处理。

1. 用100～200mg／L二溴海因或含有效氯200～500mg／L的消毒剂溶液、含有效碘250～500mg／L的碘伏，可擦拭或喷洒室内各种物品表面。

2. 紫外线灯照射

（1）悬吊式或移动式紫外线灯消毒时，离污染表面不宜超过1m，消毒有效区为灯管周围1.5～2m。

（2）紫外线灯管表面必须保持清洁，每1～2周用酒精纱布或棉球擦拭一次，照射时间根据灯管强度及所杀灭病原微生物而定，时间不得少于30分钟。

（3）高强度、低臭氧紫外线杀菌灯，照射30～60秒，对物品表面消毒效果可靠。

（4）床单位的消毒包括病床、床垫、枕芯、毛毯、棉被、床单等。臭氧消毒，可采用床单臭氧消毒器进行消毒，按说明书操作。

（四）注射室、换药室、治疗室消毒方法

1. 配制1000mL氯己定溶液，对各种污染的表面进行喷洒或擦洗。

2. 消毒治疗室、注射室、换药室的各种物表及台面等每天用300～500mg／L含氯或含溴消毒剂擦拭，湿拖把拖地。

六、整形外科特殊细菌感染的消毒隔离方法有哪些？

1. 接触隔离适用于经体表或伤口直接或间接接触而感染的疾病，如破伤风、气性坏疽等。

2. 呼吸道隔离适用于通过空气中的飞沫传播的感染性疾病，如肺结核、百日咳、流行性脑脊髓膜炎等。

3. 肠道隔离适用于由患者的排泄物直接或间接污染食物或水源而引起传播的疾病，如伤寒、甲型病毒性肝炎、细菌性痢疾等。肠道隔离可切断粪—口传播途径。

4. 血液、体液隔离适用于预防直接或间接接触血液和体液传播的传染性疾病，如艾滋病、梅毒、乙型病毒性肝炎等。

5. 保护性隔离也称为反向隔离，适用于抵抗力低下或极易感染的患者，如免疫缺欠患者等。

七、整形外科面颈部手术有哪些？

额部、颞部，颈部除皱术，全颜面及次全颜面除皱术，面部轮廓的美容塑形（颧骨、颌骨、颏部及下颌肥大矫正）术，手术、磨削、化学剥脱及注射除皱等。

八、整形外科鼻部手术有哪些？

鞍鼻、驼峰鼻、鹰钩鼻、鼻头肥大、鼻尖肥大、酒渣鼻、歪鼻畸形、唇裂术后伴鼻畸形等。

九、整形外科眼部手术有哪些？

睑成形术、内眦赘皮矫正术、睑袋整形术、睑裂整形术、睫毛移植术、眉毛下垂、眉毛畸形矫正术等。

十、整形外科四肢躯干手术有哪些？

脂肪抽吸术，腹壁整形术，上臂、臀部及股部整形，脐部整形术，多指切除术，并指矫正术，拇指再造术，"O"形腿矫正术，八字脚矫正术，大脚骨矫正术，小腿缩小术，扳机手矫正术，手指屈曲畸形矫正术，巨肢矫正术，腋臭祛除术等。

十一、整形外科耳部手术有哪些？

外耳横突畸形、招风耳、杯状耳、隐耳、耳垂畸形、耳廓缺失等。

十二、整形外科口唇美容手术有哪些？

薄唇与厚唇、唇珠唇峰与人中畸形、上唇过短或过长、小口与大口畸形、口角畸形、唇系带过短、唇外翻、唇裂术后唇继发畸形、无酒窝、唇缺损等。

十三、整形外科腹部手术有哪些？

腹壁成形术、吸脂术、慢性创面等。

十四、整形外科美容手术有哪些？

重睑术、隆鼻术、祛眼袋术、抽脂术、隆胸术等都是常见的美容手术。另外，较常见的手术还有上睑松弛矫正术，眉下垂矫正术，复合鼻整形术，重唇整形术，面部轮廓整形术，文眉、文眼线术，文唇线术，重睑术，眼袋整形术，上睑下垂矫正术，眼睑皮肤松弛矫正术，睑外翻矫正术，隆鼻术，"蒜头鼻"矫正术，"鹰钩鼻"矫正术，"酒渣鼻"整形术，鼻再造术，扎耳环术，"招风耳"矫正术，耳垂及耳再生术，环状耳矫正术，厚唇去薄术，唇裂修补术，小口、大口畸形矫正术，皮肤磨削术，面颈颜部除皱术，颞部充填术，下颌充填术，隆乳术，乳头、乳晕整形术，腹部吸脂术，臀部、大腿、腰部去脂术，脂吸术，指（趾）畸形矫正术，各种烧伤烫伤及外伤后瘢痕畸形整形术，浅表肿瘤瘢痕整形术，皮瓣转移、皮肤移植、脂肪移植、骨移植术，妇科整形术等。

十五、整形外科微创美容的方法有哪些？

1. A型肉毒素除皱和瘦脸。

2. 填充剂注射　主要是胶原、玻尿酸等的填充，一般用于填充皱纹、丰唇等。

3. 自体脂肪移植充填　适用于面颊部、颞区、上睑凹陷的人群。

4. 面部微吸脂　通过小针眼吸除多余的脂肪，创伤小且效果明显。

5. 激光治疗　目前先进的激光设备可以刺激胶原新生、重塑，达到紧致皮肤、除皱美白的效果。

6. 内窥镜辅助美容手术。

十六、吸脂手术注意事项是什么？

1. 术前停止正在口服的活血药物、维生素及其他营养品，以防影响伤口愈合，增加术中出血。术前停止吸烟、饮酒，饮酒可加速血液循环增加术中出血的概率。若患者正服用其他药物，如抗排异物或抗高血压药物，需及时报告医生。

2. 吸脂手术后伤口内会放置引流条或引流管，以利于手术中肿胀液的引出，一般手术后48小时可拔出引流管。

3. 由于皮下残留膨胀液，吸脂手术后当天可能有较多液体引出。若渗透敷料应及时更换。术后3~5天禁止沐浴，以避免增加伤口感染机会。

4. 手术后麻醉苏醒即可进行轻度活动，第2天可下地活动，以利于引流液充分引流并可预防出血。

5. 吸脂术后近期避免活血药物或食物，以免影响伤口愈合。

6. 术后7~10天内，吸脂部位会轻微胀及皮肤轻度淤血，水肿及少量的淤血会随着身体的恢复逐渐消除。

7. 吸脂手术后穿紧身塑身衣3~6个月，可利于手术后的塑性。

8. 在吸脂术后半年之内吸脂皮肤会偶有轻度瘙痒、蚁行感等，这些均属皮肤恢复的正常现象，可随着时间的延长而消失。还需要注意的是，由于吸脂后皮肤的感觉功能还未完全恢复，术后不要采用产生热能的物理治疗。

第三节　整形手术护理

一、眼部手术注意事项是什么？

1. 眼部矫正手术后，眼部的形态只能接近正常，无法十分细致，期望不可过高，要正确对待，要对手术效果有正确理解，充分做好心理准备。

2. 术前检查局部是否有炎症，如慢性结膜炎、泪囊炎、眶骨髓炎等感染病灶，如有，须彻底治疗后再手术。

3. 滴抗菌药眼药水，4次／天，睡前涂抗生素眼膏，以保护角膜。

4. 术前3天及术晨用0.9%氯化钠做结膜囊冲洗，2次／天。

5. 睑外翻或眼部缺损患者术前必须注意对眼部的保护，睡前用抗生素眼膏涂眼并用纱布覆盖眼部，避免球结膜和角膜干燥。此类患者术前多有结膜炎，除晚间用药外日间还应用抗生素眼药水滴眼，4～5次／天或遵医嘱。

6. 眼窝再造术前注意冲洗结膜囊，保持局部清洁、干燥和无感染病灶。

7. 头发较污秽者，应在术前清洗头发或将毛发剃除。

8. 眼部手术前皮肤准备不剃眉毛及睫毛，剃须。

9. 对上睑下垂患者，术前应协助医生测患者视力，测量眼裂宽度，测定上睑提肌功能。

10. 手术后，局麻患者术后可取半卧位，全麻未完全清醒者应取平卧位，头偏向一侧。

11. 及时更换引流管，保持引流管内的持续负压，保持引流管通畅，并密切观察引流液的性质、颜色、量，并做好记录。

12. 术后注意伤口渗血及包扎的松紧度，一般1～2天后采取半卧位，以减轻眼部水肿。避免因伤口渗血流入球后穹窿，压迫视神经影响视力，经常询问有无胀痛，角膜刺激症状。

13. 双眼包扎期间要做好生活护理。48小时后更换一次外敷料，3～5天去除外敷料，外敷料打开后做眼部护理。清洁眼垢、分泌物，点眼药水4次／天。

14. 邻近皮瓣转移术，要注意皮瓣血运、颜色，按皮瓣移植护理执行。

15. 睑外翻做植皮者，要备色泽相同的较薄的皮肤，如锁骨上、上臂内侧、耳后等。术后拆除缝线可做理疗及手法按摩以减少皮片的挛缩，上下睑同时植皮，一定要做睑缘粘连，3～6个月后才能剪开。

16. 睑外翻患者睑粘连缝线未拆时，因视物不清故活动时要注意安全。

17. 保持伤口清洁，防止日光照射。

18. 上睑下垂患者术后眼罩覆盖患眼3个月，遵医嘱使用抗生素眼药水滴眼。

二、鼻部修整术注意事项是什么？

1. 为了保证手术安全顺利，杜绝发生感染最为重要。因此，手术前面部不能有任何的病灶，如毛囊炎、疖肿、痤疮、急性眼炎、鼻窦炎、鼻炎、鼻前庭疖等。

2. 术前不要化妆。手术当天上手术台前要用肥皂洗去面部的污垢和油脂，尽量减少细菌的数量，手术前还应该剪鼻毛和清洁鼻腔。手术前身体其他疾病，造成抵抗力低下，也容易导致手术发生感染和影响伤口的愈合。

3. 手术前两周，勿服用含有阿司匹林的药物。

4. 患有高血压和糖尿病的患者，应在初诊时翔实向医生告知病情，以便应诊医生确认手术方案。

5. 女性要避免月经期。

6. 隆鼻手术后7天之内尽量避免鼻部受外力的碰撞。

7. 保证手术部位清洁，防止感染。如果伤口上有血痂或分泌物，可用无菌盐水擦拭。

8. 手术后可对局部伤口加压包扎或用冰袋冷敷，但压力不宜大，以免损伤手术部位。术后一旦发生出血不止或严重血肿，应及时到医院复诊。

9. 伤口会有些疼痛，但随着时间的推移会逐渐减轻。避免在术后早期擅自应用非处方镇痛药物，因为部分NSAID类药物因具有抗血小板作用，会加重伤口出血。

10. 避免进食刺激性食物，如辣椒等。

11. 严格遵守医生嘱咐服药及复诊。

三、隆颌手术注意事项是什么？

1. 手术前要告诉医师是否吸烟，有无牙齿或牙龈疾病。医师会根据患者自身的情况进行设计，并雕刻拟植入的下颌植入体。可以向医师提出自己的期望，医师将解释可能达到的手术效果。

2. 手术后下颌要用固定带固定3天，以减轻肿胀和不适。口内缝线在术后7天拆线。有些口内缝线可能会自行脱落，不需要拆除。

3. 颌下切口一般术后5天左右拆线。

4. 术后要注意口腔卫生，进食流质饮食，并有一定限制，以防止不适当的运动而使假体位置移动。

5. 手术后切记不要参加一些使面部受到震动或打击的运动。

6. 手术后几日，手术区肿胀，微笑和谈话会感到有些不适。

7. 手术后下颌假体的位置有可能因不小心碰撞、过早去除固定带出现移位，而需再次手术以恢复其正常位置。极少可能并发感染，如假体发生感染，经抗生素治疗不能控制，则需要将假体取出，以后在适当时机再植入。

四、皮肤肿瘤切除术注意事项是什么？

1. 皮肤良性肿物，可仅切除肿物。皮肤恶性肿瘤，则应根据具体肿瘤类型扩大切除，或在冷冻切片指导下切除。必要时术前还需X线或超声等检查以判断肿瘤侵犯深度。

2. 耳前、颊部皮肤肿物切除，由于接近面神经，尽量不要深入面颊浅筋膜以下，以免损伤面神经。

3. 皮肤囊肿的切除应完全切除，保持囊壁完整，以免复发。

4. 治疗过程中力求保护自然解剖位置，减少瘢痕及色素沉着形成。

五、瘢痕矫正术前注意事项是什么？

1. 注意皮肤清洁卫生。烧伤创面刚愈合时，仍有少量分泌物和药痂细菌容易迅速繁殖，加上表皮薄嫩，结构和功能都不完善，容易发生感染、破溃。在此期间，可使用中性清洁剂进行清洗，清洗后使用抗瘢痕药物等治疗。

2. 避免过度摩擦和过度活动。由于瘢痕表皮结构和功能不完善，表皮较易受到损害，一些不恰当的治疗可能加重损伤。在应用抗瘢痕药物时，不宜过度用力按摩，也不宜过长时间按摩，这样会造成表皮与纤维板层分离形成水疱或血疱，关节部位过度活动同样会导致表皮松动分离，起水疱。

3. 在专科医生指导下，采取综合措施控制瘢痕增生，防止挛缩。到目前为止，还没有一种特效方法阻止烧伤后瘢痕增生，瘢痕防治仍然以综合治疗为主。

4. 早期预防，持之以恒。烧伤瘢痕的形成过程，大致可分为增生期、稳定期、消退期，增生期持续的时间从3个月至2年不等，大多数在半年左右。由于多种原因，如溃疡、疼痛、没有耐性或方法不当等，某些患者不能坚持瘢痕康复治疗，引起瘢痕增生与挛缩。

5. 正确把握手术整形时机，改善关节功能，防止残疾。对于功能部位的瘢痕挛缩，如手部瘢痕、眼部瘢痕、颌颈部瘢痕，在瘢痕稳定后应尽早手术，特别是儿童，更应早治疗，可适当提前整形。否则，可引起关节、骨骼发育异常及血管神经缩短，导致残疾。

六、面部美容手术注意事项是什么？

1. 手术前注意清洁面部皮肤及头发，并在术前2天内暂停使用化妆品。因为不少化妆品内含有激素，对面部手术会产生不良影响。

2. 术前护理人员会帮患者剃除面部胡须，两侧鬓角及部分发迹毛发，但不剃眉毛。行面部皮肤提紧术者术前需将颞部及头顶部发际后3～5cm处的头发剪除2～2.5cm宽，并将头发扎成小辫。

3. 手术前需行身体健康程度的检查，如血常规、凝血功能等。容易增加手术风险的药物，如阿司匹林、肝素等需在1～2周前停用；停止抽烟、喝酒等。女性患者需避开月经期。

4. 如果是静脉全身麻醉，手术前6小时禁食，术前4小时禁水。

5. 静脉全麻术后需去枕平卧及禁食水6小时，头偏向一侧，防止呕吐物引起窒息。

6. 手术后禁止食用活血药品及食品，如人参、活血药、减肥药、调经药等，因为这些补品或药物可能会加速血液循环，降低凝血机制、影响伤口愈合。

7. 术后3天只能进流食，一个月内避免用力咬较硬食物，以防影响手术切口愈合；保持口腔清洁，坚持饭后用漱口液漱口3～5天。

8. 术后保持辅料干燥和清洁，防止感染。术后可能会留置管引流，勿将引流管打折，保持引流管内的持续负压。

9. 面部提升术后一周内避免剧烈的面部表情。

10. 手术后约7～10天拆线，拆线后继续注意保护伤口清洁，避免外伤。

11. 面部手术后3～6个月内不要染发、烫发及行皮肤护理，如皮肤按摩熏蒸等。

七、瘢痕磨削术注意事项是什么？

1. 禁忌证 位置较深的凹陷性瘢痕或明显高出皮肤的瘢痕疙瘩、过敏性皮肤病、感染性皮肤病。

2. 由于微晶磨削是对皮肤的真皮浅层进行磨削，需多次磨削才能起到一定的效果，根据病变的深浅度不同，而选择磨削次数，一般需要4～5次。

3. 患者手术无须麻醉，痛苦很小，不会出血，磨削深层时可能会有细小的渗血点。术后无须包扎，涂抹一些促进伤口愈合的药物即可，消除患者的紧张情绪。

4. 术前清洁手术区域用清水除去皮肤上的油脂、灰尘及化妆品。

5. 术后涂抹肤松软膏或喷擦贝复济，以促进皮肤愈合与再生，并有减轻疼痛的效果。避免在阳光下暴晒，以防色素沉着。术后次日可洁面，避免使用对皮肤刺激较强的洁面乳和化妆品。

6. 术后2～3天，要避免使用太刺激的果酸用品。

7. 一定要做好防晒工作，如佩戴遮阳帽、墨镜，涂抹防晒霜。避免在过猛的阳光下暴晒。

8. 注意皮肤清洁，日常做好补水的护理。

9. 禁食辛辣食物。

10. 依据医师指示使用温和低刺激保养产品。

八、隆乳术注意事项是什么？

1. 术前放松，解除思想顾虑，以最佳的心理状态愉快地接受手术治疗。

2. 手术前晚清淡饮食，手术前6小时禁食，手术前4小时禁水。

3. 术日晨取下义齿、眼镜、手表及发夹、耳环、项链等饰物，交予家属妥善保管。

4. 全麻术后，需去枕平卧4～6小时，待完全清醒后，可取自主体位。

5. 术后第二天可下床活动，以利于伤口充分引流及预防血栓的发生。

6. 术后伤口部位留置了负压引流管，利于伤口渗液的引流。如局部肿痛明显，引流液量突然增多，颜色呈鲜红色，需及时报告医生。

7. 术后7～10天拆线，拆线后继续使用弹力网套或穿钢托乳罩，避免压迫、碰撞胸部。隆乳术后1个月内避免剧烈运动，尤其是两臂上举、持重物、扩胸等运动，以防假体移位。

8. 术后注意进行乳房按摩，按摩可从手术后3～5天开始，每天早晚各1次，每次5～10分钟，持续3～6个月。

九、会阴部整形手术注意事项是什么？

1. 避开月经期，最好在月经后7天左右手术，特别是处女膜修补及阴道紧缩术，月经血要流经阴道，月经期或月经前期手术容易增加切口感染概率。

2. 术前3天每天用0.1%新洁尔灭液清洗外阴，保持阴道干燥清洁。

3. 吸烟者，应于手术前两周停止吸烟，停止服用阿司匹林等会导致凝血障碍的药物。手术前3天，最好不同房，避免感染。

4. 术后在医生指导下用药物进行局部清洁，如用1：5000的高锰酸钾溶液坐浴，每天1～2次。

5. 术后1～2天疼痛减轻，可恢复工作，一般无须拆线。

6. 阴道紧缩术及处女膜修复术后4周左右后可恢复体育锻炼，1～2月后可同房。

十、游离皮瓣移植术注意事项是什么?

（一）术前护理

1. 心理支持　与患者沟通，了解患者疑虑，解除思想顾虑，充分做好心理准备，积极配合手术治疗。

2. 术前2周戒烟、戒酒。

3. 手术皮肤的准备如下：

（1）彻底清洁术区皮肤，刮除毛发，对于有瘢痕凹陷的部位，应彻底清除污垢，剪指甲。

（2）严格的保护供区与受区的皮肤和血管，严禁在手术区域内做静脉穿刺及其他注射，如发现手术区域皮肤有皮疹、破溃或蚊虫叮咬等情况应及时通知医生。

（3）协助医生用多普勒超声血流仪检测手术区域血管的走向，然后用标记笔在皮肤表面做出标记。

（4）询问女患者有无月经来潮。

（二）手术后护理

1. 麻醉恢复期，按麻醉术后护理常规。

2. 术后患者的体位要求　保证皮瓣的血供，利于局部引流，防止受压、皮瓣蒂部的扭曲和张力。肢体部位的手术，一般置患处高于心脏水平，如发现患处逐渐发绀、水肿，表示静脉回流不畅，应适当抬高体位。如患处苍白、毛细血管充盈反应迟钝，常表示动脉供血不足，可将体位放平。

3. 引流管护理　严格观察引流液及伤口的渗血情况。及时更换引流袋，保持引流管内的持续负压，保持引流管通畅，并密切注意引流液的性质、颜色、量，并做好记录。操作时注意无菌操作。

4. 皮瓣的观察护理如下

（1）室温保持在25～28℃最为适宜，室内配备取暖、降温设备。必要时可用烤灯或红外线照射局部皮瓣，以维持局部皮瓣温度，注意距离，应大于30～40cm，防止移植物被烧伤。

（2）皮瓣色泽：移植组织复温后，色泽较健处稍红。如发绀，常提示静脉回流受阻；苍白则表示动脉供血不足。观察色泽变化内避免在强烈的光照下进行，以免识别不清。观察时用玻璃棒或小指指腹轻压迫皮瓣皮肤，压迫物移去后皮色逐渐转为红润，转复速度应与周围未行手术的正常组织相接近，转复过快提示静脉回流障碍，过慢提示动脉供血不足。此外，在静脉回流障碍的初期，应毛细血管内血液瘀滞，充盈反应较平时活跃。

（3）皮瓣温度测定：皮瓣复温后，皮温应等于或高于健处1~2℃。如低于键侧3℃以上并伴有色泽改变，常提示血液循环障碍。观察皮温动态变化。皮温维持在31℃以上属正常；如降至27℃以下，常提示动脉供血障碍；如皮温在27~31℃，提示静脉回流障碍。

（4）血管的充盈和搏动：在皮瓣的浅层存在较大的血管走行时，如足背皮瓣的游离移植，常可见静脉的充盈和动脉的搏动，可作为一种可靠的观察指标，较小或深层的血管，可借助多普勒超声血流仪来测定，则更准确可靠。

（5）肿胀：移植物肿胀加重，常提示静脉回流障碍，甚至可见水疱形成。如皮温、色泽及毛细血管充盈反应无明显改变，而肿胀加重，甚至局部隆起，观察中逐渐出现毛细血管充盈障碍，则提示可能有血肿形成，应通知医生处理。

（6）观察皮瓣血运在术后3日内，尤其24小时内易发生移植物血管危象，因此术后要密切观察皮瓣血运，一般情况下，24小时内应每半小时观察1次，以后每1~2小时观察1次，3天后可逐渐延长观察时间。如早期发现血运障碍，立即向医生反映，及时果断采取有效措施。

（7）术后保持心情舒畅，精神放松，可适当使用镇静剂、镇痛药。

（8）注意听取患者的任何不适主诉。

5. 饮食护理如下

（1）术后注意膳食搭配，进食高热量、高蛋白、高维生素食物，多饮水，保持排便通畅。

（2）外阴部位手术的患者遵医嘱行无渣饮食。

（3）颌部手术不能由口进食者，遵医嘱给予鼻饲混合奶，增加抵抗力，促进伤口愈合，做好口腔护理，2次/天，必要时遵医嘱静脉补充营养。

（4）进食高营养含膳食纤维、少刺激饮食。

6. 其他护理如下

（1）沐浴伤口愈合情况良好，无红肿渗液时可沐浴，伤口勿用力搓洗。

（2）弹性敷料的应用游离皮瓣或肌皮瓣移植后2周开始，应用弹性敷料包扎或戴弹力护套，以减少水肿及防止瘢痕过度增生。

（3）防冻伤、烫伤，因术后皮神经受损，组织感觉不敏感，恢复其功能需半年左右。

（4）功能锻炼拇指再造术后2周开始指导患者进行并坚持主动的功能锻炼，有条件时可同时做物理治疗，促使功能恢复。

十一、植皮术注意事项是什么？

（一）术前护理

1. 心理支持　与患者沟通，了解患者疑虑，解除思想沟通，解除思想顾虑，充分做好心理准备，积极配合手术治疗。

2. 手术前皮肤的准备　彻底清洁区皮肤，刮除毛发，对于有瘢痕凹陷的部位，应彻底清除污垢，剪指甲。

3. 常规术前准备　询问女患者有无月经来潮。术晨测量体温、脉搏、呼吸、血压。根据手术的要求备血。做好抗生素皮试准备。

（二）术后护理

1. 麻醉恢复期，按麻醉术后护理常规。

2. 术后患者的体位要求　肢体部位的手术，术后保持患肢高于心脏，抬高患肢15°～30°，维持功能位或根据手术部位适当调整，禁止患侧卧位，防止受压。皮片受区在下肢或有石膏固定须卧床休息，须经医师许可方能渐进下床活动。

3. 敷料观察　首次更换敷料时间为术后8～10天，术后应每天观察敷料包扎有无松脱、异味、渗出，以及植皮区周边组织的水肿程度等，及时报告医生给予处理。特别是应注意眼部有无异物感、肢体有无指端血运循环障碍和神经压迫症状。石膏托或石膏等固定的患者需观察肢体远端的活动及毛细血管反应情况，询问患者是否存在进行性加重的疼痛。必要时需报告医生更换石膏。

4. 预防感染　大多数皮片下感染不会发生在术后的24小时内，低热、局部异味和疼痛加剧、创面周围红晕等是感染的征象。

十二、唇腭裂术注意事项是什么？

1. 预防呼吸道感染，注意保暖，如有感冒咳嗽、发热、术区炎症、溃疡。

2. 婴幼儿术前一周请家长改变哺乳方式，即从吸奶头的方式变为汤匙喂养的方式，以利于术后喂养。

3. 术前一天成人需剃须、剪鼻毛。术前一天及术晨用漱口液漱口，保持口鼻腔清洁。皮肤准备时，若有湿疹、疖肿等，需及时报告医生。全麻手术前一天6小时禁食禁水，婴儿术前4小时禁食、2小时禁水。

4. 手术前完全卸妆，摘掉身上所有金属饰品、义齿、发卡等。

5. 如果为全麻手术则手术后需去枕平卧4～6小时，头偏向一侧，防止呕吐物引起窒息。待完全清醒后，可根据要求调整体位。拔除气管插管后患儿如出现呼吸道梗阻的症状应立即报告医生。

6. 为防止患儿抓破伤口，应制动肘关节。请家长注意配合。

7. 保持口腔清洁。术后当日即开始行口腔护理，3次／天。婴儿应注意观察有无鹅口疮等真菌感染，若发现及时处理。

8. 麻醉完全清醒后，可进食温流质饮食，小儿要用汤匙喂食。3天后改为半流质饮食。注意不可张大口咬食物或吃较硬的食物，以免伤口裂开。拆线后仍需遵医嘱饮食并根据需要佩戴唇弓，防止伤口裂开。

十三、毛发移植术注意事项是什么？

（一）术前准备

1. 设计术后发型，主要是确定受术者头部的整体发际线和移植部位的发型，再用测量仪检测其后枕部的头发密度，根据这些算出所要提取的毛囊面积。

2. 使用生发剂的患者，手术前一个月需停用生发剂。

3. 手术前一晚上及手术当天早晨用洗发剂洗头。

4. 手术前两天禁用含乙醇的饮品。

5. 手术前应告知医生目前正在服用的药物。

6. 手术当天要穿宽大、舒适、柔软的前面系扣或拉链的衣服，避免穿脱不便的套头衫或毛衣等。术前要正常饮食，切勿空腹，避免酒精类饮料和油腻食品。

（二）术后护理

1. 麻醉恢复期，按麻醉术后护理常规。

2. 睡觉时要用较高的枕头（是平时的2～3倍）。

3. 术后须牢记医嘱，并按医嘱执行，以保证顺利恢复，并减少术后不适。

4. 术后五天内不要运动，三周内避免剧烈运动，注意保护手术区域。

5. 手术后四天内不能洗头，四天后可用洗头剂洗头，植发区要轻轻揉搓。

6. 至少在手术后七天才能佩戴假发。

7. 术后应定期用生理盐水冲洗毛发移植区域，避免大面积血痂形成。植发部位出现痂皮，不能将其揭掉，要等待其自然脱落。

8. 术后7～10天枕部供区切口拆线。

9. 任何手术都会出现并发症，相对于其他手术而言，毛发种植术的术后并发症很少，即使出现并发症也容易处理，极少影响手术效果。毛发种植有以下并发症。

（1）渗血：手术中和术后出现局部渗血是正常现象，可适当采用压迫止血或是使用止血药，患者在手术前一周也不要服用活血化瘀等作用的药物。

（2）感染：术中遵循无菌操作的原则，术后使用抗生素，基本不会出现感染。

（3）术后肿胀：术后在手术区域会出现轻微水肿，一般可在一周内恢复，不必特殊治疗。

（4）内生毛发与异物反应：病因是在毛发制备中没有将无用的毛囊剔除干净，致使毛发强行向皮下组织生长，刺激形成异物反应，重要的还是在于预防。

（5）表皮囊肿。

（6）手术引起的一过性脱发。

（7）瘢痕植发区不会留下明显瘢痕，枕部供区会留下线形瘢痕，有头发遮挡时不明显。

（8）手术区感觉迟钝或麻木，一般可自行恢复。

（9）移植毛发脱失。

10. 注意事项　一般受术者在手术后就能回家，若是采用了微创式植发，在24小时之后就能用温水清洗头发，在10天之后就能拆除后枕部的缝线。正常情况下，移植的毛发会在术后10天内全部脱落。植发手术的效果最少要在2～3个月之后才能显现，开始长出新头发，标志植发手术成功。

十四、耳畸形再造术注意事项是什么？

1. 用上臂皮管修复耳轮，要先训练患者做头手固定姿势，术前3～5天每晚将上肢与头颅按照手术方式进行训练，适应术后的肢体固定。

2. 术前检查耳郭周围有无疖肿、炎症，有无中耳炎，有炎症则需治疗后方可行手术。烧伤后耳部瘢痕下常有隐窝，容易聚积污垢要注意进行清理。

3. 术前测听力。

4. 术前护士会清洁耳廓及外耳道，并剃去耳部周围5cm宽的毛发，需要取皮或取肋软骨时，要同时准备取肋软骨处皮肤。要注意保持皮肤清洁无破损，对于有瘢痕凹陷的部位，应彻底清洁。

5. 术后耳部可能会留置负压引流管，要注意保持导管通畅，勿将引流管打折，保持引流管内的持续负压。负压的维持对于再造耳的外形有着至关重要的作用。如局部肿痛明显，引流液量突然增多，颜色呈鲜红色，需及时报告医生。

6. 术后护士会定期观察耳部的血运情况，特别是小皮管移植后，皮管不能牵拉过紧。

7. 术后采用平卧和健侧卧位，避免术区受压。

8. 全耳再造取自体肋软骨移植者用沙袋，腹带加压包扎侧胸部，防止出血及减轻呼吸运动时的疼痛。

9. 外耳道狭窄闭锁开大后植皮的手术，要放入支撑的材料，如印模胶等。待皮片成活后去除，但其后必须放置硅管扩张新建的耳道，坚持6～12个月，防止狭窄。

10. 耳廓粘连松解植皮后需较长期用塑料模型放置耳廓后，以防止皮片收缩和再粘连影响手术效果。

11. 定时清洁，防止感染，创面完全愈合后才能洗澡，胸部取肋软骨处，用弹性敷料包扎并应用药物治疗，以防止瘢痕的产生。再造耳痛觉、感知觉开始较差，要防止对再造耳的碰撞、挤压、冻伤、暴晒；耳廓长出的细小头发要小心拔除防止感染。分别在1个月、3个月、半年、1年时复诊。再造耳如有任何异常如耳支架外露、再造耳破损需及时与医生联系。

十五、阴茎再造术注意事项是什么？

（一）术前准备

1. 与患者沟通，解除思想顾虑，充分做好心理准备，积极配合手术治疗。

2. 术前做好术区皮肤清洁准备。

3. 采用前臂游离皮瓣者要注意观察供区的皮肤和血管情况，静脉不充盈者，提前7～10天做静脉充盈训练。

4. 剃除术区毛发，剪指甲，采用腹部皮瓣、腹股沟部皮瓣或胸脐岛状皮瓣者备皮区应上至乳头平线，下至膝关节，要注意脐部的清洁，会阴部有瘢痕要将瘢痕凹陷处污垢去除干净，避免术后感染。

5. 术前配血备用。

6. 肠道准备　术前一周进食少渣半流食，术前3天进食流食。术前一天晚及术晨清洁灌肠。

（二）术后护理

1. 麻醉恢复期　按麻醉术后护理常规。

2. 注意观察伤口出血情况　保持局部敷料清洁干燥。用前臂皮瓣再造者，有供皮瓣区、皮片区、供肋软骨区及受区等多处创伤，疼痛剧烈时要及时止痛，用时要注意骶尾部的皮肤受压情况，预防压疮。

3. 尿道内尿管要固定好，防止脱落。膀胱造瘘管要保持通畅，造瘘口处敷料每天更换一次。术后用1∶5000呋喃西林溶液冲洗膀胱，每天2次。观察尿液内有无血块和沉淀物。鼓励患者多饮水。

4. 将阴茎放置于30°～45°位固定，防止局部受压。可使用支被架。用前臂游离皮瓣再造者，按显微外科手术后常规护理。

5. 术后使用抗生素5～7天，流质饮食一周，10天后拔除导尿管，2周后开始夹持耻骨上造瘘管，以训练经新再造的尿道排尿。

6. 观察新尿道有无尿瘘，瘘孔小可以让患者按住瘘口再排尿，瘘口小者可自行愈合，瘘口大者则需暂时停止排尿，开放耻骨上造瘘管引流。

7. 留置尿管的护理　保持尿管的通畅，注意膀胱或会阴造瘘处尿管固定好防止脱落，鼓励患者多饮水，防止尿结晶产生，堵塞尿管，减少引起术区感染的概率。

8. 防止压疮　由于手术时间较长，术后需要保持体位，所以要加强护理，防止压疮的发生。

9. 防止损伤皮瓣血管蒂部，注意操作动作轻柔，避免损伤。

十六、变性手术的注意事项是什么？

1. 易性癖的诊断正确无误。

2. 对手术的要求至少持续5年以上，且无反复过程。

3. 患者必须以他（她）们选择的性别公开地生活和工作至少3年。

4. 术前接受心理、精神治疗不少于1年。

5. 术前必须有一年以上的激素治疗。

6. 必须没有以其解剖学性别结婚。

7. 精神病专家证明其精神状态正常。

8. 必须同意术后随访。

9. 年龄大于20岁。

10. 无犯罪、滥用药物或乙醇的历史。

11. 无过于显著的男性或女性化行为体征。

12. 患者和术者对手术有统一的意见。

13. 当地公安部门进行司法鉴定并备案同意术后更改身份证上的性别。

14. 至亲家属无反对意见。

15. 患者对术后可能出现的情况十分清楚，并有心理准备。

16. 无任何外科手术禁忌证。

十七、各种皮瓣观察的相关技术有哪些？

1. 颜色　观察皮瓣颜色时，既要与供皮区周围肤色相比较，又要与受皮区的肤色相比较。若颜色红润，则示皮瓣生长良好；若颜色苍白琥珀发绀，则示血液循环不良。

2. 毛细血管充盈试验　是了解真皮下毛细血管网是否充盈，血液运行是否存在的方法。用玻璃棒或棉签压迫移植皮肤成苍白色，压迫物移去后皮色在1～2秒内转红润为正常，如超过5秒反应不明显都应考虑有循环障碍的存在。

3. 定时定位测量皮肤温度　测量皮温应注意和健侧相对应地方做对照，并应固定位置。术后1～2天应每小时测量1次；3～5天每2小时测量1次，5～7天应每4小时测量1次。如皮瓣温度低于健侧3℃以上并伴有色泽的改变，常提示有血液循环障碍，需立即处理如皮温降低到27℃以下，则常提示动脉性血液循环障碍。

4. 血管的充盈和搏动　在移植物的浅层存在较大的血管走动时，如足背皮瓣的游离移植常可见到静脉的充盈和动脉的搏动，可作为一种可靠的观察指标，较小的深层血管可借超声波血流探测仪来测定。

5. 肿胀程度　移植的皮瓣术后有水肿过程，3～4天因皮瓣静脉回流的建立迅速改善而消肿，根据肿胀程度的进展可出现皮纹存在、皮纹消失和水疱三种情况。动静脉供应不足皮瓣塌陷，皮纹增多；静脉回流受阻，皮纹消失，张力增大，继之出现表面光亮，水疱形成。根据这一观察后果，早期行消肿治疗，可提高皮瓣的成活率。

6. 皮瓣是否生长　可用5.5号针头轻刺于皮瓣内5mm，拔针后轻挤压周围组织，若有红色血液挤出说明正常；若针刺无血流出或有暗红色血液流出说明血流受阻，发现上述情况及时通知医生处理，以免肌皮瓣坏死。早期发现，早期处理是治疗成败的关键。

7. 组织代谢的测定　经组织的气体交换水平取决于血循环的状况，所以测定经皮氧分压和经皮二氧化碳分压是有效的监测方法。早期的气体分析是侵入性方法。后来采用了Telion探头和质谱仪，显示气体张力与组织生存的相关性很好。术毕即在移位皮瓣的远侧安置粘贴电极圈，回病房后再滴丙二醇电解质溶液，连接导线；使用前常规将氧、二氧化碳电极分别用大气和5%标准气体进行检验。测试时一般5~10分钟后数据显示稳定，则可开始动态监测，每4小时测一次，连续观测1周左右。

8. 局部出血和水肿　一旦发现局部性出血，首先查明原因。出血量较多，移植物发生血液循环障碍者，应立即进行手术探查。出血量不多，有自然止血的趋势，不影响移植物血液循环变化者，可继续严密观察和保持通畅的引流，但不可采取局部加压止血及应用止血药物。引起水肿的原因很多，术后初期的水肿，是外伤和手术创伤所致的正常组织反应，一般术后3天可逐渐改善。局部水肿伴有其他征象者，常被认为是病理变化的存在或即将出现的先兆，应立即查明原因对症处理。

十八、皮肤软组织扩张器注水的注意事项有哪些？

1. 皮肤软组织扩张术是将扩张器植入正常皮肤软组织下，通过注射壶向扩张囊内注射液体，以增加扩张器容量，使其对表面皮肤组织产生压力。通过夸张机制对局部的作用，使组织和表皮细胞的分裂增殖及细胞间隙拉大，从而增加皮肤面积，或通过皮肤外部的机械牵引使皮肤软组织扩展延伸，利用新增加的皮肤软组织进行组织修复和器官再造的一种方法。

2. 颈部扩张器注水，若多个扩张器需注水应采用单侧交替注水，错开注水时间，以免因局部压力突然增大压迫局部组织，如压迫颈动脉窦，可引起血压下降等并发症。

3. 要注意保护术区，包括扩张器和注水壶区域。要绝对避免暴力、锐器等直接作用于扩张皮瓣表面。直接的暴力可能会导致扩张器破裂、渗漏以及扩张皮瓣感染、坏死，甚至导致扩张失败，所以要绝对避免。儿童可能会触摸、抓挠扩张器表面的皮瓣，家长应注意看护。

4. 紧贴扩张皮瓣表面的衣物应宽松、柔软，以纯棉织物为宜。领口会摩擦颈部扩张皮瓣，导致皮瓣的红肿、干燥，应剪去领口处能够摩擦扩张皮瓣部分。

5. 注意不要烫伤、晒伤皮瓣，防止蚊虫叮咬。

6. 不宜进行剧烈运动。任何剧烈运动都有可能导致扩张皮瓣的损伤，应严格限制。

7. 注水壶外置的患者应定期换药，保持注水壶周围的干燥和清洁，发现红肿和渗出应及时告知医生。

十九、隆乳术后乳房按摩技术的注意事项有哪些？

1. 采取坐卧姿势，将右手手掌置于右侧乳房之外侧，以手掌由外往内推，并持续10~15秒，再缓慢放开。放开时便会感觉到假体在向外移动。以相同方式重复5~10次。

2. 将左手手掌置于右侧乳房之内侧，以手掌由内往外推，并持续10～15秒，再缓慢放开。放开时便会感觉到假体在向内移动。以相同方式重复5～10次。

3. 将右手手掌置于右侧乳房下方，并以左手手掌拖着右手手掌，以手掌由下往上推，并维持10～15秒，再缓慢放开，放开时会感觉到假体在向下移动，以相同方式重复5～10次。

4. 将双手重叠置于右侧乳房上方，以手掌由上往下推，并维持10～15秒，再缓慢放开，放开时会感觉到假体在向上移动，以相同方式重复5～10次。

5. 将双手重叠置于左侧乳房上方，以手掌由上往下推，并维持10～15秒，再缓慢放开，放开时会感觉到假体在向上移动，以相同方式重复5～10次。

6. 上、下、左、右四个方向的按摩及环形按摩交替进行，且力度适当，不要怕乳房假体被压迫。这段时间，因乳房内伤口在愈合及持续的成熟中，故有时乳房会觉得一阵阵抽痛，有时乳房会变得较硬，这都是在提醒你要勤按摩。

二十、密闭式引流管护理技术有哪些要求？

1. 负压创面治疗技术　是近年来发展起来的应用于治疗创面的一项新技术，通过引流管和敷料作用于清创后的创面。

2. 护理操作

（1）将无菌输液管或头皮针置入创面下，接注射器并回抽致输液管或头皮针形成负压。用活塞固定形成负压的注射器。

（2）检查引流装置是否通畅，引流管是否漏气。

3. 每天更换注射器，在更换负压引流装置时应严格执行无菌操作，避免引流管内引流物倒流，防止细菌感染。

4. 保持引流管通畅，防止引流管滑脱、扭曲、注意观察引流管有无堵塞，保证各接头密封良好。

5. 记录引流量，观察引流物的量、颜色、性质。一般引流物的颜色随时间推移逐渐由深变浅、由浓变浅，最后呈血清样。如短时间内引流出大量鲜红色血性液体应考虑活动性出血的可能，如引流物有絮状沉淀或混浊应考虑感染可能，并及时通知医生处理。

6. 保持引流管出口清洁，每天更换外接引流管。更换外接引流管时应注意反折压紧引流管避免管内引流物倒流。

7. 保持适当负压，负压过大或过小都不利于引流，负压过小导致引流不充分；负压过大导致局部组织被吸附堵塞引流孔，影响引流效果。

8. 如注射器引流效果不佳时，引流管外接口应接中心负压吸引，一般负压值在263／436mmHg为宜。

9. 一般留置负压引流时间在假体植入隆胸术后以2～3天为宜，皮瓣、肌皮瓣和头皮扩张术后引流4～5天为宜。一般24小时引流量小于5ml时可考虑拔出引流管。

二十一、各种部位医用弹力套的选择及应用技术有哪些？

1. 物理压力疗法在医疗领域中具有广泛的应用，对于烧伤后植皮手术的患者，应用物理压力疗法，使用医用康复弹力套压迫愈合的创面，并配合使用药物（如瘢痕贴、瘢痕凝胶）能抑制纤维组织的过度生长，对瘢痕具有良好的抑制作用。对手术后的切口及创面进行适当的加压包扎，能减少血肿的形成、止血。在吸脂手术后，由于组织大面积受到较大的创伤，容易产生血肿及可触摸到表面皮肤凹凸不平，术后穿戴医用康复弹力套（衣、裤）压迫手术创面，可帮助减少血肿，使凹凸不平的脂肪平整。

2. 穿用弹力套前，用清水清洁皮肤。可在内外踝关节加小棉垫，可以保护踝关节的骨性突起，确保踝关节凹陷部位的压力确切。若有新出现的小创面，则可用小油纱予以保护。每天应坚持尽可能长的时间穿用，除必要的皮肤清洁及沐浴外，不要去除弹力套。注意保持弹力套的清洁干燥，可以为患者定制两套弹力套，以便换洗。

3. 穿脱弹力套时动作要轻柔，避免损伤皮肤。

4. 刚开始使用弹力套时，注意观察肢体末端血液循环情况。

5. 加压法应坚持3～6个月，直到瘢痕完全变平、变软，颜色变白为止。

6. 选择适合手术部位弹力套。

二十二、瘢痕的预防护理技术有哪些？

1. 正确的伤口护理，不论是创伤、烫伤、皮肤感染或手术，伤口愈合后都会产生瘢痕，正确的伤口护理可以避免异常瘢痕的产生。

2. 根据不同的手术部位选择合适的拆线时机。

3. 硅凝胶的应用，在伤口愈合后应尽早使用瘢痕软化药，每天多次均匀地将药物涂在瘢痕上并进行按摩，使药物渗入瘢痕组织，预防瘢痕增生。

4. 瘢痕贴的应用。瘢痕贴是由新型医用高分子材料制成的硅凝胶膜。虽然具体的机制还有待明确，但它对预防瘢痕增生有着显著的作用，可使已隆起的早期瘢痕逐渐软化、变平，使色素沉着变浅。

5. 瘢痕的按摩及弹力套的应用。压迫疗法可以减少伤口向外牵拉的力量，使瘢痕变得较平、较细。瘢痕的局部被动运动可减轻瘢痕的牵缩。

6. 对于严重影响外观和功能的瘢痕疙瘩，最好通过外科手术方式切除，再采取以上措施，也能达到满意的效果。

二十三、各种美容手术皮肤准备的相关技术有哪些？

（一）整形美容手术特殊部位的备皮方法

1. 腹部手术　应用棉签清除脐窝部污垢。

2. 对瘢痕性皮肤的清洁，注意凹凸不平的皮肤用温水浸泡6小时后用松节油清洁，再用新洁尔灭清洁。

3. 手或足手术　入院后指导患者每天用温水泡洗手（脚）20分钟，剪去指（趾）

甲，已浸软的胼胝应设法剪除，但应避免损伤皮肤，足部手术者备皮后禁止下地。

4. 阴囊、阴茎手术　患者入院后每天用温水浸泡，用肥皂洗净，术前一天备皮，范围同阴部手术。

5. 口腔手术　入院后经常保持口腔清洁卫生，进手术室前用漱口液漱口。

6. 颜面部除皱患者可在发际上5cm处剔除1～2cm头发（根据手术要求），暴露切口，其余头发用橡皮筋扎成小辫。

（二）美容手术的备皮范围

1. 面部　剔除胡须、两侧鬓角及部分发际，不可剔除眉毛。

2. 鼻部　剔除鼻毛、胡须。

3. 耳廓　剔除耳周5cm内毛发。

4. 下颏　剔除面部及颈部毛发。

5. 头部　剔除全部头发，前额，两鬓及颈后皮肤，保留眉毛。

6. 颈部　上至下唇，下至胸骨角，两侧至斜方肌前缘。

7. 胸部　上起锁骨上窝，下至脐水平，两侧至腋后线，包括同侧上臂、肩和腋窝部。

8. 腹部　上起乳头连线，下至耻骨联合及会阴部，两侧至腋中线。下腹部及腹股沟区手术应包括大腿上1／3的皮肤。

9. 会阴及肛门部　髂前上棘连线至大腿上1／3，包括会阴、臀部、腹股沟部。

10. 四肢手术　原则是以切口为中心、上下20cm以上，一般要超过远、近端关节或为整个肢体。

二十四、带蒂超薄皮瓣术后血运护理监测的相关技术有哪些?

1. 观察的部位　应是皮瓣的远端单蒂皮瓣的远端是距离蒂部最远边缘，而双蒂皮管的远端则应是皮管的中段。

2. 皮瓣血运观察　观察时应与邻近的正常皮肤做对照，根据皮肤的温度、颜色、指压反应及张力的进行性变化判断血运是否充分。不论出现静脉回流不畅还是动脉供血不足的任何一种情况时，首先应检查有无蒂部受压、敷料包扎不当、皮瓣扭折等问题，及时予以纠正并立即报告主管医生做进一步检查处理，除因皮瓣皮管设计比例不当导致血运障碍外，由于血肿、蒂部受压、折叠、扭转、牵拉过紧、血管痉挛以及患肢抬高不当等因素引起的血运障碍都可通过及时发现与处理加以解决纠正。观察皮瓣色泽变化时避免在强烈的光照下进行，以免识别不清。观察时用玻璃棒压迫皮肤表面使之苍白，移去玻璃棒时，皮肤颜色应在1～2秒内转为红润，若超过5秒或反应不明显，应考虑有血运循环障碍的存在。

3. 保温护理　术后保温尤为重要，皮瓣局部给60W烧灯持续照射7～10天，烧距为30～40cm。要注意烧灯距皮瓣不要太近以免烫伤，夏季间歇照射。

4. 纠正血运障碍的措施　首先探查皮瓣蒂部是否存在过度扭曲、折叠或拉伸。静脉回流不畅可抬高患肢，做向心性按摩，动脉供血不足应放平或放低肢体，血管痉挛应按医嘱给予解痉，止痛镇痛或扩张血管等药物并保暖。有条件可给予高压氧治疗；血肿应及时清除血肿，蒂部受压、牵拉等应及时纠正，使血运障碍得以缓解。

5. 维持有效血液循环 血容量不足可引起心搏量减少，周围血管收缩，从而影响皮瓣血供，威胁再植组织存活，故术后应注意观察生命征及全身情况，补足血容量。同时遵医嘱予抗痉挛、抗血栓等治疗，注意观察药物疗效及副作用。

6. 预防损伤 皮瓣皮管移植后，局部感觉迟钝，应提醒患者加强自我保护，防止烫伤、冻伤或撕裂伤，尤应注意保持病房和洗手间地面干燥，防止可下地活动的患者滑倒而导致皮瓣撕脱。在皮瓣或皮管转移过程中，应妥善固定与制动，以预防肢体活动或头颈部活动时造成皮瓣的撕脱。

二十五、面部整形术后防护措施有哪些？

由于面部整形术包含好多方面，因此要根据不同的面部整形术采用不同的防护措施，但是一致采取的防护措施是：术后必须忌烟酒，忌辛辣、刺激性食物（辣椒、海鲜等）；要保证手术部位的清洁，防止感染；还要服用3～5天的抗生素，必要时可服用止痛药止痛。如果进行的是隆鼻术那么术后可将1～2层厚的纱布敷于鼻部，上置冰袋冰敷，以预防出血，减轻水肿。为促进瘀血吸收，术后一周，可做热敷。一个月内禁止鼻部按摩及佩戴眼镜，防止假体移位。如果是面部除皱术后，那么术后除应用一些减轻瘢痕增生的治疗外，可利用休息、看电视的时间，做面部按摩，以利于减轻水肿，恢复自然的面部表情。如果是眼袋去除术，那么术后手术者即可用手掌根部压迫上下眼睑。用力要适中，如果因怕疼痛，不用力压迫，就起不到止血的作用。如果用力过大，会因压迫眼球引起胸闷、恶心等症状。术后局部压迫的时间，要在15分钟以上。回家后，可行冰敷，有止血消肿功效。

由此可以看出，面部整形术后护理是根据不同手术进行不同的防护方法的，所以除面部整形术一致注意的问题外，可具体问题具体分析的采取防护方法。

二十六、美容整形外科有什么特点？

美容专业自诞生之日起，就带有一定的功利性，特别是近几十年来，随着人们物质生活水平的提高，美容整形以前所未有的速度得到发展，主要得益于美容整形的商业化。美容整形外科作为一门通过医疗手段来维护和创造人体美的学科，除功利性外，还在以下几个方面区别于其他普通外科。

1. 手术人群 普通外科患者是机体上存在一定病理改变，并引起痛苦体验的一类群体。医师劝导患者通过手术切除病变，减轻痛苦，恢复正常生理功能，因此，患者与医师的关系是被动的关系，患者为了解除痛苦，只能接受手术，他对手术没有选择余地。美容整形的患者绝大多数躯体上并无引起痛苦的病理改变，而是心理存在障碍，他们为自己的缺陷感到自卑、羞愧。他们看医师不是解决生理上的痛苦，而是通过手术达到美容效果，找回自信。他们要求医师为他们手术，以矫正生理缺陷，他们与美容医师的关系是一种主动关系，他们可选择自己喜欢的手术方式。

2. 麻醉　普通外科手术的麻醉以减轻患者手术中的痛苦并平稳地渡过手术期为目的，对麻醉药用量及用法无过多要求；而美容整形的麻醉除让患者无痛苦渡过手术外，还应以便于手术中比较手术效果为目的，如重睑手术，麻醉时应使两眼在麻药用量及麻药的注射层次上保持一致，以便手术中比较效果。

3. 手术操作　普通外科手术以减少患者创面暴露范围、良好地显露病变和便于手术操作为原则。因此，手术中切口处的组织暴露越少越好，切口越靠近病变越便于操作；而美容整形手术以便于比较手术效果、减少切口外露和手术后瘢痕增生为原则，手术操作要求精细准确，避免不必要的组织损伤。手术操作又分为非手术整形（注射美容激光护肤）和手术整形，手术整形填充物质一般是假体、膨体和自体脂肪（软骨）移植。

4. 手术效果的评价　普通外科手术效果的评价以是否切除病变、解除患者的痛苦、手术后有无并发症以及病变是否复发为依据，对手术区的外形无过高要求；而美容整形手术效果的评价是以手术区外形在静态或动态下是否美观为标准，受患者及周围人群的审美观影响较大。

5. 对并发症的认识　普通外科手术以治病救人为目的，出现并发症容易得到患者及家属的理解；而美容整形手术以美容及商业利益为目的，出现并发症往往不被患者及家属所接受，容易产生医疗纠纷。因此，要求美容整形外科医师不仅具有坚实的基础医学知识，高超的外科技术，还要有较高的美学修养，尽量减少并发症的发生。

二十七、宫颈畸形的原因有哪些？

宫颈的位置和它的功能在生殖生理和分泌学上有一定的地位。宫颈的形态和黏液受卵巢激素的影响呈周期性变化，在排卵期宫颈功能的特征变化有利于精子的穿过、滞留、营养还有存活，宫颈性不孕主要是宫颈解剖异常和宫颈黏液功能的异常。造成宫颈形的原因主要有以下几点。

1. 先天性宫颈延长症　伴有宫颈管狭窄和子宫发育不全。

2. 宫颈缺如　为副中肾管末端发育停滞所导致的，可兼并阴道上端闭锁或子宫发育畸形。

3. 双宫颈畸形　为两侧副中肾管中段未融合所导致的，因此常合并双子宫畸形。

4. 先天性宫颈管狭窄　见于母亲于早孕期服用过己烯雌酚所生女儿，其至青春期出现阴道腺病、宫颈狭窄和糜烂、宫颈上皮间变、腺癌或透明细胞癌，是由于己烯雌酚于早孕期干扰正常性组织器官分化所导致的，此现象称作DES综合征。

二十八、何谓多乳畸形？

副乳腺的体积有大有小。在经期、妊娠期或哺乳期，副乳腺也可肿胀、疼痛，甚至有泌乳功能。常能见到副乳腺发生纤维腺瘤者，也可见到各种常见的乳腺良、恶性疾病，当缺乏乳头时，更容易恶变。多乳畸形可能代表了一种返祖现象。对副乳腺应予以切除。

二十九、多孔畸形手术适应证有哪些？

1. 副乳随着月经周期出现肿胀、疼痛等明显症状，本人要求手术治疗者。
2. 多处出现副乳影响身体美观者。
3. 副乳有出现恶性肿瘤的可能，如副乳出现迅速增大的包块，伴有周围淋巴结肿大，或已确诊为乳腺癌。

手术方法：将乳头、乳晕和乳腺组织全部切除。如果副乳已出现癌变，需行乳癌根治术；多乳畸形可能代表了一种返祖现象。对副乳腺应予以切除。

三十、如何诊断面颈部血管瘤和血管畸形？

血管瘤属于脉管性疾病，约60%以上发生在颌面颈部。以前，对血管瘤的分类和命名主要根据病损形态分为：毛细血管瘤（包括草莓样血管瘤、葡萄酒色斑血管瘤）、海绵状血管瘤和蔓状血管瘤。长期临床实践和相关研究证明：以上分类缺乏科学性、不利于指导临床治疗方案的制定和对疾病预后的评估。目前，Waner和Suen等根据血管内皮细胞特征和从组织病理学角度的新分类得到了国内外学者的一致认同，该分类明确了血管瘤及脉管畸形的概念、分类和命名，该新分类不仅更具有科学性，而且对临床治疗方案的制定和对疾病预后的评估具有直接的指导作用。该分类将以前统称的血管瘤分为血管瘤和血管畸形两大类，血管畸形包括微静脉畸形、静脉畸形和动静脉畸形。如将新分类与老的分类法对照大致有以下特点：新分类中的血管瘤为真性肿瘤，老分类中的草莓样血管瘤大多属此类；新分类中的微静脉畸形对应为老分类中的葡萄酒色斑血管瘤，静脉畸形对应为老分类中的海绵状血管瘤，动静脉畸形对应为老分类中的蔓状血管瘤。

根据血管瘤和血管畸形的特点，目前总结出血管瘤和血管畸形临床鉴别诊断的要点以下几个方面。

（1）发病时间：血管瘤多在出生后1周～1个月出现（多为2周时），而血管畸形多在出生时出现，这是一个重要的鉴别要点。

（2）生长特征：血管瘤有快速增生史伴其后的消退史，而血管畸形表现为逐渐长大。

（3）临床表现：血管瘤多表现为高出皮肤的鲜红色斑块或较为致密的团块，加压不缩小或缩小不明显，瘤体表面和周围无充盈扩张的浅静脉出现；而血管畸形多表现为质地软，加压瘤体缩小，减压充盈，体位试验阳性，有时可扪及明显搏动感，瘤体表面和周围常可见有充盈扩张的浅静脉出现。

（4）相关实验室检查：目前认为婴幼儿血管瘤患者的血清雌二醇水平显著高于正常健康儿童，具有一定鉴别诊断意义。

（5）必要时或条件许可时可行病理检查。

三十一、血管瘤和血管畸形的治疗方法有哪些?

1. 血管瘤的治疗　由于婴幼儿血管瘤大多数可自发性消退（80%~90%），一般不需要治疗，但发生在眼睑、鼻部及唇部等部位的血管瘤由于对功能和形态影响较大，容易出现溃烂等并发症，同时这些部位的血管瘤自发性消退率相对较低一些，应早期积极治疗。治疗方法宜首选激素治疗，一般口服泼尼松或局部注射泼尼松、地塞米松和平阳霉素等。据观察，婴幼儿血管瘤早期用激素治疗可显著缩短消退期，使消退时间明显提前。

2. 血管畸形的治疗　血管畸形包括微静脉畸形（对应老分类中的葡萄酒色斑血管瘤）、静脉畸形（对应老分类中的海绵状血管瘤）和动静脉畸形（对应老分类中的蔓状血管瘤）。

血管畸形表现为逐渐长大，不能自发性消退，故应积极治疗。治疗方法应根据血管畸形的类型、部位、大小及血流情况选择不同的治疗方法。治疗原则不仅要对病变达到根治，还必须兼顾面部的形态和功能。治疗血管畸形的方法较多，目前公认较为有效的治疗方案为：微静脉畸形宜选用手术治疗或激光光动力治疗（铜蒸气激光、氩激光）；静脉畸形宜选用局部瘤腔注射（平阳霉素、5%鱼肝油酸钠等）、手术、激光、微波、热凝等方法，对高回流型静脉畸形可行栓塞治疗，临床上应根据具体情况选用单一方法或将多种方法有机结合综合应用；动静脉畸形宜选用栓塞治疗、手术治疗或将其联合应用。

第十五章　常见疾病护理

第一节　营养支持护理

一、患者营养状况判定的方法有哪些?

患者营养状况评价涉及病史、人体测量和实验室监测指标等多方面的综合评价，现简介一些判定营养状况的方法。

1. 体重　当实际体重仅为理想体重的90%以下时，可视为体重显著下降。

2. 体质指数（BMI）　BMI=体重（kg）／身高的平方，理想值介于18.5～23。

3. 三头肌皮皱厚度　是间接测定机体脂肪储存的一个指标，正常值男性为11.3～13.7mm，女性为14.9～18.lmm。

4. 上臂中部周长　实际上是上臂肌肉、肱骨和皮下脂肪所形成的周长。测量方法：用卷尺测定上臂中点处的周长。上臂中部肌周长可用公式推算，即上臂中部肌周长（cm）=上臂中部周长（cm）– 0.314 × 三头肌皮皱厚度（mm）。

5. 血清转铁蛋白量　是反映内脏蛋白情况的一种检查方法。

6. 淋巴细胞总数　即周围血液中淋巴细胞总数（白细胞总数 × 淋巴细胞百分率）。

7. 氮平衡试验　用于初步判定体内蛋白质合成与分解代谢状况，当氮的摄入大于排出量时为正氮平衡，反之为负氮平衡。

8. 细胞免疫状态的测定　营养不良会影响机体的细胞免疫功能。可用抗原如结核菌素、白色念珠菌抗原、流行性腮腺炎病毒、链激酶、链球菌脱氧核糖核酸酶、植物血凝素等各0.1ml分别同时做皮内注射，24～48小时后观察反应。营养不良的患者往往反应低下，皮肤风团很小（小于5mm）。风团大于5mm者为阳性。皮肤试验中有两项阳性反应者，表示细胞免疫有反应性。

9. 肌酐／身高指数　从肾排出的肌酐量和体内肌肉量直接相关，本指数可用来判定体内肌肉量。

肌酐／身高指数= 24h实际排出的尿肌酐量（mmol／l）／标准的24h尿肌酐排出量（mmol／l）× 100

二、外科营养支持的途径有哪些？

外科营养支持的途径包括肠内营养和肠外营养。肠内营养是指经胃肠道，包括口或喂养管来提供人体代谢所需的一种营养支持方式；肠外营养是指患者胃肠道功能不能充分利用时，通过静脉途径提供人体代谢所需的营养。

三、肠外营养的适应证有哪些？

1. 营养不良。

2. 胃肠道功能障碍。

3. 因疾病或治疗限制不能经胃肠道进食者。

4. 高分解代谢状态，如严重感染、大面积烧伤、大手术后等。

5. 抗肿瘤期间不能正常进食者。

四、肠外营养治疗的并发症与防治？

（一）技术性并发症

气胸、血胸、水胸、臂丛神经损伤、出血、空气栓塞、导管扭曲或折断等。以空气栓塞最严重，可导致死亡。

（二）代谢性并发症

1. 补充不足 包括电解质紊乱、微量元素缺乏和必需脂肪酸缺乏等。

预防：注意各种营养物质的均衡性补充。

2. 糖代谢异常 包括胰岛素用量不当引起的高血糖和低血糖与葡萄糖用量过多引起的肝损害（脂肪肝）。

预防：注意胰岛素用量及速度。

3. 肠外营养本身的并发症 如胆汁瘀滞、胆泥及胆石形成、肝脏酶谱升高和肠屏障功能减退及继发性肠道细菌和内毒素移位和肠源性感染。

预防：适当补充谷氨酰胺类肠黏膜保护剂和及早改用肠内营养。

（三）感染性并发症：导管性脓毒症

1. 原因 插管时无菌操作不严、插管后局部伤口处理欠妥和营养液在配置过程中受到污染所致。

2. 临床表现 突发寒战、高热，重者可发生感染性休克。

3. 预防 导管置入和营养液配置执行严格的无菌操作，加强导管的护理。

五、肠内营养的适应证有哪些？

凡有营养支持、胃肠道功能可利用的患者均可进行肠内营养。包括吞咽和咀嚼困难，胃肠功能正常，但营养物摄入不足或不能摄入者，如意识障碍、大面积烧伤、大手术后等；消化道疾病稳定期，如消化道瘘、炎症性肠病和胰腺炎等；慢性消耗性疾病，如结核、肿瘤等。

六、肠内营养治疗的并发症与防治？

肠内营养治疗过程中可发生倾倒综合征或腹泻，营养液宜从少量开始，交错递减量和浓度有利于患者对肠内营养液的耐受。依赖重力滴注而不用胃肠喂养泵时，因受腹腔压力影响，滴入不均匀而时快时慢，有些患者难以适应，最好使用胃肠喂养泵保持恒速输入。此外，配置好的营养液在温度高的条件下易滋生细菌和真菌，输入后易引起腹泻等，肠内营养液应现配现用，在较凉快的室温下放置时间小于6～8小时。若营养液含有牛奶及腐败成分时，防治时间应更短。

第二节　围手术期护理

一、围手术期包括哪三个阶段？

围手术期是指从患者确定手术治疗时起，直到与这次手术有关的治疗基本结束为止，包括手术前、手术中及手术后的一段时间。手术前期指从患者决定接受手术到患者送至手术台；手术中期指患者接受手术的整个过程；手术后期指从患者被送到恢复室或外科病房至患者出院或后续追踪。

二、何谓手术前期？

手术前期是指从患者准备手术至进入手术室这一时期。

三、手术前健康教育有哪些？

1. 宣传术前戒烟、皮肤准备及禁食禁饮等目的。
2. 讲解术后早期活动、深呼吸及咳嗽排痰的意义。
3. 讲解术后可能留置的各种引流管、氧气管、导尿管、胃肠减压管等的目的和意义。
4. 指导术后必须进行的活动锻炼。

四、手术前的饮食管理是什么？

术前患者的饮食管理重在改善营养状况，以提高手术耐受能力，减轻术时和术后并发症。可增加下列营养物质的摄入。

1. 糖类　能增加肝糖原的数量，既可防止麻醉意外，也可减轻手术刺激，防止休克，还可避免患者因低血糖发生昏迷。故术前最好进食一些含糖丰富的食物，如藕粉、面食、蔗糖、麦芽糖等，这些食物都易消化，不会影响术后胃肠功能的恢复。

2. 蛋白质　创口愈合需要消耗蛋白质，术前增加蛋白质摄入，可以促使伤口早日愈合。麻醉药剂都有不同程度的毒性，术前多吃含蛋白质丰富的食物，尤其是含必需氨基酸较多的食物，可以提高体内血浆蛋白的浓度，减轻麻醉药剂中毒。

3. 维生素　维生素B参加糖代谢，对合成肝糖原有好处；维生素C能促进胶原蛋白的生成，有助于伤口愈合；维生素K能提高凝血酶含量，帮助血液凝固，减少手术失血。

4. 水分　术前供给充足的水分，能预防手术过程中发生脱水、休克等并发症。

五、手术前胃肠道准备的内容包括哪些？

择期手术患者术前12小时起禁食、4小时起禁水。胃肠道手术患者术前1～2天进少渣饮食，手术当天清晨常规放置胃管。幽门梗阻患者术前3天每晚以温生理盐水洗胃，排空胃内滞留物，减轻胃黏膜充血、水肿。结肠或直肠手术患者术前3天起口服肠道不吸收抗生素，术前晚及手术当天清晨行清洁灌肠或全肠道灌洗，以减少术后感染机会。

六、手术前呼吸道准备包括哪些？

1. 术前戒烟2周以上，以免呼吸道黏膜受刺激，分泌物增多。

2. 有肺部感染或咳脓痰的患者，术前3～5日使用抗生素，并做体位引流，促使脓性分泌物排出；痰液黏稠者应用抗生素加糜蛋白酶超声雾化，每日2次，使痰液稀薄，易于排出；支气管哮喘发作患者，术前可用地塞米松雾化吸入，以减轻支气管黏膜水肿。

七、如何指导患者术前呼吸锻炼？

1. 鼓励患者术前练习并掌握正确的深呼吸运动　分别坐位练习胸式深呼吸和平卧位练习腹式深呼吸，每天3～4次，每次15分钟左右，并进行适当的体育锻炼，以增加肺活量。

2. 练习有效的咳嗽和排痰等方法　向患者解释通过有效咳嗽，可预防肺不张、肺部感染。指导患者深吸气后，用胸腹部的力量做最大咳嗽，咳嗽的声音应以胸部震动而发出，每天练习3次，每次20回左右。

3. 指导患者进行呼吸功能训练　通过术前呼吸训练器的锻炼，可以增加患者的肺活量和最大通气量，从而改善肺功能。嘱患者取坐位、半卧位深呼吸后口含连接呼吸训练器的喉嘴，做最大吸气。每天各练习2～3次，每次20分钟，术前3天开始进行训练，训练器上的刻度可显示每次吸气量。

八、手术前皮肤准备的目的是什么？

术前皮肤准备的目的是降低术后切口的感染率，备皮时间离手术时间越近越好。若切口周围毛发比较短少，不影响手术操作，可不必剃除毛发，反之应全部剃除。

九、术前备皮注意事项有哪些？

1. 冬天注意保暖，防止受凉感冒；注意遮挡，保护患者的隐私。

2. 操作时绷紧皮肤，勿剃破皮肤，尤其是对皮肤松弛的老年人。

3. 剃毛时须以锋利剃刀顺着毛发生长方向剃，以免损伤毛囊，剃刀与皮肤表面呈45°，切忌刮破皮肤。

4. 备皮区域内如有炎症应治愈后再手术。

5. 腹部手术应注意肚脐清洁，术前日用肥皂球、清水彻底清洁腹部及会阴部皮肤，彻底清除脐孔内的污垢，手术晨用碘伏或75%酒精消毒皮肤。

6. 阴囊、阴茎手术前，每晚用肥皂水清洗，温水坐浴。

7. 口腔手术术前3日，每次餐后用复方硼酸溶液漱口。

十、手术前特殊患者准备包括哪些?

1. 纠正营养不良状态　鼓励多摄取碳水化合物、蛋白质和维生素B、C、K丰富的饮食，不能经口进食者，给予鼻饲或静脉营养支持，以改善患者的营养状况。贫血患者可通过少量多次输血，纠正低蛋白血症。

2. 纠正脱水、电解质紊乱和酸碱平衡失调　脱水患者遵医嘱由静脉途径补充液体，记录24小时出入液量，测体重；纠正低钾、低镁、低钙及酸中毒。

3. 合并有糖尿病、高血压、心脏病等疾病时，遵医嘱分别做好术前的特殊准备工作。

（1）糖尿病：应适当控制血糖、尿糖、纠正水、电解质代谢失调和酸中毒，改善营养情况。凡是施行有感染可能的手术，术前都应使用抗生素。

（2）高血压：患者血压在160／100mmHg以下，可不必做特殊准备。血压过高者，诱导麻醉和手术应激可并发脑血管意外和充血性心力衰竭等危险，在术前应适当用降压药物，使血压控制于一定程度，但并不要求降至正常后才手术。

（3）心脏病：严重心律失常患者，用药物治疗尽可能使心率恢复正常方能手术。急性心肌梗死患者6个月内不实行择期手术，6个月以上，只要没有心绞痛发作，在监护条件下可施行手术。心力衰竭患者，心力衰竭控制3～4周后，再施行手术。

十一、术日晨的准备有哪些?

1. 测量体温、脉搏、呼吸和血压　如有体温升高或女患者月经来潮，及时与医师联系，考虑是否延期手术。

2. 检查手术前准备工作是否完善　如皮肤准备情况，是否确实做到禁食、禁水。更换清洁衣裤。

3. 遵医嘱灌肠，按手术需要置胃管并固定。

4. 遵医嘱排空膀胱，根据手术需要留置导尿管并固定。

5. 取下假牙、眼镜、发夹、手表和首饰等，给予妥善保管。

6. 擦去指甲油、口红等，以便术中观察患者血液循环情况。

7. 遵医嘱给予术前用药。

8. 送患者至手术室，按手术需要将X线、CT等摄片，术中特殊用药、用物等随患者一起带入手术室。

9. 患者去手术室后，按手术大小，麻醉种类准备好床位及术后所需用物。

十二、什么是术后护理？

术后护理是指患者手术后返回病室直至出院这一阶段的护理。

十三、术后转运患者应注意什么？

1. 术后转运患者应先由医生、麻醉师评估　待患者意识清醒，呼吸频率、幅度恢复正常，生命体征平稳，血氧饱和度稳定方可转运。

2. 携带必要的抢救物品　如面罩、简易呼吸囊、氧气袋、简易抽吸器等；专梯接送以减少护送途中的时间。

3. 转运过程中　应轻抬轻放，推送过程平稳，避免颠倒和急剧体位改变。

4. 妥善固定各种管道　转运前将引流袋稳妥放在患者身上，待患者移至转运车后，将管道及引流袋妥善放置身旁，勿打折、无受压；转运前检查输液是否通畅，局部有无漏出，有无妥善固定，避免因躁动导致输液管道脱落或液体渗出。

5. 防止碰伤、坠床　转运前检查转运车是否完好，患者转移至转运车上后拉上床挡，脚在前、头在后，护送工友在头侧，以利于观察患者保护患者；交换对接车时，两车应在同一水平位置，以减少患者的震动；躁动者使用约束带严加防护，防止坠床；过高、过胖者，对超出平车的身体部位应加强防护，尤其是进出电梯及过门时，保证头及四肢的安全。

6. 转运前通知所在病区准备事项　如准备好床单位、监护仪、急救物品，并调整病室室温；转运后与护士进行床旁交接病情、交接治疗、交接物品、交接生命体征并签字。

十四、术后根据麻醉方式如何安置患者合适的卧位？

1. 全身麻醉　尚未清醒者应去枕平卧，头转向一侧，使口腔分泌物或呕吐物易于流出，避免误吸入气管，全身麻醉清醒后根据需要调整卧位。

2. 蛛网膜下腔麻醉　患者应去枕平卧12小时，以防止因脑脊液外渗致头痛。

3. 硬脊膜外腔麻醉　患者一般取平卧位6小时，随后根据病情安置合适体位。

麻醉作用消失后：

（1）一般头颅手术：抬高床头15°～30°；

（2）颈、胸、腹部手术后，采取半坐卧位；

（3）脊柱和臀部手术后采取俯卧位或仰卧位；

（4）四肢手术后应抬高患肢，减轻肿胀和疼痛。

十五、手术后不适的主要原因有哪些？

手术后不适的主要原因有疼痛、恶心、呕吐、腹胀和尿潴留等。

十六、术后疼痛护理有哪些？

1. 安慰和鼓励患者，消除对疼痛的恐惧。

2. 根据疼痛的原因，采取相应措施，如腹胀及膀胱膨胀所引起的疼痛，在做肛管排气和诱导排尿后可减轻，因石膏绷带压迫引起的疼痛，做石膏开窗或切开后可缓解。

3. 小手术后疼痛可口服止痛剂，大手术1～2日内常需肌肉注射派替啶止痛。注意在患者疼痛开始时给予止痛剂，其效果比疼痛厉害时给药好。如血压较低者，应减少止痛剂的用量。

十七、手术后尿潴留如何处理？

尿潴留常见于全身麻醉后排尿反射受抑制、切口疼痛引起的后尿道括约肌反射性痉挛以及不习惯床上小便等。若患者术后6～8小时尚未排尿或者虽有排尿，但尿量甚少、次数频繁者，应在耻骨上区叩诊检查，有明显浊音区，可确诊为尿潴留。先稳定患者的情绪，采取听流水声、下腹部热敷、轻柔按摩等方法诱导排尿。若无禁忌，可协助其坐于床边或站立排尿。也可针对切口疼痛的患者用镇静、止痛药解除疼痛，有利于患者自行排尿。上述措施均无效时，在严格无菌技术下导尿，一次放尿液不超过1000ml尿潴留时间过长，导尿时尿量超过500ml者，应留置导尿管1～2天，以利于膀胱逼尿肌收缩功能的恢复。

十八、麻醉后恶心、呕吐和呃逆的处理是什么？

恶心、呕吐的常见原因是麻醉反应，待麻醉作用消失后自然停止。若持续恶心、呕吐，应查明原因进行对应处理。护士应观察患者出现恶心、呕吐的时间及呕吐物的量、颜色、性质，并做好记录，以利于诊断和鉴别诊断；稳定患者情绪，协助其取合适体位，头偏向一侧，防止发生吸入性肺炎或窒息；遵医嘱使用镇静、镇吐药物，如阿托品、奋乃静或氯丙嗪等。

手术后早期发生呃逆者，可经压迫眶上缘、抽吸胃内积气和积液、给予镇静或解痉药物等措施得以缓解。如果上腹部手术后出现顽固性呃逆，应警惕膈下感染或积液的可能，做超声检查可明确病因。

十九、术后预防腹胀的护理措施有哪些？

1. 鼓励患者尽早排小便，预防腹胀　患者麻醉一旦清醒，生命体征平稳后，根据患者实际情况，主动协助患者在床上或下床小便，减少因尿潴留所致的腹胀。

2. 协助患者早期活动，尽早恢复肠蠕动，减轻腹胀　患者麻醉清醒，生命体征平稳后帮助患者取斜卧位，协助患者活动上、下肢；待输液完毕后，两腿下垂，床边活动；次日晨协助患者下床活动，以促进肛门排气，减轻腹胀。

3. 指导患者合理进食，预防腹胀　患者肛门排气后，指导患者进少量低脂、易消化流质饮食，不吃牛奶、豆类等产气食物，逐渐进普食，鼓励患者多饮水，多吃蔬菜、水果，增加肠蠕动，促进排便，减少腹胀所致的不适。

二十、手术后切口护理有哪些？

1. 保持敷料清洁干燥，切口渗血、渗液应及时更换敷料，渗血可加压包扎止血，四肢切口大出血时先用止血带止血后再进一步处理，若出血量较多，立即通知医师，查明原因及时处理。

2. 昏迷、躁动患者和小儿应给予约束，防止抓脱敷料；大小便污染后应立即更换。

3. 遵医嘱使用抗生素，正确按量、按时给药，预防切口感染。

4. 切口有红、肿、硬结和压痛等感染征象时，应采取局部热敷、理疗等措施促进炎症吸收。

二十一、手术后引流管的护理有哪些？

1. 必须熟知各种引流管的作用和通向，贴好标识，切勿接错。

2. 固定妥当，以免脱落或滑入体腔内。

3. 观察记录引流液的颜色、性状及量。

4. 避免压迫或扭曲引流管，保持引流通畅，必要时负压吸引。

5. 维持引流管装置的无菌状态，防止污染，每天更换引流袋。

6. 掌握各类引流管的拔管指征、拔管时间及拔管方法。

7. 向患者及家属交代好注意事项。

二十二、手术后早期活动的意义及注意有哪些？

早期活动有增加肺活量，减少肺部并发症，改善全身血液循环，促进切口愈合，防止褥疮和减少下肢静脉血栓形成等优点。还可利用肠道和膀胱功能的恢复，减少腹胀和尿潴留的发生。有休克、心力衰竭、严重感染、出血、极度衰弱等情况或四肢关节手术需限制活动的患者，则不应强调早期活动。

二十三、手术后患者的饮食指导有哪些？

术后根据患者术式和机体情况进行饮食指导。胃肠道手术需禁食1~3天，待胃肠功能恢复，肛门排气、排便后，开始少量流质，逐步增加至全量流质。第5~6天进食半流食，第7~9天可过渡到软食，第10~12天开始进食普食；胃切除术后患者应少量多餐；体表或肢体的手术，全身反应较轻者，术后即可进饮食；手术范围较大、全身反应较明显的，需待2~3天后方可进食；蛛网膜下腔阻滞和硬脊膜外腔阻滞者，术后3~6小时即可进食；全身麻醉者，应待麻醉清醒，恶心、呕吐反应消失后，方可进食；当患者禁食或进食不足时，应经静脉输液供给水、电解质和营养。

第三节　甲状腺疾病护理

一、单纯性甲状腺肿的病因有哪些？

甲状腺激素合成原料（碘）缺乏，甲状腺素需要量的激增，甲状腺素合成、分泌障碍。

二、甲状腺功能亢进的分类？

1. 原发性甲亢　最常见，好发年龄在20~40岁，多为女性。在甲状腺肿大的同时伴有功能亢进症状；常伴有眼球突出，故又称"突眼性甲状腺肿"。

2. 继发性甲亢　较少见，好发年龄在40岁以上，主要见于单纯性甲状腺肿流行区。有多年甲状腺结节性肿，腺体呈结节性肿大，两侧多不对称，无眼球突出，以后逐渐发展成甲亢症状，容易发生心肌损害。

3. 高功能腺瘤　少见。

三、甲亢的临床表现有哪些？

1. 甲状腺肿大　多数患者有不同程度的弥漫性、对称性甲状腺肿大，肿大程度与症状轻重无关；一般无局部压迫症状。因腺体内血管扩张、血流加速，在左右叶上下极可扪及震颤感，听诊可闻及杂音。

2. 甲状腺激素分泌过多症候群　由于三碘甲状腺原氨酸（T_3）、甲状腺素（T_4）大量分泌和交感神经兴奋性增高，患者可出现高代谢症候群和各系统功能受累。主要表现为多语、急躁、易激动，失眠，怕热、多汗，皮肤常较温暖及双手常有细速颤动；心悸、胸部不适、脉快有力，脉率常在100次／分以上，休息和睡眠时不减速，脉压增大；食欲亢进但消瘦、肠蠕动亢进，腹泻、易疲乏；停经、阳痿，极个别患者伴有局限性胫前黏液性水肿。

3. 眼征　典型病例常有双侧眼球突出、眼裂增宽。严重者，上下眼睑难以闭合，甚至不能盖住角膜，凝视时瞬目减少，眼向下看时上眼睑不随眼球下闭，两眼内聚能力差。

四、基础代谢率的测定方法是什么？

于清晨、空腹、完全安静状态下测量患者的脉搏和血压，按公式计算。

基础代谢率（BMR）％＝（脉率+脉压）－111

五、碘剂的作用是什么？

碘剂的作用在于抑制蛋白水解酶，减少甲状腺球蛋白的分解，逐渐抑制甲状腺素的释放，有助于避免术后甲状腺危象的发生。

六、常用碘剂及用法是什么？

常用碘剂是复方氯化钾溶液，每日3次口服，第一日每次3滴，第二日每次4滴，依次逐日递增至每次16滴为止，然后维持此剂量。

七、口服碘剂的注意事项有哪些？

1. 由于碘剂可刺激口腔黏膜和胃黏膜，引起恶心、呕吐等不良反应，护士应指导患者饭后用冷开水稀释后服用，或在用餐时将碘剂滴在面包、饼干上服用。

2. 急性支气管炎、肺水肿、高钾血症、甲状腺功能亢进症、肾功能受损者慎用。

3. 应用本品能影响甲状腺功能，影响甲状腺吸碘率的测定，甲状腺核素扫描显像结果也受影响，这些检查均宜安排在应用本品前进行。

4. 孕妇及儿童慎用。

八、预防甲亢术后甲状腺危象发生的有效预防措施是什么?

甲状腺危象的有效预防措施关键在于做好术前准备，使患者基础代谢率降至正常范围后再手术。

1. 避免诱因　避免诱发甲状腺危象的因素，如应激状态（感染、手术、放射性碘治疗等）；严重的躯体疾病（心力衰竭、脑血管意外、急腹症、严重创伤、败血症、低血糖等）；口服过量甲状腺激素制剂；严重精神创伤及手术中过度挤压甲状腺素等。

2. 提供安静轻松的环境　保持病室安静，室温稍低，色调和谐，避免精神刺激或过度兴奋，使患者得到充分的休息和睡眠。

3. 术前药物准备的护理　术前通过药物降低基础代谢率是甲亢患者手术准备的重要环节，护士应遵医嘱正确指导甲亢患者完成术前药物准备。术前药物准备方法通常有：

（1）开始即用碘剂，2～3周待甲亢症状得到基本控制（患者情绪稳定，睡眠好转，体重增加，脉率＜90次／分，基础代谢率＜+20%）后便可进行手术。

（2）先用硫脲类药物，待甲亢症状基本控制后停药，再单独服用碘剂1～2周，再行手术。

（3）少数患者服用碘剂2周后症状改善不明显，可加服硫脲类药物，待甲亢症状基本控制、停用硫脲类药物后再继续服用碘剂1～2周后手术。

（4）对不耐受碘剂或合并应用硫脲类药物，或对此两类药物无反应的患者，主张与碘剂合用或单用普萘洛尔做术前准备。

九、甲亢外科手术治疗的手术指征是什么?

1. 继发性甲亢或高功能腺瘤。

2. 中度以上的原发性甲亢。

3. 腺体较大伴有压迫症状或胸骨后甲状腺肿等类型的甲亢。

4. 抗甲状腺药物或[131]I治疗后复发者或坚持长期用药有困难者　鉴于甲亢对妊娠可造成不良影响，而妊娠又加重甲亢，故妊娠早、中期的甲亢患者凡具有上述指征者，应考虑手术治疗。

十、甲状腺腺瘤的分类有哪些?

1. 滤泡状腺瘤　最常见的一种甲状腺腺瘤，其中包括单纯性腺瘤和嗜酸性腺瘤，后者可变为嗜酸细胞腺瘤癌，恶性度较高，很少见。

2. 乳头状腺瘤　有较大的恶性倾向。

3. 自主性高功能性甲状腺腺瘤　瘤组织边界清楚，周围甲状腺组织萎缩，也称为毒性甲状腺腺瘤。

十一、甲状腺癌手术治疗前如何指导患者进行手术体位训练？

指导患者进行颈仰过伸位训练，将软枕置于患者肩部。头部后仰，充分暴露手术部位，以适应术中体位，减少术后头部不适。

十二、甲状腺切除术后护理措施有哪些？

1. 根据麻醉情况采取合适体位　全麻清醒者采取半卧位。
2. 观察手术切口有无出血迹象及引流情况。
3. 行相关饮食指导　麻醉清醒者饮水无呛咳、误吸症状后，则进食温凉食物。
4. 观察患者发音情况　有无声调降低或嘶哑。
5. 术后遵医嘱继续口服碘剂并定期复查。
6. 并发症的观察
（1）呼吸困难和窒息：常发生于术后48小时内。
（2）喉返神经损伤：单侧损伤表现为声音嘶哑。
（3）喉上神经损伤：外支损伤表现为声带松弛、音调降低；内支损伤则表现为饮水呛咳，易误吸，应指导进食半固体食物，配合理疗。
（4）甲状旁腺损伤：表现为低血钙，患者有面唇部、手足麻木针刺感或强直感。指导避免进食高磷食物，遵医嘱给予钙剂使用。
（5）甲状腺危象：患者表现为高热、寒战、心动过速、烦躁不安、谵妄甚至昏迷，应立即建立静脉通道，吸氧，物理降温，遵医嘱使用肾上腺皮质激素。

十三、甲状腺危象如何处理？

1. 病情监测　观察神志、体温、呼吸、脉搏、血压变化。
2. 急救　遵医嘱使用肾上腺素阻滞剂、碘剂、氢化可的松、镇静剂等。体温高者将体温维持在37℃，静脉补充能量，吸氧，心电监测，心力衰竭者按医嘱使用洋地黄类药物。

十四、喉返神经及喉上神经损伤的临床表现有哪些？

1. 喉返神经损伤临床表现　一侧喉返神经损伤出现声音嘶哑，双侧喉返神经损伤则出现失声、呼吸困难。
2. 喉上神经损伤临床表现　内支损伤表现为饮水呛咳，易误吸；外支损伤则表现为声调低沉。

十五、手足抽搐的治疗护理措施有哪些？

术中甲状旁腺被误切除、挫伤或其血液供应受累可引起甲状旁腺功能减退，随血钙浓度下降，神经肌肉应激性显著提高，引起手足抽搐。术后应加强对血钙浓度动态变化的监测，适当限制肉类、乳品和蛋类等含磷较高的食品，以免影响钙的吸收。指导患者口服补充钙剂，症状较重或长期不能恢复者，可口服维生素D_3以促进钙的吸收。若抽搐发作，应立即遵医嘱静脉注射10%葡萄糖酸钙或氯化钙10～20ml。

十六、甲状旁腺功能减退最常见的原因有哪些？

1. 甲状腺或颈部手术时不慎切除了甲状旁腺。

2. 甲状旁腺因肿瘤转移而被破坏。

3. 假性甲状旁腺功能减退症，甲状旁腺产生的甲状旁腺激素没有正常功能，不能发挥生理作用，或生产的甲状旁腺激素正常，但甲状旁腺激素的靶组织不起反应，不能产生生理效应。

4. 原因不明的特发性甲状旁腺功能减退，甲状旁腺组织萎缩，不能生成甲状旁腺激素。

5. 手术后暂时性甲状旁腺功能减退。

第四节　急腹症护理

一、急腹症的分类有哪些？

1. 按学科分类　内科急腹症、外科急腹症、妇科急腹症、儿科急腹症。

2. 按病变性质分类　感染性疾病、出血性疾病、空腹脏器梗阻、缺血性疾病。

3. 按腹痛机制分类　内脏痛、躯体痛、牵涉痛。

二、什么是腹膜刺激征？

以腹部压痛、反跳痛、腹肌紧张为主要体征的征象称为腹膜刺激征。

三、腹膜炎术后采取半卧位的目的是什么？

急性化脓性腹膜炎患者即使是术后，腹腔仍会有残余炎症和渗出，术后如无休克，应让患者采用半卧位，其目的是促使腹腔内脏下移，腹肌松弛，减轻因腹胀压迫膈肌而影响呼吸和循环；减少肺部并发症，减轻切口疼痛；残余未吸收的脓液或渗出液流向盆腔，减少膈下脓肿发生的机会，因盆腔腹膜吸收力差，可利于减轻全身中毒症状，有利于炎症局限和引流。

四、急腹症引起腹痛的原因是什么？

腹痛是机体对腹膜或其他不同部位刺激的一种自身感觉，是由不同的刺激因子包括化学性物质、机械性刺激、炎症性物质等刺激交感神经、副交感神经、支配壁腹膜的体神经三条途径传入大脑中枢而引起的疼痛。

五、急腹症的临床表现是什么？

急腹症的临床表现为压痛、反跳痛、腹肌紧张等症状，病程急、快、重、变化多端。

六、外科急腹症与内科急腹症的区别是什么？

外科急腹症先有腹痛后有发热，最先发生疼痛的部位可能是病变的原发部位。内科急腹症常先发热后腹痛，腹痛多无固定位置。

七、急腹症非手术治疗的护理措施有哪些？

1. 严密观察病情，监测生命体征，掌握腹痛的性质，伴随症状，监测尿量及其性转变的变化并记录；如有异常，及时报告医生。

2. 诊断未明确前，禁用止痛药，禁灌肠。

3. 饮食与体位。多须胃肠减压及禁水，采取半卧位利于呼吸和循环的改善，便于引流。

4. 做好术前准备，以备急诊手术。

5. 遵医嘱给予输液、输血及抗感染治疗。

八、急腹症手术治疗的护理措施有哪些？

1. 术前　严密观察病情，观察生命体征、腹部症状与体征变化，监测各项抽血指标；记录出入量；采取半卧位；禁食水，胃肠减压；输液或输血，防止休克，维持体液平衡，纠正营养失调；遵医嘱进行抗感染治疗用药；做好疼痛及心理护理；做好急诊术前准备。

2. 术后　早期禁食水，肠蠕动恢复后，逐渐恢复饮食；取半卧位；遵医嘱给予补液，补充水、电解质及营养物质；早期活动，防止肠粘连；做好腹腔引流护理；严密观察病情，预防并发症。

九、胃管拔出的指征是什么？

通常在术后48～72小时，肠鸣音恢复，肛管排气、排便后，无须观察胃液的状态方可拔管。

第五节　急性消化道出血护理

一、急性上消化道出血的病因有哪些？

1. 食管疾病食管炎、贲门黏膜撕裂、食管溃疡、食管癌、外伤等。

2. 胃及十二指肠疾病急慢性胃炎、消化道溃疡、胃黏膜脱垂、胃癌等。

3. 门静脉高压、食管胃底静脉曲张各种原因的肝硬化、门静脉炎及栓塞等。

4. 上消化道邻近器官或组织基本疾病，胆囊及胆管疾病、急性胰腺炎累及十二指肠等。

5. 其他疾病血液病、血管炎、血友病、传染病、尿毒症、应激性溃疡等。

二、急性上消化道出血的临床表现有哪些？

呕血和黑便为主要表现，血容量减少可以导致周围循环的变化，患者常有头晕、心悸、出汗、恶心、晕厥等症状，甚至脉搏细速、血压下降，出现出血性休克。

三、急性上消化道出血非手术治疗止血方法有哪些？

急性上消化道可在内镜下止血，遵医嘱使用抑酸药及止血药物等，配合选择性血管造影可达到止血目的。

四、急性下消化道出血的病因及临床表现有哪些？

病因可有肛门和直肠疾病，如痔疮、肛裂、直肠炎、创伤、直肠癌等；结肠疾病，如结肠癌、息肉、痢疾、溃疡性结肠炎、血管畸形等；小肠疾病，如坏死性小肠炎、肠结核、溃疡、肠套叠、肿瘤、息肉、血管瘤及畸形等。

临床表现多为黑便，根据出血的速度、量及在肠道停留的时间长短可出现黑便、果酱色、红色等颜色。根据出血速度可伴随心慌、冷汗、苍白甚至血压下降等急性失血表现。原发疾病症状可伴随腹痛、腹泻、发热及肠梗阻、腹壁包块等临床表现。

五、急性下消化道出血的护理措施有哪些？

监测生命体征的变化并记录，快速建立有效的静脉通道，有效胃肠减压，并保持呼吸道通畅，同时做好患者及家属心理护理，及时给予吸氧，保暖并及时记录入量，如有异常及时报告医生，并配合处理。情况好转后，应警惕再次性出血，观察患者大便颜色、血压、脉搏及尿量等情况。后期根据胃肠功能恢复情况进行饮食指导，少量多餐，避免进食刺激性食物。劳逸结合，适量运动。

第六节　腹外疝患者护理

一、何谓疝？

体内任何脏器或组织离开其正常的解剖位置，通过先天或后天形成的薄弱点、缺损或孔隙进入另一部位，称为疝。

二、何谓腹外疝？

腹外疝是由腹腔内某一器官或组织连同壁腹膜，经腹壁薄弱点或孔隙向体表突出所形成，是最常见的外科疾患之一。

三、腹外疝的形成病因有哪些？

腹外疝发病的两个主要原因：

1. 腹壁强度降低　有先天原因和后天原因。先天原因，如精索或子宫圆韧带穿过腹股沟管、股动静脉穿过股管、脐血管穿过脐环以及腹白线发育不全；后天原因包括手术切口愈合不良、外伤、感染和老年或肥胖所致的肌萎缩。

2. 腹内压力增高　腹内压增高利于疝的形成，常见腹内压增高的原因有慢性咳嗽、便秘、排尿困难（如前列腺增生）、腹腔积液、妊娠、举重、婴儿经常啼哭等。正常人虽有腹内压增高，但若腹壁正常，则不易发生疝。

四、疝内容物以什么多见？

疝内容物以小肠最多见，大网膜次之。

五、疝的分类如何？

1. 根据病理变化分类　腹股沟疝、腹壁疝、脐疝、阴疝、切口疝。
2. 根据临床类型分类　易复性疝、难复性疝、嵌顿性疝、绞窄性疝。

六、根据临床类型分类的腹外疝的特点有哪些？

根据临床类型分类的腹外疝的特点，见表15-1。

表15-1　根据临床类型分类的腹外疝的特点

分类	内容物回纳	肠梗阻表现	血供障碍	主要临床表现
易复性疝	完全	无	无	腹部包块，无触痛
难复性疝	不完全	无	无	坠胀，隐痛不适，滑动性斜疝有消化不良或便秘
嵌顿性疝	不能	可出现	无	腹内压骤然增高时，疝块突然增大，剧烈疼痛
绞窄性疝	不能	出现	有	肿块张力高且硬，有明显触痛

七、嵌顿性疝与绞窄性疝的区别是什么？

当腹内压突然增高，疝内容物被强行挤入狭小的疝环而被卡住不能还纳腹腔时，称为嵌顿性疝。若疝内容物不能回纳，且合并有血运障碍，称为绞窄性疝。绞窄性疝与嵌顿性疝的区别是疝内容物有无血运障碍。

八、临床最常见的腹外疝是什么？

临床最常见的腹外疝是腹股沟斜疝，约占全部腹外疝的90%。

九、什么是直疝三角？

直疝三角（Hesselbach三角，海氏三角）是由腹壁下动脉、腹直肌外侧缘、腹股沟韧带三者之间形成的一个三角形区域。

十、腹股沟斜疝的病因有哪些？

疝的形成和患者体质有很大关系，多由于咳嗽、喷嚏、用力过度、腹部过肥、用力排便、妇女妊娠、小儿过度啼哭、老年腹壁强度退行性变等原因引起，腹腔内产生负压，导致腹腔内气压增大，迫使腹腔内的游离脏器如小肠、盲肠、大网膜、膀胱、卵巢、输卵管等脏器由原来的部位通过人体正常或不正常的薄弱点或缺损、孔隙进入另一部位。

十一、腹股沟直疝的病因及临床表现有哪些?

腹股沟直疝大多属后天性，主要原因是腹壁发育不全、腹股沟三角区肌肉和筋膜薄弱。老年人因肌肉萎缩退化，使腹股沟管的间隙变得宽大，同时腹内斜肌、腹横肌和联合肌腱的支持和保护作用减弱，当有慢性咳嗽和习惯性便秘或排尿困难而至腹内压增高时，腹横筋膜反复遭受腹内压力的冲击，造成损伤、变薄，腹腔内脏即逐渐向前推动而突出，形成直疝。一般无明显症状，有疝块外突时有轻微酸胀感，主要为腹股沟区可复性肿块，多无疼痛或其他不适。站立时即可出现，平卧时消失。肿块不进入阴囊，咳嗽时可于腹股沟区有膨胀性冲击感。

十二、腹股沟斜疝与直疝的鉴别有哪些?

腹股沟斜疝与直疝的鉴别，见表15-2。

表15-2　腹股沟斜疝与直疝的鉴别

	斜疝	直疝
发病年龄	多发于儿童及青壮年	多见于老人
突出途径	经腹股沟管突出，可进入阴囊	由直疝三角突出，不出阴囊
疝块外形	椭圆形或梨形，上部呈蒂病状	半球形，基底较宽
回纳疝块后压住深环	疝块不再突出	疝块仍可突出
精索与疝囊的关系	精索在疝囊后方	精索在疝囊前外方
疝囊颈与腹壁下动脉的关系	疝囊颈在腹壁下动脉外侧	疝囊颈在腹壁下动脉内侧
嵌顿机会	较多	极少

十三、嵌顿疝手法复位的适应证有哪些?

1. 嵌顿时间短（3~4小时内），局部压痛不明显，无腹部压痛和腹膜刺激征。

2. 年老体弱或伴有其他较严重疾病而肠祥尚未绞窄坏死者可行手法复位。

十四、嵌顿手法复位的注意事项有哪些?

复位时让患者采取头低脚高位、注射吗啡或哌替啶以止痛和松弛腹肌，手法需轻柔，切忌粗暴。复位后还要严密观察腹部情况，如有腹膜炎或肠梗阻表现，应尽早手术探查。

十五、腹外疝的治疗原则是什么?

1. 腹外疝一般均应尽早施行手术治疗

易复性疝：择期手术，1岁以内患儿及年老体弱者不宜手术，可用疝带保守治疗。难复性疝：尽早手术。嵌顿性疝：紧急手术。绞窄性疝：必须紧急手术。

手术治疗的基本原则是高位结扎疝囊、加强或修补腹股沟管管壁。术前应积极处理引起腹内压增高的情况，如慢性咳嗽、排尿困难、便秘等，否则术后易复发。

2. 非手术治疗　局部压迫、手法复位、随诊。

十六、什么是无张力疝修补术？

无张力疝修补术以人工生物材料作为补片用以加强腹股沟管后壁，不仅使内环口消失，而且成型补片放置于精索后方，同时覆盖腹股沟管内环及海氏三角，使腹股沟管后壁更牢靠。这项技术在治疗上更符合人体的生理解剖结构无张力特点。

十七、腹外疝手术相关护理有哪些？

（一）术前护理

1. 休息与活动　择期手术患者术前一般体位和活动不受限制，但巨大疝的患者应卧床休息2～3日，回纳疝内容物，使局部组织松弛，减轻充血与水肿，有利于术后切口愈合。

2. 饮食护理　进普食、多饮水、多吃蔬菜等含纤维素高的饮食，以保持大便通畅。怀疑嵌顿疝或绞窄性性疝者应禁食。

3. 消除腹内压增高的因素　术前有咳嗽、便秘、排尿困难等引起腹内压增高的因素存在时，除急诊手术外，均应做出相应处理，待症状控制后方可施行手术，否则术后易复发；对吸烟者，术前2周开始戒烟；注意保暖，防止感冒。

4. 严格备皮　严格备皮是防止切口感染，避免疝复发的重要措施。手术前嘱患者沐浴，按规定范围严格备皮，对会阴部、阴囊皮肤的准备更应仔细，既要剃尽阴毛又要防止剃破皮肤。术日晨需再检查一遍皮肤准备的情况，如有皮肤破损应暂停手术。

5. 灌肠和排尿　术前晚灌肠通便，以免术后便秘。送患者进手术室前，嘱患者排尽尿液，预防术中误伤膀胱。

6. 嵌顿性疝或绞窄性疝准备　嵌顿性疝或绞窄性腹外疝，特别是合并急性肠梗阻的患者，往往有脱水、酸中毒和全身中毒症状，甚至发生感染性休克，应遵医嘱给予腹胀、呕吐者胃肠减压；术前有体液失衡者应予以纠正；病情严重者需抗菌、备血等处理。

（二）术后护理

1. 体位　术后当日取平卧位，膝下垫软枕，以免增加腹内压及腹股沟处切口张力，利于切口愈合和减轻切口疼痛；术后第2天改为半卧位；传统手术不宜过早下床活动，3～5天可坐起。老年病弱、巨大疝、绞窄性疝术后适当延长下床活动时间。采用无张力修补术的患者可早期离床活动。

2. 观察病情　生命体征、腹部切口有无红肿热痛，阴囊部有无出血、血肿。

3. 饮食　术后6～12小时进食流质或半流质食物，次日进食软食和普食。

4. 预防颅内压增高的因素　保暖防受凉刺激，指导患者咳嗽时用手掌按压，保护切口；保持大便通畅，及时处理尿潴留。

5. 预防并发症

（1）预防阴囊血肿：术后切口部位常规压沙袋（重0.5kg）24小时以减轻渗血；使

用丁字带或阴囊托托起阴囊，减少渗血、渗液的积聚，促进回流和吸收。经常观察伤口有无渗血、阴囊是否肿大，如有异常应报告医生处理。

（2）预防感染：注意观察体温及切口等情况，保持敷料清洁、干燥，避免大小便污染，尤其是婴幼儿更应加强护理。如发现敷料脱落或污染时，应及时更换，以防切口感染。嵌顿性疝或绞窄性疝手术后，易发生切口感染，遵医嘱常规应用抗生素。

6. 健康教育　出院后加强休息，适当活动，三个月内，避免重体力劳动。减少和消除腹内压增高的因素，防止术后复发。

十八、疝修补术后的饮食指导是什么？

一般患者术后6～12小时可进流质，第2天进软食或普食，以营养丰富易消化清淡饮食为主。做肠切除肠吻合者术后应禁食，待肠道功能恢复后，方可进食流质饮食。

第七节　胃十二指肠疾病护理

一、胃壁的分层有哪些？

胃壁由外向内分为浆膜层、肌层、黏膜下层和黏膜层。

二、胃腺的细胞组成及功能有哪些？

1. 主细胞　分泌胃蛋白酶原和凝乳酶原。

2. 壁细胞　分泌盐酸和内因子。

3. 黏液细胞　分泌碱性因子，有保护黏膜、对抗胃酸腐蚀的作用。

三、十二指肠分为哪几部分？

十二指肠分为球部、降部、水平部、升部。

四、胃与十二指肠发病的病因是什么？

胃与十二指肠溃疡病因是多因素综合作用的结果。主要的有：幽门螺杆菌感染、胃酸分泌过多、非甾体抗炎药与胃黏膜屏障损害、其他因素（包括遗传、吸烟、心理压力和咖啡因等）。

五、胃溃疡与十二指肠溃疡腹痛的特点有哪些？

胃溃疡多为局限性疼痛，多位于剑突以下正中或偏左；起病缓慢，病程长达数年或数十年，疼痛多在餐后0.5～2小时发作，经1～2小时胃排空后缓解，其规律是进食疼痛缓解。当溃疡较深，特别是有穿孔者，疼痛可涉及背部。十二指肠溃疡多为早餐后1～3小时开始出现上腹痛，如不服药或进食则要持续至午餐后才缓解。食后2～4小时又痛，也需进餐来缓解。其规律是疼痛进食缓解。约半数患者有午夜痛，患者常可痛醒。节律性疼痛大多持续几周，随着缓解数月，可反复发生。

六、胃十二指肠溃疡外科治疗适应证有哪些？

1. 胃十二指肠溃疡急性穿孔。
2. 胃十二指肠溃疡大出血。
3. 胃十二指肠溃疡瘢痕性幽门梗阻。
4. 胃溃疡恶变。
5. 内科治疗无效的顽固性溃疡。

七、外科手术方法有什么？

（一）胃大部切除术

胃大部切除术为治疗胃十二指肠溃疡的首选术式。切除的范围是胃远侧2／3～3／4，包括部分胃体、胃窦部、幽门和十二指肠壶腹球部的近胃部分。

1. Billroth Ⅰ式胃大部切除术　即在胃大部切除术后将残胃与十二指肠吻合，多适用于胃溃疡。优点：术后重建的胃肠道接近正常解剖生理状态，胆汁、胰液反流入残胃较少，术后并发症少。缺点：有时为避免残胃与十二指肠吻合口的张力过大致使切除胃的范围不够，增加了术后溃疡的发病率。

2. Billroth Ⅱ式胃大部切除术　胃大部切除术后残胃与空肠吻合，十二指肠残端关闭。适用于各种胃十二指肠溃疡，特别是十二指肠溃疡者。优点：胃切除较多，胃空肠吻合的张力不致过大，术后溃疡的复发率低。缺点：吻合方式改变了正常的解剖生理关系，术后发生胃肠道紊乱的可能性较Billroth Ⅰ式多。

3. 胃大部切除后胃空肠Roux-en-R吻合术　即胃大部切除术后关闭十二指肠残端，在距离十二指肠悬韧带10～15cm处切断空肠，将残胃与远端空肠吻合，距此吻合口下45～60cm处将空肠与空肠近侧断端吻合。此法临床应用较少。优点：防止术后胆胰液进入残胃。

（二）胃迷走神经切断术

此法较少用。可分为以下三种类型：

1. 迷走神经干切断术。
2. 选择性迷走神经切断术。
3. 高选择性迷走神经切断术。

八、胃十二指肠溃疡的并发症有哪些？

可并发出血、穿孔、幽门梗阻、癌变、溃疡复发等并发症。

九、胃十二指肠溃疡术后潜在并发症有哪些？

出血、感染、十二指肠残端破裂、吻合口瘘、消化道梗阻、倾倒综合征、胃潴留、胃小弯坏死和穿孔、腹泻、吞咽困难、吻合口溃疡和残胃癌等。

十、胃十二指肠溃疡术后护理有哪些？

（一）一般护理

1. 术后取平卧位，血压平稳后取半卧位。

2. 胃肠减压期间禁饮食，做好口腔护理，胃管必须在术后肛门排气后才可拔除。

3. 拔管当日可给少量饮水，术后一个月内应少食多餐，避免生、冷、硬、辣及不易消化的食物。

（二）病情观察

观察神志、血压、体温、尿量、腹部体征、伤口敷料及引流管引流情况。

（三）治疗配合

1. 补液与营养　胃肠术后禁食时间较长，应遵医嘱静脉输液营养，维持水、电解质及营养代谢的平衡。

2. 保持减压管的通畅，有利于减轻腹胀，促进吻合口的愈合。

3. 手术早期及体弱者，给予抗生素预防感染；术后疼痛排除并发症者，必要时给予止痛药。

（四）术后并发症护理

1. 吻合口出血　采取禁食、应用止血剂、输新鲜血等措施，多可停止；经非手术处理效果不佳，甚至血压逐渐下降，或发生出血性休克者，应再次手术止血。

2. 十二指肠残端瘘　多发生在Billroth Ⅱ式手术后3～6日，是早期严重的并发症，患者突发剧烈疼痛和腹膜刺激征，需立即手术。护理应积极纠正水电解质紊乱，可行全胃肠外营养或做空肠造口行管饲以补充必要的营养；此外还需多次少量输新鲜血，应用抗生素抗感染，应用氧化锌糊剂保护造口周围皮肤等措施。

3. 吻合口梗阻　由于十二指肠残端处理不当，引起肠内压力增高，患者进食后出现呕吐。护理：一般经禁食、胃肠减压、补液等措施，多可使梗阻缓解。

4. 倾倒综合征　术后早期指导患者少食多餐，饭后平卧20～30分钟，避免过甜、过热的流质饮食。后期饮食中减少碳水化合物含量，增加蛋白质的比例，少食多餐。经长期治疗护理未改善者，可将Billroth Ⅱ式改为Billroth Ⅰ式吻合。

（五）健康指导

1. 适当运动，6周内不要举过重的物品。

2. 进行轻体力劳动以增加体力。

3. 合理安排饮食，胃大部切除术的患者应少量多餐。

4. 出现切口部位红肿、疼痛、腹胀、停止排气、排便等症状时，应及时就医。

十一、迷走神经切断术后并发症有哪些？

迷走神经切断术后并发症主要为胃潴留、胃小弯坏死和穿孔、腹泻、吞咽困难。

十二、什么是倾倒综合征？

其发生于任何类型的胃部手术之后，以Billroth II式胃大部切除术后更为多见，食管手术引起迷走神经损伤也可产生倾倒症状。早期餐后症状群主要包括两组症状：一组是胃肠道症状，最常见的是上腹饱胀不适、恶心、嗳气、腹痛、腹胀及肠鸣等，有时伴有呕吐及腹泻。吐出物为碱性含胆汁；另一组是神经循环系统症状，心悸、心动过速、出汗、眩晕、苍白、发热、无力、血压降低等。

十三、肠扭转的病因及临床表现有哪些？

新生儿肠扭转多为先天性畸形，可能与小肠扭转不良有关，使胃脾韧带或胃结肠韧带松弛而致胃固定不良。成人胃扭转则多存在解剖学因素。急性胃扩张、暴饮暴食、剧烈运动和胃的逆蠕动等可以成为胃的位置突然改变的动力，是促发急性胃扭转的诱因。胃周围的炎症和粘连可牵扯胃壁使其固定于不正常位置而出现扭转，这些病变常是慢性型胃扭转的诱因。起病时有骤发的上腹部疼痛，程度剧烈，并牵涉背部，常伴频繁呕吐和嗳气，呕吐物不含胆汁。若扭转完全者，则有上腹部局限膨胀感、干呕和胃管不能插入等典型表现。扭转程度轻者则临床表现不典型。

十四、胃癌的病因有哪些？

胃癌的病因有：

（1）地域环境及饮食生活因素；

（2）幽门螺杆菌（HP）感染，是引发胃癌的主要因素之一；

（3）癌前病变和癌前状态，癌前病变有慢性萎缩性胃炎、胃息肉、胃溃疡及残胃癌；

（4）遗传因素。

十五、胃癌患者的常见症状是什么？

胃癌患者可存在上腹部不适及饱胀感，食欲减退，恶心、嗳气、反酸及呕吐，上腹部隐痛，呕血及黑便，消瘦或严重贫血等常见症状。

十六、胃癌的好发部位有哪些？

多数的胃癌好发于胃窦部，其次为贲门部，发生在胃体者较少。

十七、胃癌的转移途径有哪些？

胃癌的转移途径：直接浸润，淋巴转移（胃癌的主要转移途径），血行转移，腹腔种植。

十八、胃癌的处理原则是什么？

早发现、早诊断和早治疗是提高胃癌治疗效果的关键。手术治疗是首选方法，化疗是最主要的辅助治疗方法，合并有其他治疗。

十九、胃癌的早期诊断有哪些？

1. 纤维内窥镜检查　是诊断胃癌的最直接有效的诊断方法。

2. 实验室检查 检查早期可疑胃癌，可发现游离胃酸低度或缺如，红细球压积、血红蛋白、红细胞下降，大便潜血，血红蛋白总数低，白球倒置，水电解质紊乱，酸碱平衡失调等化验异常。

3. X线检查 表现气钡双重造影可清楚显示胃轮廓、蠕动情况、黏膜形态、排空时间，有无充盈缺损、龛影等。检查准确率近80%。

4. CT检查 可了解胃肿瘤侵犯情况，与周围脏器关系，有无切除可能。

5. B超 可了解周围实质性脏器有无转移。

二十、胃癌的新辅助化疗适用于胃癌的哪一期？

胃癌的新辅助化疗适用于胃癌第三期，可局限肿物，有利于手术。

二十一、胃癌手术前健康教育内容是什么？

1. 饮食 多进食营养、易消化、无刺激性的少渣饮食，少食多餐。梗阻者禁食，根据医嘱予静脉补充高能量或要素饮食。

2. 胃肠道准备 向患者解释胃肠道准备的重要性术前12小时禁食、4小时禁水。术日晨留置胃内容物，合并幽门梗阻者术前3天用温盐水洗胃，为手术做准备。

3. 功能训练 术前一周练习床上排尿，避免术后留置尿管时间过长引起尿路感染。术前3天教会患者有效咳嗽，以利于术后预防肺部并发症。

二十二、胃癌术后观察哪些并发症？

胃癌术后可出现胃出血、吻合口瘘、肠梗阻、胃瘘、反流性食管炎、倾倒综合征及术后感染等并发症。

二十三、胃癌术后梗阻的三种常见类型及特点是什么？

1. 输入袢梗阻

（1）急性完全性肠梗阻：属闭袢性肠梗阻。表现为上腹部剧烈疼痛，频繁呕吐，呕吐量少、多不含胆汁，吐后症状不缓解，且上腹有压痛性肿块，病情不缓解者应紧急手术治疗。

（2）慢性不完全性输入袢梗阻：表现为进食后出现右上腹胀痛；呈喷射状大量呕吐、吐后症状缓解，呕吐物几乎不含食物，仅为胆汁。

2. 输出袢梗阻 临床表现为上腹饱胀，呕吐食物和胆汁。

3. 吻合口梗阻 表现为进食后上腹饱胀，呕吐食物不含胆汁。

二十四、胃癌术后饮食要注意什么？

胃癌术后应逐渐恢复正常饮食，少量多餐，从流食、半流食到软食。饮食宜清淡、富含维生素、高蛋白、易消化，以减少胃的负担，可适当添加铁剂，进食时细嚼慢咽。日常饮食生活要限制油炸、辛辣、刺激性强的食物，禁烟、酒。术后2～3周要控制每餐食物量及进食速度，进食后躺下休息15～30分钟，预防倾倒综合征的发生。

二十五、胃癌术后护理要点是什么？

1. 术后严密观察生命体征　生命体征平稳后半坐卧位。注意保持卧位正确，以利于呼吸和腹腔引流。鼓励深呼吸、吸痰、翻身及早期活动，预防肺部感染及其他并发症。注意口腔卫生。

2. 妥善固定引流管　严密观察引流液的颜色、性质、量，并记录准确。

3. 持续胃肠减压　保持胃管通畅，减少胃内容物对吻合口的刺激，预防吻合口水肿和吻合口瘘。

4. 饮食　胃肠功能恢复后逐步由流食过渡到半流食，最后到普食，少量多餐，以易消化、高蛋白的饮食为主。

5. 观察术后并发症　如倾倒综合征、肠梗阻、癌变复发。

二十六、急性胃扩张的临床表现及护理有哪些？

1. 临床表现　主要有腹胀，上腹或脐周隐痛，恶心和持续性呕吐。呕吐物为混浊的棕绿色或咖啡色液体，呕吐后症状并不减轻。随着病情的加重，全身情况进行性恶化，严重者可出现脱水、碱中毒，并出现烦躁不安、呼吸急促、手足抽搐、血压下降和休克。突出的体征为上腹膨胀，可见毫无蠕动的胃轮廓，局部有压痛，叩诊过度回响，有振水声。脐右偏上出现局限性包块，外观隆起，触之光滑而有弹性、轻压痛，其右下边界较清，此为极度扩张的胃窦，称为"巨胃窦症"，乃是急性胃扩张特有的重要体征。

2. 护理　应注意保持病室环境安静舒适，协助患者取半卧位，避免随意搬动。做好心理护理和健康教育。加强皮肤护理，预防压疮。保持呼吸道通畅。严密观察生命体征变化并记录。遵医嘱给予营养供应及输液，并合理应用抗生素和局部理疗，有效胃肠减压，减少腹胀及胃肠道并发症。

二十七、十二指肠憩室的临床表现及护理要点？

十二指肠憩室没有典型的临床表现，所发生的症状多因并发症而引起。上腹部饱胀是较常见的症状，系憩室炎症所致，伴有嗳气和隐痛。疼痛无规律性，制酸药物也不能使之缓解。恶心或呕吐也常见，当憩室内充满食物而呈膨胀时，可压迫十二指肠而出现部分梗阻症状。呕吐物初为胃内容物，其后为胆汁，甚至可混有血液，呕吐后症状可缓解。憩室并发溃疡或出血时，则分别出现类似溃疡病的症状或便血。憩室压迫胆总管或胰腺管开口时，更可引起胆管炎、胰腺炎或梗阻性黄疸。憩室穿孔后，呈现腹膜炎症状。

护理要点：

（1）观察生命体征变化并记录；

（2）做好心理护理及健康宣教；

（3）遵医嘱予以补液，维持水、电解质平衡，准确记录出入量；

（4）妥善固定引流管，观察并记录引流液的颜色、量及性状，若有异常及时报告医生并配合处理；

（5）并发症的观察，预防肠瘘、胰瘘、腹腔及感染等并发症；

（6）做好营养支持；

（7）做好基础护理，促进患者舒适度。

二十八、什么是应激性溃疡？

应激性溃疡是指在应急状态下，胃和十二指肠偶尔在食管下端发生的急性溃疡。常见应激因素为烧伤、外伤或大手术、休克、败血症、中枢神经系统疾病以及心、肺、肝、肾功能衰竭等严重疾患。

第八节　小肠疾病护理

一、小肠的组织结构可分为哪些？

小肠的组织结构可分为黏膜、黏膜下层、肌层和浆膜层。

二、交感神经和副交感神经对小肠的影响有哪些？

交感神经兴奋：肠蠕动减弱、肠腺分泌减少、血管收缩。

副交感神经兴奋：促进肠蠕动、肠腺分泌增加。

三、小肠的生理功能有哪些？

1. 消化。

2. 吸收　营养物质、胃肠分泌液等。

3. 分泌　含有多种酶的碱性肠液和胃肠激素。

4. 免疫功能　肠固有层的浆细胞分泌IgA。

四、肠梗阻的定义有哪些？

肠内容物不能正常运行、顺利通过肠道，即称为肠梗阻。发病率居急腹症的第三位。

五、肠梗阻的分类？

1. 肠梗阻发生的基本原因可分为三类，即机械性肠梗阻、动力性肠梗阻、血运性肠梗阻。

2. 根据肠壁有无血运障碍可分为两类，即单纯性肠梗阻和绞窄性肠梗阻。

此外，肠梗阻按梗阻的部位可分为高位（如空肠上段）和低位（如回肠末段和结肠）肠梗阻两种；按梗阻的程度可分为完全性肠梗阻和不完全性肠梗阻；按发展过程的快慢，分为急性肠梗阻和慢性肠梗阻。

六、常见的几种肠梗阻有哪些?

1. 粘连性肠梗阻 临床上最常见,且以腹部术后发生的肠黏连最多见,主要为机械性肠梗阻的表现。

2. 肠扭转 最常发生于小肠,其次是乙状结肠。小肠扭转多见于青壮年,常在饱餐后立即进行剧烈活动而发病。乙状结肠扭转多见于男性老年人,常有便秘习惯。

3. 肠套叠 是小儿肠梗阻的常见原因,其中回盲部肠套叠多见。

4. 肠蛔虫堵塞 多见于儿童,腹部可扪及变性、变位的条索状团块。

七、什么是闭袢性肠梗阻?

一段肠袢两端完全性阻塞,如肠扭转。

八、肠梗阻的病理生理有哪些?

1. 局部的病理生理变化 肠蠕动增强,肠腔积气积液、扩张,肠壁充血水肿血运障碍。

2. 全身性病理生理变化 电解质失衡、全身性感染和毒血症、呼吸和循环功能障碍。

九、肠梗阻的临床表现有哪些?

肠梗阻患者的典型临床表现为痛、吐、胀、闭四点。

(一)症状

1. 腹痛 机械性肠梗阻表现为阵发性绞痛;绞窄性肠梗阻变现为持续性腹痛伴阵发性加剧;麻痹性肠梗阻变现为持续性腹胀;肠扭转变现为突发性腹部绞痛伴阵发性加剧;肠蛔虫表现为阵发性脐周腹痛。

2. 呕吐 早期多为反射性,以胃液和食物为主,晚期多为反流性呕吐。高位肠梗阻呕吐出现早,呕吐物主要是胃液、胆汁、胰液、十二指肠液;低位肠梗阻呕吐出现晚,呕吐物呈粪样;麻痹性肠梗阻呕吐物呈溢出性;绞窄性肠梗阻呕吐物为血性或棕褐色液体。

3. 腹胀 高位肠梗阻腹胀不明显;低位肠梗阻腹胀明显,常伴有肠型;闭袢性肠梗阻腹胀多不对称;麻痹性肠梗阻均匀性全腹胀,不伴有肠型。

4. 停止排便排气 完全性肠梗阻多停止排便排气;不完全性肠梗阻多次少量排便排气;高位性肠梗阻早期能自行排便排气;绞窄性肠梗阻可排血性黏液样便。

(二)体征

1. 视诊 机械性肠梗阻可见腹部膨隆、肠型和异常蠕动波;肠扭转可见不对称性腹胀;麻痹性肠梗阻呈均匀腹胀。

2. 触诊 单纯性肠梗阻腹壁较软,轻度压痛;绞窄性肠梗阻有腹膜刺激征,压痛性包块;蛔虫性肠梗阻常在腹中部扪及条索状团块。

3. 叩诊 麻痹性肠梗阻全腹呈鼓音;绞窄性肠梗阻腹腔有渗液时可出现移动性浊

音。

4. 听诊　机械性肠梗阻肠鸣音亢进，有气过水声或金属音；麻痹性肠梗阻肠鸣音减弱或消失。

十、高位肠梗阻的呕吐特点是什么？

高位肠梗阻呕吐早、频繁，呕吐物主要为胃及十二指肠内容物、胆汁等。

十一、高位肠梗阻与低位肠梗阻的鉴别要点有哪些？

1. 高位肠梗阻呕吐早、频繁，呕吐物主要为胃及十二指肠内容物、胆汁等；低位肠梗阻呕吐迟而少，可吐出粪臭样物。

2. 高位肠梗阻由于呕吐频繁，腹胀较轻；低位肠梗阻腹胀明显。

3. X线检查显示低位小肠梗阻扩张的肠袢在腹中部，呈"阶梯样"排列，结肠梗阻时扩大的肠袢分布在腹部周围，可见结肠袋，胀气的结肠阴影在梗阻部位突然中断，盲肠胀气最显著。钡灌肠检查或结肠镜检查可一步明确诊断。

十二、肠梗阻的X线检查表现是什么？

一般可见多个阶梯状气液平面。

十三、肠梗阻的治疗原则是什么？

治疗原则是尽快解除梗阻，纠正因肠梗阻引起的全身性生理紊乱。

1. 非手术治疗　包括禁食，胃肠减压，纠正水、电解质失衡，必要时输注血浆、全血。应用抗生素防治腹腔内感染。对起病急伴缺水者应留置尿管观察尿量。禁用强导泻药、强镇痛药，防止延误病情。可给予解痉药、低压灌肠、针灸等非手术治疗措施，并密切观察病情变化。

2. 手术治疗　对非手术治疗不能缓解的肠梗阻患者，应在最短的时间内，运用最简单的方法解除梗阻，恢复肠腔通畅。手术方法包括粘连松解术、肠切开取异物、肠切除吻合术、肠扭转或套叠复位术、短路术或肠造口术。

十四、患者出现哪些情况提示绞窄性肠梗阻？

1. 病情发展迅速，早期出现休克，抗休克治疗后改善不明显。

2. 腹痛发作起始即为持续性剧烈疼痛，或腹痛间歇期缩短，持续性剧烈绞痛。

3. 有明显腹膜刺激征和移动性浊音，体温上升、脉率增快、白细胞计数增高。

4. 腹胀不对称，腹部局部隆起或触及有压痛的肿块。

5. 呕吐物、胃肠减压抽出液、肛门排出物为血性液体，或腹腔穿刺抽出血性液体。

6. 经积极的非手术治疗而症状体征无改善。

7. 腹部X线见孤立、突出的胀大肠袢。

十五、肠梗阻非手术治疗的护理有哪些？

1. 饮食和体位　禁食，直到症状消失，忌易产气食物，生命体征平稳可取半卧位。

2. 胃肠减压　是治疗肠梗阻的重要措施之一，注意胃管的护理，待肛门排气后方可拔除。

3. 缓解疼痛和腹胀　可用消旋山莨菪碱（654-2），阿托品，腹部顺时针按摩。如无肠绞窄，可从胃管注入液状石蜡防止腹胀。

4. 呕吐的护理　呕吐时坐起或头偏向一侧，及时清除口腔内呕吐物，做好口腔护理，注意记录观察呕吐物的颜色、量和性质。

5. 严格记录出入量　遵医嘱正确、合理地应用抗菌药。

6. 严密观察病情变化　严密观察生命体征的变化，腹痛、腹胀、呕吐及腹部体征的变化，注意绞窄性肠梗阻的出现。

十六、肠梗阻的术后护理有哪些?

1. 体位　术后平卧位→半卧位。

2. 饮食　术后禁食、胃肠减压，待肠蠕动恢复后拔除胃管，忌甜食和牛奶。由少量饮水到半量流质，全量流质，半流质至软食。

3. 鼓励患者早期下床活动。

4. 病情观察　生命体征、腹部体征。

5. 静脉输液、抗生素抗感染。

6. 术后并发症的观察与护理　腹腔感染及肠瘘，肠粘连。

7. 健康教育　合理的饮食结构，饭后忌剧烈运动；注意饮食及个人卫生；保持大便通畅；保持心情愉悦，适当运动；加强自我监测。

十七、腹腔引流管的护理有哪些?

1. 妥善固定引流管和引流袋，贴上标签。

2. 保持引流管通畅，经常挤压引流管。

3. 注意观察引流液颜色、量、气味、残渣，准确记录24小时引流量。

4. 注意观察引流管周围皮肤，若引流管周围流出液体带粪臭味，及时报告医生。

5. 更换引流袋时因严格无菌操作。

6. 下床活动时引流袋高度不应高出出口平面。

十八、肠结核的实验室检查有哪些?

血常规、粪便检查、结核菌素试验、聚合酶链式反应。

十九、肠套叠的临床表现及护理要点有哪些?

多数发生于2岁以内儿童，突然发病，主要表现为腹痛、呕吐、便血、腹部"腊肠样包块"。

护理要点：

（1）观察排便情况及大便性状。

（2）密切观察生命体征及病情变化情况，发现患儿面色苍白，仍有间歇性不安或伴呕吐，可能肠套叠未复位，或复位后又套上，应及时报告医生。若复位后情况良好，可给予患儿易消化的少渣饮食，以减少肠蠕动，并避免剧烈活动。

（3）观察腹部体征及腹痛情况。

（4）需手术者应及时完善术前准备及宣教。

二十、肠瘘的定义是什么？

肠瘘是指肠管与其他空腔脏器、体腔或体表之间存在异常通道，肠内容物通过此通道进入其他脏器、体腔或至体外。

二十一、小肠瘘的瘘口皮肤如何护理？

小肠瘘所漏出的消化液对周围皮肤腐蚀性很强，导致皮肤疼痛、红肿、糜烂及坏死。因此，应注意保持腹腔双套管引流通畅，及时吸去漏出的肠液，减少对周围组织的刺激，有利于炎症水肿的消退与肉芽组织的生长。及时清除漏出肠液，保持瘘口周围皮肤清洁干燥。如瘘口周围皮肤有发炎者，常规清洗皮肤后，可涂抹氧化锌保护。对皮肤炎症较重或有糜烂的患者，予以局部涂胶体敷料，如水胶体的粉剂、膏剂，效果极好。

二十二、何谓短肠综合征？

短肠综合征是指由于各种病因行广泛小肠切除后，小肠消化吸收面积显著减少，残余肠道无法吸收足够的营养物质以维持患者生理代谢需要，而导致整个机体处于营养不足、水电解质紊乱的状况，继而出现器官功能衰退、代谢功能障碍、免疫功能下降，由此而产生的系列综合征。

第九节 大肠、肛管疾病护理

一、结肠分为哪几部分？

直肠分为盲肠、升结肠、横结肠、降结肠和乙状结肠。

二、什么是齿状线？

在直肠与肛管交界处有肛瓣边缘与肛柱下端共同形成一条锯齿形的环状线，称为齿状线。

三、直肠肛管周围间隙有哪些？

直肠肛管周围间隙有：骨盆直肠间隙、坐骨间隙、坐骨肛管间隙、肛门周围间隙。

四、直肠肛管周围脓肿的定义是什么？

直肠肛管周围脓肿指发生在直肠肛周软组织或其周围间隙的急性化脓性感染，并发展成为脓肿。

五、直肠肛管周围脓肿的病因有哪些？

绝大多数起源于肛腺感染，少数可继发于外伤、肛裂或痔疮药物注射治疗等。

六、直肠肛管周围脓肿的临床表现有哪些？

1. 肛门周围脓肿　　肛门周围皮肤最常见，局部持续性跳动、红肿、压痛、波动感，排便加重，脓肿表浅全身症状不明显。

2. 坐骨直肠间隙脓肿　　脓肿较大，较深，症状较重，全身可发热、畏寒，局部呈持续性胀痛→跳痛，甚至排尿困难和里急后重症。

3. 位置较深，空间大，全身症状较明显，而局部症状较轻。

七、直肠肛管周围脓肿的处理原则有哪些？

控制感染、局部理疗、口服缓泻剂、切开引流为主要方法。

八、直肠肛管周围脓肿的护理措施有哪些？

1. 有效缓解疼痛

（1）体位：指导患者采取舒适体位，避免局部受压加重疼痛。

（2）热水坐浴：指导患者用1∶5000高锰酸钾溶液3000ml坐浴，温度为43~46℃，每日2~3次，每次20~30分钟。

2. 保持大便通畅

（1）饮食：嘱患者多饮水，多食香蕉、新鲜蔬菜等促进排便的食物，鼓励患者排便。对于惧怕疼痛者，提供相关知识。

（2）予以缓泻剂：根据医嘱，给予麻仁丸或液体石蜡等口服。

3. 控制感染

（1）应用抗菌药；

（2）脓肿切开引流护理；

（3）对症处理。

九、肛管齿状线上下的比较有哪些？

肛管齿状线上下的比较，见表15-3。

表15-3　肛管齿状线上下的比较

	齿状线以上（直肠）	齿状线以下（肛管）
覆盖上皮	单层立方上皮	复层扁平上皮
动脉来源	直肠上下动脉	肛管动脉
静脉回流	直肠上V→肠系膜下V→门V	直肠下肛管V→髂内V→下腔
神经支配	自主神经，无疼痛感	阴部内神经，疼痛敏感
淋巴回流	向上：腹主动脉下淋巴结	向下：髂外淋巴结
	两侧：髂内淋巴结	周围：髂总动脉旁淋巴结
	向下：髂外淋巴结	

十、肛瘘的定义是什么？

肛瘘是肛门周围的肉芽性管道，由内口、瘘管和外口三部分组成。多见于青壮年男性。

十一、肛瘘的病因有哪些？

大部分由直肠肛管周围脓肿引起，以化脓性感染多见；外伤、继发感染；直肠肛管恶性肿瘤破溃感染。

十二、肛瘘的临床表现有哪些？

1. 患者常有肛周脓肿的病史。
2. 肛周外口反复流出少量分泌物。
3. 肛周皮肤瘙痒。
4. 肛门检查　肛门周围可见1个或多个外口，排出少量脓性、血性或黏液性分泌物，部分可有湿疹。

十三、肛瘘的处理原则有哪些？

瘘管不能自愈，原则是切开或切除瘘管，敞开疮面，促进愈合。

（1）肛瘘切开术：适用于低位瘘管。

（2）肛瘘切除术：适用于低位单纯性瘘管。

（3）挂线疗法：适用于高位单纯性瘘管。

十四、肛瘘的治疗护理要点有哪些？

肛瘘术后应进清淡饮食，忌辛辣，多食蔬菜、水果，保持大便通畅，养成良好的排便习惯；加强肛周皮肤护理，术后第二天，每天早晚及便后用1：5000高锰酸钾溶液温水坐浴，浴后擦干局部，涂以抗生素软膏；嘱患者每5～7天至门诊收紧药线，直到药线脱落。每天用示指扩肛一次，防止肛门狭窄；大便轻度失禁者，手术3天后做肛门收缩舒张运动；严重失禁者，行肛门成形术。

十五、痔的分类及症状、体征有哪些？

痔根据所在部位的不同分为内痔、外痔和混合痔。内痔主要表现为无痛性、间歇性便后出鲜血及痔块脱出；外痔主要表现为肛门不适、潮湿、瘙痒，若形成血栓性外痔则有剧痛，在肛门表面可见红色或暗红色硬结；混合痔兼有内痔和外痔的表现。

十六、内痔临床上可分为哪四期？

Ⅰ期：排便时出血，便后自行停止，无痔块脱出。

Ⅱ期：常有便血，痔块在排便时脱出肛门，排便后可自行还纳。

Ⅲ期：偶有便血，痔在腹内压增高时脱出，无法自行还纳，必须用手托回。

Ⅳ期：偶有便血，痔块长期脱出于肛门，无法还纳或还纳后又立即脱出。

十七、血栓性外痔切除术后注意事项有哪些？

饮食忌辛辣食物，保持大便通畅、软且成形；保持肛门周围皮肤清洁，每次便后可用1：5000高锰酸钾溶液温水坐浴；忌术后初期灌肠，防止反复插肛管造成肛门皮肤黏膜破损。

十八、大肠癌的高发部位有哪些？

高发区发生部位以乙状结肠及上段直肠为主。

十九、大肠癌最常见的分型及播散方式是什么？

大肠癌最常见的分型是溃疡型；最常见的组织学类型为腺癌；大肠癌最常见的播散方式为淋巴转移。

二十、结肠癌的症状及体征有哪些？

1. 排便习惯与粪便性状的改变　常为首先出现的症状，多表现为排便次数增多，腹泻，便秘，便中带血、脓或黏液，出现部分肠梗阻时，可出现腹泻与便秘交替出现。

2. 腹痛　常为持续性定位不清的隐痛或为腹部不适或腹胀感，出现肠梗阻时则腹痛加重或为阵发性绞痛。

3. 腹部包块　多为肿瘤本身，也可能为梗阻近侧肠腔内的积粪。

4. 肠梗阻　多为晚期症状，表现为慢性低位不完全性肠梗阻，主要表现是腹胀和便秘，腹部胀痛或阵发性加剧。若发生完全性梗阻，症状加剧。

5. 全身表现　因慢性失血、癌肿溃烂、感染、毒素吸收等，患者可出现贫血、消瘦、乏力、低热等。晚期可出现恶病质。

二十一、左右半结肠癌临床表现的不同之处有哪些？

1. 右半结肠癌　右半结肠肠腔较大，癌肿多呈肿块型，突出于肠腔；食物残渣尚未充分吸收，因此粪便稀薄，出现腹泻与便秘交替、便血等。临床特点是贫血、腹部包块、消瘦、乏力，但肠梗阻症状不明显。

2. 左半结肠癌　左半结肠肠腔相对较小，癌肿多倾向于浸润型生长引起环状缩窄，且粪便已经充分吸收成形，故临床以肠梗阻症状较多见。肿瘤破溃时，可有便血或脓液。

二十二、诊断大肠癌最有效最可靠的方法是什么?

诊断大肠癌最有效、最可靠的方法是内镜检查。

二十三、结肠癌手术前健康教育内容是什么?

1. 调整好患者心态　需做彻底性人工肛门时,会给患者带来生活上的不便和精神上的负担,应关怀患者,讲明手术的必要性,使其能以最佳心理状态接受手术治疗。

2. 充足的肠道预备　以增加手术的成功率与安全性。

3. 术前一天根据病情行全肠道灌洗观察灌洗效果。

4. 术前3天给流质,术前1天禁食,以减少粪便和清洗肠道。

5. 术前3天给肠道抗生素抑制肠道细菌,预防术后感染。

6. 加强营养,纠正贫血,增强机体免疫力。尽量给予高蛋白、高热量、高维生素,易于消化的少渣膳食,以增加对手术的耐受力。

二十四、结肠癌患者术前要做哪些肠道准备?

1. 饮食准备　入院后半流质,术前2~3天流质饮食。

2. 药物准备　服用缓泻药、肠道抗生素等

3. 清洁肠道准备　可选用传统清洁灌肠、全消化道灌洗等方法。

二十五、结肠癌手术方式有哪几种?

右半结肠切除术、左半结肠切除术、横结肠切除术、乙状结肠癌肿的根治切除。

二十六、结肠癌根治术的切除范围有哪些?

结肠癌根治术的切除范围包括囊肿所在的肠祥及所属系膜和区域淋巴结。

二十七、结肠癌术后饮食要注意什么?

1. 多吃含膳食纤维丰富的蔬菜　如芹菜、韭菜、白菜等,这些含膳食纤维丰富的蔬菜,可刺激肠蠕动,增加排便次数,从粪便中带走致癌物质及有毒物质。

2. 减少油脂的摄取　避免高脂肪膳食,无论是动物性脂肪或植物性油脂,都尽可能减少摄入。过多的油脂,尤其是动物性脂肪可在小肠内刺激胆酸分泌。肠内胆酸量过高时,易变成致癌物,而助结肠癌的生长。

3. 注意水分的补充　防止大便干结。

4. 避免摄入刺激性强的食物　如生冷、辛辣、强酸等刺激性较强的食物,以免刺激肠道,引发各种不适症状。

二十八、直肠癌的症状及体征有哪些?

直肠癌早期仅有少量便血或排便习惯改变,易被忽视。当病变发生感染时,才出现明显症状。

1. 直肠刺激症状　癌肿刺激直肠频繁产生便意,排便习惯改变,肛门有下坠感、里急后重、排便不尽,晚期有下腹痛。

2. 粪便变细和排便困难　癌肿增大造成肠腔狭窄，大便变细，若肠腔发生部分梗阻，可表现为腹痛、腹胀、排便困难等不完全性肠梗阻症状。

3. 病变感染破溃症状　为直肠癌患者最常见的症状。癌肿表面破溃后，排便时有明显出血，量少，同时有黏液排出，感染严重时有脓血便，大便次数增多。

4. 其他症状　癌肿侵犯前列腺、膀胱，可出现尿频、尿痛、血尿。癌肿浸及骶前神经，可发生骶尾部持续性剧烈疼痛。癌肿侵犯阴道后壁时，可引起白带增多，如穿透后壁，可导致直肠阴道瘘。晚期出现肝转移时，可出现腹腔积液、肝大、黄疸、贫血、消瘦、水肿、恶病质等症状。

二十九、直肠癌的诊断方法有哪些？

大便潜血检查、直肠指诊（最直接、最有效的方法）、内镜检查、影像学检查、血液检查。

三十、直肠癌患者术前要做哪些肠道准备？

直肠癌患者术前肠道准备的目的是避免术中污染、术后腹胀和切口感染等，临床上常采用以下三种肠道准备方法。

（一）传统肠道准备方法

1. 术前3天进少渣半流质饮食，术前两天起进流质饮食，以减少粪便；术前12小时禁食、4小时禁水。

2. 术前3天口服缓泻剂，如番泻叶、蓖麻油或杜密克。

3. 术前1天和术晨清洁灌肠，灌肠过程中患者如出现腹痛、面色苍白、出冷汗等，要立即停止灌肠；直肠癌肠腔狭窄时需选用直径合适的肛管，轻柔通过狭窄部位；高位直肠癌避免用高压灌肠，以防癌细胞扩散。

4. 口服肠道不易吸收的抗生素，抑制肠道细菌，如卡那霉素、甲硝唑等。

5. 因控制饮食及口服肠道杀菌剂，使维生素K的合成及吸收减少，故患者术前应补充维生素K。

（二）全肠道灌洗法

患者术前12～14小时开始服用37℃左右的等渗平衡电解质液，已达到清洁肠道目的。一般3～4小时完成灌洗全过程，灌洗液量不少于6000ml。注意观察患者有无恶心、呕吐、腹痛等情况，及时对症处理。年老体弱，心肾等器官功能障碍和肠梗阻者，不宜使用。

（三）口服甘露醇肠道准备法

患者术前1天午餐后0.5～2小时内口服5%～10%的高渗性甘露醇1500ml，高渗性甘露醇可吸收肠壁水分，促进肠蠕动，有效起到腹泻而达到清洁肠道的效果。甘露醇在肠道内被细菌酵解，因此术中使用电刀时能产生易引起爆炸的气体。对年老体弱，心肾功能不全者禁用。

三十一、直肠癌术后饮食要注意什么？

直肠癌患者术后禁食水、胃肠减压，由静脉补充水和电解质。2~3天肛门排气或造口开放后即可拔出胃管，进流质饮食。若无不良反应，进半流质饮食，1周左右改为少渣半流质饮食，2周左右可进少渣普食。食物应以高热量、高蛋白、丰富维生素、低渣饮食为主。造口患者在饮食上尤应注意避免食用可致便秘的食物，以防粪便堵塞造口；进食易消化的食物，防止因饮食不节导致腹泻，增加造口护理的难度；少食洋葱、大蒜、豆类等可产生刺激性或胀气的食物，以免频繁更换造口袋影响正常生活和工作。

三十二、直肠癌术后护理要点是什么？

1. 体位 病情平稳者取半卧位，以利于呼吸和腹腔引流。造口开放的患者以左侧卧位为主，以防大便渗漏污染切口。

2. 合理使用抗生素，保持有效的血药浓度。

3. 术后7~10天切忌灌肠，以免影响伤口愈合，造成吻合口瘘。

4. 注意观察生命体征变化，观察患者术后排便排气情况有无腹痛、腹膜炎、腹腔脓肿等吻合口瘘的症状和体征；观察腹部及会阴切口敷料，保持敷料干燥清洁。

5. 妥善固定，避免引流管扭曲、受压、堵塞及脱落，注意观察记录引流液的颜色、质、量。

6. 术后早期活动，有利于促进肠蠕动的恢复，避免肠粘连。

三十三、结肠、直肠造口的护理要点是什么？

结肠、直肠造口术后应帮助患者正视造口，并参与到造口的日常护理工作中，指导患者自我护理，促使其逐步获得独立护理造口的能力。在为造口患者换药或更换造口袋等护理工作时，应将其安排在独立的环境中或用屏风适当遮挡，以维护患者的尊严和尊重其隐私。造口开放后注意观察肠黏膜的颜色，红色或粉红色表示造口血运良好，暗红色或黑色表示造口血运障碍、坏死，应报告医生及时处理。根据患者情况和造口的大小选择合适的造口袋，当造口袋内充满1/3的排泄物时应及时倾倒、清洗，造口袋一般使用不超过7天就需更换。造口袋发生渗漏时应及时更换新造口袋，以防排泄物浸渍、腐蚀造口周围皮肤；造口周围皮肤用温水清洗，擦干后再粘贴造口袋。术后由于瘢痕挛缩，可引起造口狭窄。在造口拆线、愈合后，可用示指、中指扩张造口，每周一次，坚持2~3个月，以避免造口狭窄。

三十四、常见造口的并发症有哪些？

造口出血、造口缺血坏死、皮肤黏膜分离、造口缩窄、造口旁疝、造口周围皮肤炎症。

三十五、造口患者的饮食指导有哪些？

术后肠功能恢复后1~3周内宜用低渣饮食，3周后可吃普通饮食，注意营养均衡即可，多喝水，多吃蔬菜和水果。尝试新食物时，避免一次进食过多，如无不良反应，下次再多吃一些，养成细嚼慢咽的习惯，不宜使用吸管喝饮料，避免腹部胀气。

三十六、定期扩张结肠造口的目的是什么？

定期扩张结肠造口是为了预防瘢痕形成导致造口狭窄，大便排出困难。

第十节　化脓性腹膜炎疾病护理

一、急性化脓性腹膜炎的分类有哪些？

急性化脓性腹膜炎按病因分类，分为细菌性和非细菌性；按临床经过分类，分为急性、亚急性和慢性；按发病机制分类，分为原发性和继发性；按累及范围分类，分为弥漫性和局限性。

二、急性化脓性腹膜炎的临床表现有哪些？

1. 腹痛　腹部压痛、反跳痛和腹肌紧张是腹膜炎的标志性体征。腹痛为持续性、剧烈疼痛，常难以忍受，深呼吸、咳嗽、转动身体时疼痛加剧。腹痛范围多自原发病变部位开始，随炎症扩散而波及全腹，但仍以原发病灶处最明显。

2. 恶心、呕吐　最初为腹膜受到刺激引起的反射性恶心、呕吐，多较轻微，呕吐物为胃内容物；发生麻痹性肠梗阻时可出现持续性呕吐，呕吐物伴黄绿色胆汁，甚至粪汁样内容物。

3. 体温、脉搏的变化　骤然发病的病例，体温由正常逐渐升高；原有炎症病变者，体温已升高，继发性腹膜炎后更趋增高；但年老体弱者体温可不升。一般脉搏增快与体温成正比，若脉搏快而体温反下降，提示病情恶化。

4. 感染、中毒表现　患者可相继出现高热、寒战、脉速、呼吸急促；随着病情进展，可出现面色苍白、口唇发绀、肢端发凉、血压下降、神志恍惚或神志不清等全身感染、中毒的表现。严重者可出现代谢性酸中毒及感染性休克。

三、膈下脓肿的临床表现有哪些？

明显的全身症状，如初起呈弛张热，后可进展为持续高热，39℃左右，以及脉快、舌苔厚腻、乏力、厌食等症状；局部较隐匿，表现为肋下缘或剑突下持续性钝痛，深呼吸时加重，可向肩背部放射。脓肿刺激膈肌可引起呃逆，感染波及胸膜时可出现胸腔积液、气促、胸痛等症状。

四、盆腔脓肿的临床表现有哪些？

盆腔脓肿的特点是局部症状明显，而全身中毒症状较。

患者体温下降后又升高，脉速，腹部体检常无明显发现；典型的直肠或膀胱刺激症状，如里急后重、排便次数增多而量少、黏液便，或尿频、排尿困难等；直肠指诊有触痛，有时有波动感。

五、急性化脓性腹膜炎非手术治疗的原则有哪些？

对病情较轻或病情较长已超过24小时，且腹部体征已减轻或炎症已有局限化趋势以及原发性腹膜炎者可行非手术治疗，包括禁食、胃肠减压，静脉输液纠正水、电解质紊乱，合理使用抗生素，补充热量和营养支持，以及镇静、止痛、吸氧等对症处理。非手术治疗也可作为手术前的准备工作。盆腔脓肿未形成或较小时，多可采用非手术治疗，如应用抗生素、热水坐浴、温盐水保留灌肠及物理治疗等，多数患者炎症能消散、吸收。

六、肠系膜上动脉栓塞的治疗护理要点是什么？

腹部情况是急性肠系膜上动脉栓塞护理观察的重点，护士应据此制定有效的护理措施。注意保持患者胃管通畅，有效减轻腹胀，降低肠腔压力，减少肠腔内细菌和毒素，改善肠壁缺血；观察胃液颜色、性质、量；观察腹胀情况和腹痛部位的持续时间、性质、程度、范围，有无压痛、反跳痛、肌紧张，每小时1次并记录。准确给予溶栓药物，给药期间注意观察患者是否因使用溶栓药物而引起出血，如出现血尿、黏膜及全身皮肤出血点、出血斑等。抗凝溶栓期间，每8小时检测1次凝血功能，维持活化部分凝血活酶时间（APTT）在正常值的1.5～2.5倍。根据结果及时调整药物的用量。

七、腹膜后肿瘤的临床表现有哪些？

早期很少有症状或特异症状，肿瘤发展至较大时才出现症状，如腹胀、腹痛、腹部不适以及压迫邻近器官引起的相应症状，如压迫膀胱可出现尿急、尿频，压迫肾脏、输尿管可出现肾盂积水，压迫直肠有排便不畅和直肠刺激征，压迫肠管可出现肠梗阻表现，累及神经科出现相应部位疼痛和感觉异常，压迫腔静脉可引起腹壁静脉曲张和下肢水肿。周身症状可有发热、乏力、消瘦，甚至恶病质表现。95%的患者可扪及腹部包块或盆腔肿块。

八、腹膜后肿瘤的护理措施有哪些？

1. 术后持续动态观察　体温、脉搏、呼吸、血压及氧饱和度的变化，观察尿量，检测尿比重、肝肾功能、电解质、血气分析、血糖、红细胞比积等。

2. 巨大腹膜后肿瘤术中穿刺桡动脉植入留置针，监测动脉血压，注意定时推注抗凝剂，妥善固定引流管，防止脱落、扭曲、受压，经常挤压引流管，保持通畅。

3. 血压稳定后可给予半卧位。术后4小时翻身拍背一次，预防肺不张，肺部感染，促进血液循环。

4. 术后可在床上进行深呼吸、四肢屈伸活动及咳嗽动作，病情平稳后鼓励早期下床活动。

九、结核性腹膜炎的病理分型分为哪几类？

1. 渗出型　又称为腹腔积液型。

2. 增殖型 又称为粘连型。

3. 干酪型。

第十一节 外科感染疾病护理

一、感染病的定义是什么？

感染是指当细菌等病原微生物侵入人体后，破坏了机体的防御功能，在一定的部位生长繁殖，人体组织对该细菌或其毒素产生一系列局部或全身的炎症反应。

二、何谓外科感染？

外科感染是指需要外科手术治疗的感染，包括创伤、烧伤、手术、器械检查或有创性检查、治疗后等并发的感染。

三、外科感染的分类有哪些？

按致病菌种类和病变性质分为非特异性感染（化脓性感染）和特异性感染。

按病程可分为：急性感染，病程在3周内；亚急性感染，病程超过3周未达到2个月；慢性感染，病程超过2个月。

四、外科感染的病因有哪些？

1. 病菌的致病因素 黏附分子、荚膜、微荚膜、病菌毒素、病菌数量等。

2. 机体的易感性 局部原因、全身性抗感染能力降低、条件性感染。

五、外科感染性疾病的特点有什么？

1. 多为几种细菌引起的混合性感染。

2. 多有显著的局部症状和体征。

3. 感染常较局限，随着病理发展引起化脓、坏死等，使组织遭到破坏，愈合后形成瘢痕组织，并影响功能。

六、外科感染的转归是什么？

炎症局限，炎症扩散，转为慢性感染。

七、化脓性感染常见致病菌及感染后的特点有哪些？

1. 金黄色葡萄球菌 脓液稠厚，呈黄色，不臭，易出现转移性脓肿。

2. 化脓性链球菌（A群链球菌） 脓液稀薄、量大、呈淡红色，感染易扩散。

3. 大肠埃希菌 脓液稠厚，常为灰白色，有恶臭或粪臭。

4. 铜绿假单胞菌 脓液呈淡绿色，有特殊的甜腥臭味。

5. 无芽孢厌氧菌 脓液恶臭，有产气性。

八、外科感染的临床表现有哪些？

1. 局部症状　红、肿、热、痛和局部功能障碍是化脓性感染的五个典型症状。

2. 全身症状　随感染程度不同表现各异。

3. 特异性表现　出现于特异性感染的患者。

九、外科感染的处理原则有哪些？

（一）局部处理

1. 非手术治疗　局部制动；局部用药，如鱼石脂软膏、硫酸镁溶液等；物理治疗，如超短波、红外线等。

2. 手术治疗　脓肿切开引流；严重感染器官切除。

（二）全身治疗

1. 支持治疗。

2. 抗生素治疗。

3. 对症治疗。

十、疖的定义是什么？

疖，俗称疔疮，是单个毛囊及其所属皮脂腺的急性化脓性感染。好发于毛囊与皮脂腺丰富的部位，如头、面、颈项、背部等。

十一、疖的常见致病菌是什么？

金黄色葡萄球菌。

十二、危险三角区的疖注意什么？

面部"危险三角区"的疖被挤压时，致病菌可经内眦静脉、眼静脉进入颅内，引起颅内化脓性海绵状静脉窦炎，眼面部进行性肿胀；患者可有寒战、高热、头痛、呕吐甚至昏迷，病情严重，死亡率很高。

十三、疖的处理原则有哪些？

1. 促使炎症消退　早期红肿部位可采用热敷或超短波、红外线等理疗，也可外敷金黄散等。

2. 排脓　疖顶见脓头时，可在顶端涂苯酚（石炭酸），或用针头、刀尖将脓栓剔除，禁忌挤压。脓肿有波动感时，及时切开引流。

3. 全身治疗　休息，加强营养、抗生素治疗等。

十四、痈的定义及常见致病菌是什么？

近的多个毛囊及其周围组织的急性化脓性感染，也可由多个疖融合而成。好发于皮肤较厚的颈部和背部。常见致病菌是金黄色葡萄球菌。

十五、急性蜂窝织炎的定义及致病菌是什么？

发生在皮下、筋膜下、肌间隙或深部疏松结缔组织的急性感染。致病菌多为溶血性链球菌，其次为金黄色葡萄球菌。

十六、急性蜂窝织炎特点是什么？

急性蜂窝织炎特点是感染迅速扩散不易局限，与正常组织界限不明显。

十七、丹毒的定义及常见致病菌是什么？

丹毒是皮肤及其网状淋巴管的急性炎症。常见致病菌是溶血性链球菌。

十八、丹毒的好发部位及病变特点是什么？

丹毒好发于面部，其次是四肢（下肢）。病变特点是蔓延很快，病变区域与周围正常组织界限清楚，很少有组织坏死或局部化脓，且有接触性传染。

十九、急性淋巴管炎和淋巴结炎的定义及常见致病菌是什么？

致病菌经皮肤、黏膜损伤处或其他感染性病灶经组织淋巴间隙进入淋巴管内所引起的淋巴管及其周围淋巴结的急性感染。常见致病菌为金黄色葡萄球菌和溶血性链球菌。

二十、脓肿的定义及常见致病菌是什么？

脓肿是在身体各部位发生的急性感染性感染后，病灶局部的组织发生坏死、液化而形成的脓液积聚，其周围有一完整的脓腔壁将脓液包绕。常见致病菌为金黄色葡萄球菌。

二十一、全身性感染定义是什么？

全身性感染是指病原菌侵入人体血液循环，并在体内生长繁殖或产生毒素而引起的严重全身性感染，包括脓血症和菌血症。

二十二、何谓破伤风？

破伤风是由破伤风梭菌经体表破损处侵入组织，大量繁殖并产生毒素，引起局部及全身肌肉阵发性痉挛或抽搐的急性特异性感染。

二十三、破伤风治病条件有哪些？

1. 必须有开放性损伤。
2. 人体抵抗力下降。
3. 局部伤口缺氧。

二十四、破伤风的主要致病机制有什么？

破伤风的主要致病因素为外毒素，包括痉挛毒素和溶血毒素。前者可使全身横纹肌强制性痉挛和阵发性抽搐，后者可使局部组织坏死和心肌损害。

二十五、破伤风的主要临床表现有哪些？

1. 潜伏期　一般为6～12天，最长可达数月，潜伏期越短预后越差。
2. 前驱期　常持续12～24小时，无特征性表现，患者感觉全身乏力、头晕、头痛、咀嚼肌紧张、烦躁不安、打哈欠等。

3. 发作期　典型症状是在肌紧张性收缩（强直、发硬）基础上，呈阵发性的强烈痉挛。通常最先受影响的肌群是咀嚼肌，以后依次是面部表情肌、颈、背、腹、四肢肌和膈肌。患者相继出现咀嚼不便、张口困难（牙关紧闭）、蹙眉、口角下缩、咧嘴"苦笑"、颈项强直、头后仰；当背腹肌紧张性收缩时，因背部肌群较为有利，躯干因此扭曲成弓，腰部前凸、足后屈，而四肢呈屈膝、弯肘、半握拳等痉挛姿态，形成"角弓反张"或"侧弓反张"状。膈肌痉挛可致患者面唇青紫、呼吸困难，甚至呼吸暂停。在肌肉持续紧张收缩的基础上，任何轻微的刺激，如光线、声响、接触或饮水等均可诱发全身肌群强烈的阵发性痉挛。发作时，患者口吐白沫、大汗淋漓、呼吸急促、口唇发绀、流涎、牙关紧闭、磨牙、头颈频频后仰，手足抽搐不止。发作时神志清楚，表情痛苦。

二十六、破伤风患者的主要死亡原因有哪些？

窒息、心力衰竭或肺部感染。

二十七、破伤风的处理原则是什么？

清除毒素来源，中和游离毒素，控制或减轻痉挛。

二十八、气性坏疽的定义是什么？

气性坏疽是由梭状芽孢杆菌引起的一种严重的肌组织坏死或肌炎为特征的急性特异性感染。

第十六章 常用急救技术

第一节 心肺复苏术

心肺复苏术（Cardiopulmonary Resuscitation，CPR）是针对心搏、呼吸骤停所采取的一系列及时、有序的抢救措施，即用按压心脏的方法形成暂时的人工循环并恢复心脏自主搏动和血液循环，用人工呼吸代替自主呼吸并恢复自主呼吸，达到恢复、苏醒和抢救生命的目的。为了最大限度地提高复苏成功率，美国心脏协会（American Heart Association，AHA）提出"心搏骤停抢救的生命链"概念，旨在将影响存活的关键环节有机连锁，形成以"早"为核心的抢救程序。心搏骤停一旦发生，应立即按顺序启动这一程序。

2015年10月15日，美国心脏协会公布了《2015心肺复苏及心血管急救指南更新》，主要包括急救系统和持续质量改进、成人基础生命支持和心肺复苏质量（非专业施救者心肺复苏）、成人基础生命支持和心肺复苏质量［医护人员基本生命支持（BLS）］（表16-1、图16-1）、成人高级心血管生命支持、儿童高级生命支持等部分。

表16-1　BLS人员进行高质量CPR的要点总结

内容	成人和青少年	儿童 （1岁至青春期）	婴儿 （不足1岁，除新生儿以外）
现场安全	确保现场对施救者和患者均是安全的		
识别心搏骤停	检查患者有无反应 无呼吸或仅是喘息（即呼吸不正常） 不能在10s内明确感觉到脉搏 （10s内可同时检查呼吸和脉搏）		
启动应急反应系统	如果您是独自一人且没有手机，则离开患者启动应急反应系统并取得AED，然后开始心肺复苏；或者请其他人去，自己则立即开始心肺复苏；在AED可用后尽快使用	有人目击的猝倒：对于成人和青少年，遵照左侧的步骤 无人目击的猝倒：给予2min的心肺复苏；离开患者去启动应急反应系统并获取AED；回到该儿童身边并继续心肺复苏；在AED可用后尽快使用	
没有高级气道的按压与通气比	1名或2名施救者 30:2	1名施救者 30:2 2名以上施救者 15:2	
有高级气道的按压与通气比	以100~120次/min的速率持续按压 每6s给予1次呼吸（每分钟10次呼吸）		
按压速率	100~120次/min		
按压深度	至少2英寸（5cm）*	至少为胸部前后径的1/3，大约2英寸（5cm）	至少为胸部前后径的1/3，大约1.5英寸（约4cm）
手的位置	将双手放在胸骨的下半部	将双手或一只手（对于很小的儿童可用）放在胸骨的下半部	1名施救者：将2根手指放在婴儿胸部中央，乳线正下方 2名以上施救者：将双手拇指环绕放在婴儿胸部中央，乳线正下方
胸廓回弹	每次按压后使胸廓充分回弹；不可在每次按压后倚靠在患者胸上		
尽量减少中断	中断时间限制在10s以内		

* 对于成人的按压深度不应超过2.4英寸（6cm）

AED：自动体外除颤器。

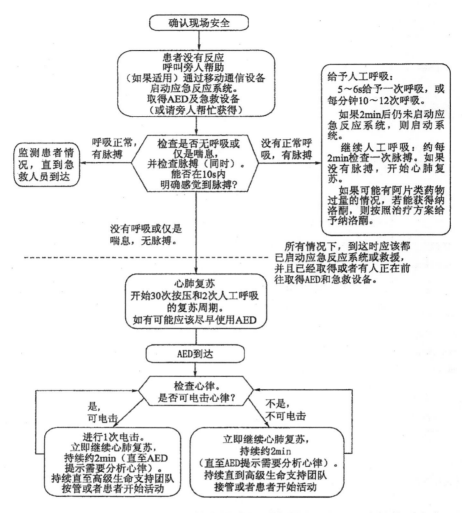

图16-1　医护人员成人心搏骤停流程

一、识别和启动急救反应

心搏骤停常发生于院外，一经发现，需迅速做出正确的现场反应和紧急救援。据资料报道，每延迟抢救1分钟，存活率下降10%；延迟10～12分钟，生还者已不足20%。因此，"生命链"的启动必须争分夺秒。

（一）早期识别成人心搏骤停

一旦发现患者没有反应，医护人员必须立即就近呼救，但在现实情况中，医护人员应继续同时检查呼吸和脉搏，然后再启动应急反应系统（或请求救援）。

（二）启动急救反应系统

对社区来说，利用社会媒体技术，帮助在院外疑似发生心搏骤停的患者呼叫附近有愿意帮助并有能力实施心肺复苏的施救者是有一定合理性的。

二、建立人工循环

人工循环是指用人工的方法促使血液在血管内流动，并使经人工呼吸后的氧合血液从肺部流向心脏，再经动脉供应全身组织器官，以维持重要脏器的功能。建立有效人工循环的主要方法是胸外按压。具体方法如下：

1. 快速选择正确按压部位　双乳头连线的中点或胸骨下1／3交界处。

2. 操作者一手掌根部紧贴按压部位，另一手重叠其上，指指交叉，双臂关节伸直并与患者胸部呈垂直方向，用上半身重量及肩臂肌力量向下用力按压，力量均匀、有节律，使胸壁完全回弹，避免在按压间隙倚靠在患者胸壁上。

施救者应注重施行高质量CPR，注意事项如下：

（1）在识别心脏停搏后10秒内开始按压。

（2）用力按、快速按，不要过深、过快，按压速率100～120次／分钟，按压深度成人至少5cm（不大于6cm），儿童约5cm，婴儿约4cm。

（3）每次按压后让胸部完全回弹，避免在按压间隙倚靠在患者胸部。

（4）尽可能减少按压中断（努力使中断时间<10秒）。

（5）给予患者足够的通气（30次按压后2次人工呼吸，每次呼吸超过1秒，每次须使胸部隆起），避免过度通气（呼吸次数太多，或呼吸用力过度）。

如果有多位施救者，应该每2分钟轮换一次。

三、开放气道

开放气道（用仰头抬颏或托颌法），随机人工呼吸能改善氧合通气。方法如下。

（一）去除气道内异物

舌根后坠（图16 -2）和异物阻塞是造成气道阻塞的最常见的原因。开放气道时应先清除气道内异物。如无颈部创伤，清除口腔中的异物和呕吐物时，可一手按压打开下颌，另一手用示指将固体异物钩出，或用指套或手指缠纱布清除液体分泌物。

（二）仰头抬颏法

将一手小鱼际置于患者前额部，另一手置于患者下颏骨骨性部分向上抬颏，使下颏尖、耳垂连线与地面垂直（图16 -3）。切记：勿用力压迫下颌部软组织（易造成气道梗阻）；头颈部损伤者禁用此法。

（三）托颌法

将肘部支撑在患者所处的平面上，双手放置在患者头部两侧并握紧下颌角，同时用力向上托起下颌（图16 -4）。如患者紧闭双唇，可用拇指把其口唇分开。如需要进行辅助呼吸，则将下颌持续上托，用面罩将患者口鼻完全包严，紧贴患者的皮肤，以防漏气。对于怀疑有头颈部创伤的患者，此法更安全，不会因颈部动作而加重颈部损伤。

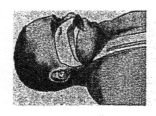 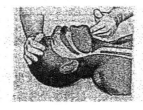 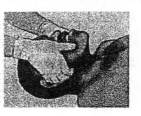

图16-2　气道阻塞　　　　图16-3　仰头抬颌法　　　　图16-4　托颌法

四、建立人工呼吸

球囊面罩（简易呼吸器）通气：用连接好的简易呼吸器完全覆盖患者的口鼻，一手用力将面罩贴紧患者皮肤使之密闭（用力适度，以不漏气为宜），另一手挤压呼吸囊将气体送入（每次送气量可达500～1000mL），然后松开，频率16～20次／分钟。也可将简易呼吸器连接氧气，流量为8～10L／min，每次送气量为400～600mL，频率10～12次／分钟。

五、心脏按压与通气比

按压与通气比为30∶2，即按压30次，送气2次。5个循环后以送气结束，重新检查循环体征，如未恢复，继续行CPR，无特殊情况不得中断按压。

六、早期除颤

早期除颤是心室颤动和无脉性室性心动过速的最基本的治疗方法，应尽量缩短心搏骤停与电除颤之间的时间间隔。

七、（成人）单人简易呼吸器心肺复苏操作流程

（一）目的

抢救突然发生呼吸心搏骤停的患者，为其恢复自主循环、呼吸功能及意识，保证重要脏器的血液供应。

（二）用物

清洁治疗盘1个、简易呼吸器及麻醉面罩1套、60mL注射器1支、手电筒1把、听诊器1副、弯盘2个、纱布2块、记录单、笔、快速手消毒液l瓶、污物桶1个，必要时备四头带、储氧袋、氧气装置。

（三）操作流程

1. 评估环境是否安全。

2. 判断意识　拍患者肩部，并呼唤"喂！你怎么了？"如患者无反应，立即呼救。

3. 检查脉搏及呼吸　以示指和中指尖触及患者气管正中部，左右旁开两指，至

胸锁乳突肌前缘凹陷处，触摸颈动脉搏动是否消失，同时观察胸廓是否起伏（时间5～10秒），如果无呼吸或呼吸不正常（仅是喘息），颈动脉无搏动，立即启动院内急救系统。

4. 协助患者去枕平卧于硬板床或地上，解开其衣领及裤带。

5. 立即给予胸外心脏按压，给予高质量的CPR。

6. 开放气道：用仰头抬颏法或托颌法。

7. 建立呼吸：常用球囊面罩进行通气。

8. 胸外按压与通气的配合　单人法，成人或儿童30：2（新生儿为3：1），即按压30次，连续简易呼吸器通气2次，5个循环后以通气结束。判断自主呼吸与大动脉搏动是否恢复、瞳孔有无缩小、对光反射是否恢复，口唇、肤色、甲床有无转红润及血压有无回升。

9. 复苏成功者，为其擦净口鼻周围，头复位，穿好衣裤，盖好被子，继续给予高级生命支持及综合的心搏骤停后治疗。如未成功，继续进行CPR。

10. 整理用物，洗手，记录。

（四）注意事项

1. 操作熟练，沉着冷静，手法正确。

2. 关心、体贴患者。

3. 复苏有效（口述有效指征：心音及大动脉搏动恢复，自主呼吸恢复，瞳孔回缩、对光反射恢复，口唇、肤色、甲床转红润，收缩压≥60mmHg）。

4. 时间不超过3分钟。

5. 全程做5个循环。

6. 用物处置符合要求。

八、急救配合流程

急救配合流程，如图16-5、图16-6、图16-7所示。

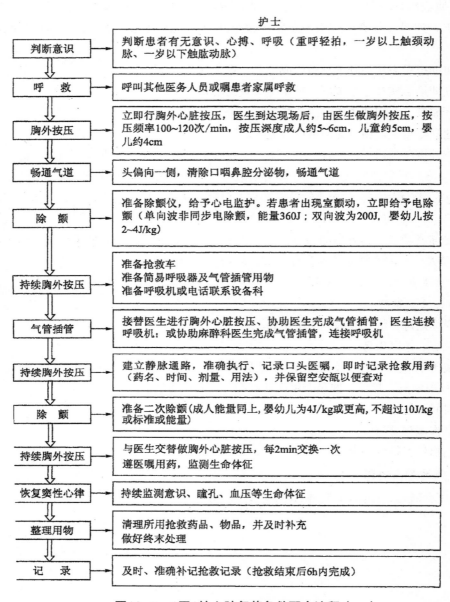

护士

判断意识	→	判断患者有无意识、心搏、呼吸（重呼轻拍，一岁以上触颈动脉、一岁以下触肱动脉）
呼 救	→	呼叫其他医务人员或嘱患者家属呼救
胸外按压	→	立即行胸外心脏按压，医生到达现场后，由医生做胸外按压，按压频率100~120次/min，按压深度成人约5~6cm，儿童约5cm，婴儿约4cm
畅通气道	→	头偏向一侧，清除口咽鼻腔分泌物，畅通气道
除 颤	→	准备除颤仪，给予心电监护。若患者出现室颤动，立即给予电除颤（单向波非同步电除颤，能量360J；双向波为200J，婴幼儿按2~4J/kg）
持续胸外按压	→	准备抢救车 准备简易呼吸器及气管插管用物 准备呼吸机或电话联系设备科
气管插管	→	接替医生进行胸外心脏按压、协助医生完成气管插管，医生连接呼吸机；或协助麻醉科医生完成气管插管，连接呼吸机
持续胸外按压	→	建立静脉通路，准确执行、记录口头医嘱，即时记录抢救用药（药名、时间、剂量、用法），并保留空安瓿以便查对
除 颤	→	准备二次除颤（成人能量同上，婴幼儿为4J/kg或更高，不超过10J/kg或标准或能量）
持续胸外按压	→	与医生交替做胸外心脏按压，每2min交换一次 遵医嘱用药，监测生命体征
恢复窦性心律	→	持续监测意识、瞳孔、血压等生命体征
整理用物	→	清理所用抢救药品、物品，并及时补充 做好终末处理
记 录	→	及时、准确补记抢救记录（抢救结束后6h内完成）

图16-5 1医1护心肺复苏急救配合流程（一）

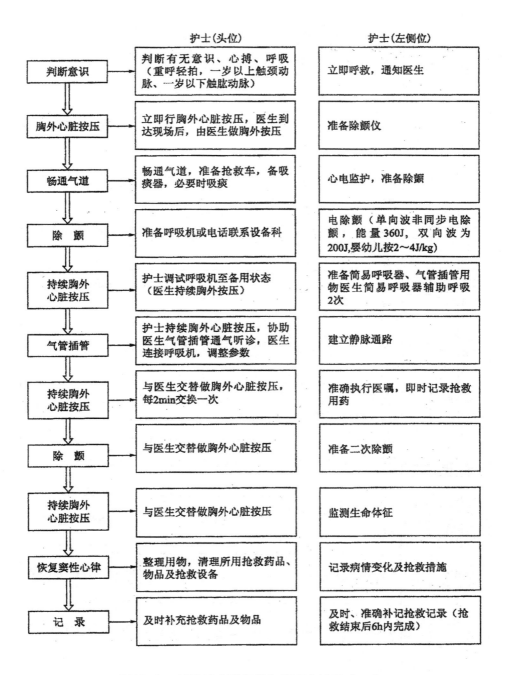

	护士(头位)	护士(左侧位)
判断意识	判断有无意识、心搏、呼吸（重呼轻拍，一岁以上触颈动脉、一岁以下触肱动脉）	立即呼救，通知医生
胸外心脏按压	立即行胸外心脏按压，医生到达现场后，由医生做胸外按压	准备除颤仪
畅通气道	畅通气道，准备抢救车，备吸痰器，必要时吸痰	心电监护，准备除颤
除颤	准备呼吸机或电话联系设备科	电除颤（单向波非同步电除颤，能量360J，双向波为200J,婴幼儿按2～4J/kg）
持续胸外心脏按压	护士调试呼吸机至备用状态（医生持续胸外按压）	准备简易呼吸器、气管插管用物医生简易呼吸器辅助呼吸2次
气管插管	护士持续胸外心脏按压，协助医生气管插管通气听诊，医生连接呼吸机，调整参数	建立静脉通路
持续胸外心脏按压	与医生交替做胸外心脏按压，每2min交换一次	准确执行医嘱，即时记录抢救用药
除颤	与医生交替做胸外心脏按压	准备二次除颤
持续胸外心脏按压	与医生交替做胸外心脏按压	监测生命体征
恢复窦性心律	整理用物，清理所用抢救药品、物品及抢救设备	记录病情变化及抢救措施
记录	及时补充抢救药品及物品	及时、准确补记抢救记录（抢救结束后6h内完成）

图16-6　1医2护心肺复苏急救配合流程（二）

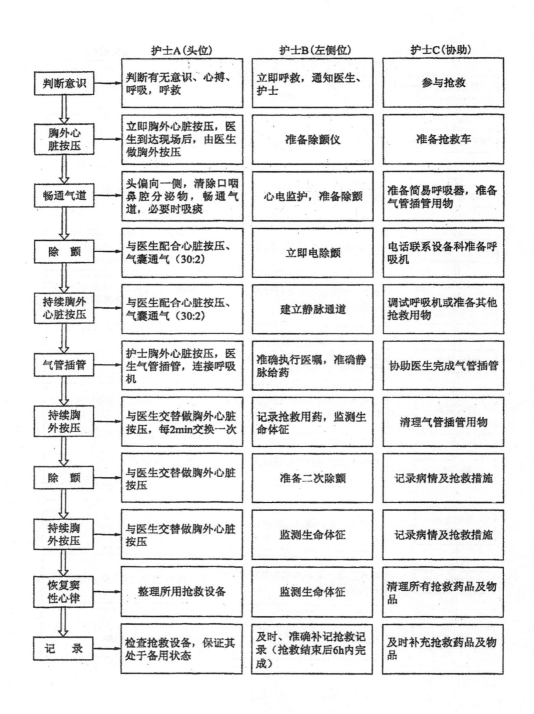

	护士A(头位)	护士B(左侧位)	护士C(协助)
判断意识	判断有无意识、心搏、呼吸，呼救	立即呼救，通知医生、护士	参与抢救
胸外心脏按压	立即胸外心脏按压，医生到达现场后，由医生做胸外按压	准备除颤仪	准备抢救车
畅通气道	头偏向一侧，清除口咽鼻腔分泌物，畅通气道，必要时吸痰	心电监护，准备除颤	准备简易呼吸器，准备气管插管用物
除 颤	与医生配合心脏按压、气囊通气（30:2）	立即电除颤	电话联系设备科准备呼吸机
持续胸外心脏按压	与医生配合心脏按压、气囊通气（30:2）	建立静脉通道	调试呼吸机或准备其他抢救用物
气管插管	护士胸外心脏按压，医生气管插管，连接呼吸机	准确执行医嘱，准确静脉给药	协助医生完成气管插管
持续胸外按压	与医生交替做胸外心脏按压，每2min交换一次	记录抢救用药，监测生命体征	清理气管插管用物
除 颤	与医生交替做胸外心脏按压	准备二次除颤	记录病情及抢救措施
持续胸外按压	与医生交替做胸外心脏按压	监测生命体征	记录病情及抢救措施
恢复窦性心律	整理所用抢救设备	监测生命体征	清理所有抢救药品及物品
记 录	检查抢救设备，保证其处于备用状态	及时、准确补记抢救记录（抢救结束后6h内完成）	及时补充抢救药品及物品

图16-7 1医3护心肺复苏急救配合流程（三）

第二节　心脏电复律

心脏具有兴奋性、传导性和自律性。由于某种原因使这些特性发生异常时则可产生各种各样的心律失常。严重的心律失常可引起血流动力学障碍，导致心指数下降，临床上出现心力衰竭、心源性休克以及心源性脑缺血综合征等。电除颤和电复律的机制是将一定强度的电流直接或经胸壁作用于心脏，使全部或大部分心肌在瞬间除极，然后心脏自律性最高的起搏点（通常是窦房结）重新主导心脏节律的治疗过程。

一、电复律类型

（一）胸内和胸外

根据电极放置位置分为胸内与胸外两种。电复律时电极板置于胸壁者为胸外电复律。因部分电能消耗在心脏以外的其他部位上，故需要较大能量才能达到复律效果。电复律时将电极板置于心脏表面者称为胸内电复律，仅适用于开胸手术时，只要较低能量即能达到复律目的。

（二）同步与非同步

根据脉冲是否与心电图R波同步分为同步与非同步。电复律时放电时间不加选择，在心动周期的任一时间放电者称为非同步电复律，适于心室扑动及心室颤动。电复律时放电由R波触发者称为同步电复律。由于电脉冲落于R波降支，即心室肌绝对不应期，从而可避免造成心室颤动，主要适用于心房颤动与扑动、室性与室上性心动过速等。

二、适应证

（一）非同步电复律

心室颤动及心室扑动。

（二）同步电复律

1. 室性心动过速　室性心动过速不伴有血流动力学障碍时如经药物治疗无效或血流动力学受到严重影响时，应及时采用同步电复律；发生室性心动过速后临床症状严重，如伴有意识障碍、严重低血压、急性肺水肿、急性心肌梗死等，应首先同步电复律。

2. 室上性心动过速　阵发性室上性心动过速发作时，常规物理或药物治疗无效且伴有明显血流动力学障碍者，应采用同步电复律；预激综合征伴室上性心动过速者在药物治疗无效时，可行同步电复律。

3. 心房扑动　是一种药物较难控制的快速性心律失常，对于药物治疗无效或伴有心室率快、血流动力学恶化的患者，宜用同步电复律，成功率高（98%～100%），且所用电能较小，因而是同步电复律的最佳适应证。

4. 心房颤动　是同步电复律最常见的适应证。符合下列情况者可考虑同步电复律：

（1）房颤时心室率快（＞120次／分钟）且药物控制不佳者；

（2）房颤后心力衰竭或心绞痛恶化和不易控制者；

（3）持续房颤病程在1年内，且房颤前窦房结功能正常，心功能Ⅰ～Ⅱ级，心脏无明显扩大，心胸比≤55%，左心房内径≤45mm，无左心房附壁血栓者；

（4）二尖瓣病变已经纠正6周以上者，因二尖瓣手术或人工瓣膜置换术后6周内部分患者可自行恢复窦性心律，且6周内常因手术创伤未完全恢复不易电击成功，也有人认为手术3个月后行同步电复律，此时左心房已经缩小，电复律后不易复发；

（5）预激综合征合并快速房颤者，如药物无效且存在血流动力学障碍，应尽快电复律；

（6）去除或有效控制基本病因（如甲状腺功能亢进症、急性心肌梗死、肺炎等）后，房颤仍持续存在者。

三、禁忌证

（一）绝对禁忌证

下列情况时绝对禁用电复律：

1. 洋地黄中毒引起的快速性心律失常。

2. 室上性心律失常伴高度或完全性房室传导阻滞。

3. 持续性房颤在未用影响房室传导药物的情况下心室率已缓慢者。

4. 伴有病态窦房结综合征者。

5. 近期内有动脉栓塞或经超声心动图检查发现左心房内存在血栓而未接受抗凝治疗者。

（二）相对禁忌证

房颤患者有下列情况时为电复律的相对禁忌证：

1. 拟近期接受心脏外科手术者。

2. 电解质紊乱尤其是低血钾，电复律应在纠正后进行。

3. 严重心功能不全已纠正者，因转复后有发生急性肺水肿的可能。

4. 心脏明显扩大者，即使成功转复后，维持窦性心律的可能性也不大。

5. 甲状腺功能亢进症伴房颤而未对前者进行正规治疗者。

6. 伴风湿活动或感染性心内膜炎而未控制的心脏病患者。

7. 转复后在胺碘酮的维持下又复发或不能耐受抗心律失常药物维持治疗者。

8. 房颤为阵发性，既往发作次数少、维持时间短、预期可自动转复者。因为电复律并不能预防其发作。

四、心房颤动或心房扑动择期复律前的准备

1. 如有心力衰竭，应先用洋地黄等强心类药物改善心功能，将心室率控制在70～80次／分钟，复律前24～48小时停用药物。长期使用利尿药者，最好停服1～2天。如有电解质紊乱，应先纠正。

2. 过去有栓塞史，超声心电图发现有心房内附壁血栓及人造生物瓣膜者，复律前两周应使用抗凝药，复律后继续使用。

3. 奎尼丁可提高复律的成功率，减少心房颤动的复发率，故复律前数天应做奎尼丁试验，对不能使用奎尼丁者，可改用胺碘酮。

4. 患者在复律当日早晨禁食，术前2小时给予少量镇静药，术前排空大小便及去除义齿。

5. 记录12导联心电图，了解心律失常及ST段情况，以资对照参考。心室颤动、室性心动过速者，由于病情危急，一旦决定除颤，无禁忌证者应立即电击除颤，无须做上述准备。

五、电复律术后观察要点

心脏在转复为窦性心律后，还需要维持一定时间，才能达到巩固。在这段维持时间里要密切观察，以防止一些并发症的发生。

1. 转复窦性心律后，应密切观察患者的呼吸、心率及血压的变化，并监测血清肌酸磷酸激酶，确定有无心肌损伤。

2. 心房颤动复律后，仍应用奎尼丁或胺碘酮类药物维持疗效。心房扑动及阵发性室上性心动过速者，在复律后不一定用药物维持。预激综合征的心律失常在复律后需用胺碘酮或奎尼丁加普萘洛尔以防止复发。有附壁血栓者，术后应用抗凝药物4周。

3. 电复律后可能出现的并发症：

（1）心律失常：多数在复律后即刻出现，如为各种一过性的期前收缩，则无须处理。若出现频发、连发、多源性的室性期前收缩，或期前收缩的R波落在前一个T波上，则应尽早处理。如果出现房室传导阻滞、窦房传导阻滞或窦性停搏，应密切监视心电图变化，应用异丙肾上腺素、阿托品等药物加快心率，必要时安装临时起搏器。

（2）低血压：发生率为1%～3%。多见于用高能量电击后，可能与心肌损害有关，也与使用麻醉药品有关。若血压持续不升，则应采取措施。

（3）心肌损伤：发生率为3%。多因使用过大电击能量或反复多次电击所致。轻者密切观察，严重者给予相应处置，给予营养心肌药物等对症处理。

（4）呼吸抑制：与使用麻醉药有关。可行人工辅助呼吸。

（5）栓塞：发生率为1%～3%。可发生在电复律两周以后，多见于复律后24～48小时。以往有栓塞史者，复律前宜予抗凝治疗。一旦发生，应积极采取抗凝或溶栓治疗。

（6）急性肺水肿或心脏扩大：常于电击后1～3小时内发作，常因左心房、左心室功能不全所致。

（7）局部皮肤灼伤：较常见。主要与电复律操作时电极板按压不紧、导电糊涂得不均匀或多少有关。多数表现为局部红斑或轻度肿胀，一般无须特殊处理，可自行缓解。

六、电复律操作流程

（一）非同步电复律操作流程

1. 目的　纠正患者心律失常。

2. 用物　治疗车、除颤器1台、导电糊1瓶、除颤电极片7个、弯盘、干纱布2块、酒精纱布2块。

3. 操作流程

（1）衣帽整齐。

（2）检查及调试除颤器。

（3）将用物备齐，按使用顺序置于治疗车上，推至患者床旁，评估患者的病情，使患者平卧于硬板床上，暴露前胸，评估胸壁情况。

（4）接通电源，连接心电监护导联线，确认心电活动，确定除颤指征。

（5）迅速在电极板上均匀涂抹导电糊。

（6）打开除颤器电源，设置到非同步位置除颤，调节除颤器能量至所需读数，开始充电。

（7）正确放置电极板，心底部电极位于右锁骨下胸骨右缘，心尖部电极位于左腋中线第5肋间，用较大压力使胸壁与电极板紧密接触。

（8）充电至所需能量360J（单相波）或200J（双相波）后，再次观察心电示波，确实需要除颤时，嘱无关人员离开患者和病床，两手拇指同时按压手柄放电按钮进行除颤。放电结束后方可离开患者皮肤。

（9）除颤后立即进行心肺复苏（5个循环），并遵医嘱应用复苏药物；再次评估，如无效，可再次进行。

（10）放电完毕后，观察心电监护仪，评估患者心律，转为窦性时，除颤成功。

（11）将患者身上的导电糊擦拭干净，助其取舒适卧位，整理床单。

（12）清洁电极板，消毒后归位。

（13）整理用物，洗手，记录。

4. 注意事项

（1）迅速对目击下心搏骤停的患者实施电除颤。

（2）除颤前确定患者除颤部位无潮湿、无敷料，如带有植入性起搏器，应注意避开起搏器部位至少10cm。

（3）除颤前确定周围人员无直接或间接接触患者。

（4）除颤时，电极板必须紧贴患者皮肤，不留空隙，以防皮肤灼伤。

（5）除颤仪的保养：①及时充电，以备急用。②清洁前必须关掉电源。③用干净的软布擦拭机器，禁用腐蚀性物质。④每次用完须擦净电极板上的导电糊。

（二）同步电复律操作流程

1. 目的　纠正患者心律失常。

2. 用物　治疗车、除颤器1台、导电糊1瓶、除颤电极片7个、弯盘、干纱布2块、酒精纱布2块。必要时备气管切开包、吸引器、抢救车。

3. 操作流程

（1）衣帽整齐。

（2）检查及调试除颤器。

（3）将用物备齐，按使用顺序置于治疗车上，推至患者床旁，使患者平卧于硬板床上。

（4）评估患者的病情，心电图或心电示波确定同步电复律指征。

（5）患者取仰卧位，吸氧，床旁备好急救器材，如气管切开包、吸引器、抢救车等。建立静脉通道，以便麻醉用药及抢救时应用，患者卧硬板床或背部垫木板，空腹并排空小便。撤除患者身上连接的所有导线、电板，连接除颤器固有的心电监护电极。

（6）测试除颤器的同步性能。一般选择心电图上R波较高的导联来检查除颤器的同步功能。注意脉冲是否落在R波的下降支上。同时检查除颤器的记录、示波功能。

（7）用地西泮静脉麻醉，一般注射15～20mg。平时经常服用大剂量镇静催眠药者以及嗜酒者剂量宜加大。静脉注射时，患者跟随操作者报数，一直到报不下去或含含糊糊呈嗜睡状态时，即可行电复律。

（8）为除颤器充电，视心律失常的性质及患者的实际情况决定充电量。一般心房扑动为50～100J；心房颤动、室上性心动过速为100～150J。一次不成功者，可加大电量再次复律。

（9）迅速在电极板均匀涂抹导电糊，稍加压。

（10）正确放置电极板，心底部电极位于右锁骨下胸骨右缘，心尖部电极位于左腋中线第5肋间，用较大压力使胸壁与电极板紧密接触。

（11）接同步复律按钮，待心电图上R波触发放电，患者胸肌及上肢会有短暂的抽动。同时，心电记录仪即时开始描记心电图。观察心电图V_1导联，有无P波出现，若未转复，间歇2～3分钟后再次行电击。

（12）患者心律转复后，将患者身上的导电糊擦拭干净，助其取舒适卧位，整理床单。

（13）清洁电极板，消毒后归位。

（14）整理用物，洗手，记录。

4. 注意事项　同非同步电复律。

第三节　简易呼吸器使用技术

一、简易呼吸器的组成

简易呼吸器由面罩、球囊、储氧袋、接氧管四部分组成，共有单向阀、压力安全阀、呼气阀、储氧阀、进气阀、储气安全阀六个阀（图16-8）。

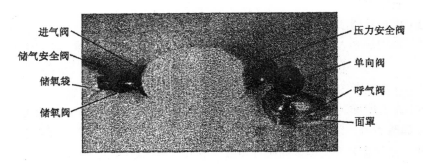

图16-8　简易呼吸器的组成

二、简易呼吸器的组成简易呼吸器的工作原理

当挤压球体时产生正压，将进气阀关闭，内部气体强制性推动鸭嘴阀打开，并堵住呼气阀，球体内气体即由鸭嘴阀中心切口送向患者。如用氧气，则氧气随球体复原吸气动作暂存于球体内，在挤压球体时直接进入患者体内。

当被挤压的球体松开，鸭嘴阀即刻向上推，并处于闭合状态，以使患者吐出的气体由呼气阀放出。与此同时，进气阀受到球体松开所产生的负压，将进气阀打开，储氧袋内氧气进入球体，直到球体完全回复原状。

为避免过高的氧气流量及过少的挤压次数造成球体及储氧袋内压力过高，特设计储气安全阀释放出过量气体，以便保持低压氧气供应，保障患者的安全。

三、使用简易呼吸器的适应证

1. 在未行气管插管建立紧急人工气道时及辅助呼吸机突然出现故障时使用。

2. 急性呼吸衰竭时出现呼吸停止或呼吸微弱，肺通气量明显不足者；慢性重症呼吸衰竭；呼吸机使用前或停用时。

3. 各种原因引起的呼吸停止或呼吸衰竭抢救及麻醉期间的管理。

4. 在吸入100%氧气下，动脉血氧分压仍达不到50～60mmHg。

5. 严重缺氧和二氧化碳潴留引起意识、循环障碍。

四、使用简易呼吸器的禁忌证

1. 中等以上活动性咯血。

2. 急性心肌梗死。

3. 大量胸腔积液。

五、简易呼吸器的测试

（一）球体测试

取下储氧阀和储氧袋，挤压球体，将手松开，球体应很快自动弹回原状。

（二）压力安全阀测试

关闭压力安全阀，将出气口用手堵住，挤压球体时，将会发觉球体不易被压下，打开压力安全阀挤压球体时，部分气体自压力安全阀逸出。

（三）单向阀测试

挤压球体，鸭嘴阀会张开，有气体逸出。

（四）储气安全阀、储氧袋测试

将储氧阀和储氧袋接在一起，将气体吹入储氧阀，使储氧袋膨胀，将接头堵住，压缩储氧袋，气体自储氧安全阀逸出。

六、简易呼吸器操作中的注意事项

1. 连接氧源时要注意氧气管是否接牢，氧流量是否足够，以保证储氧袋充满氧气。无氧源的情况下要将储氧阀、储氧袋卸下，随时观察使用效果。

2. 有呼吸的患者尽量与自主呼吸同步。

3. 如人力足够，建议使用双人法，一人开放气道和密封面罩，另一人用双手挤压球囊。

4. 抢救人员应该使用成人型（1～2L）球囊，给约600mL的潮气量足以产生胸廓起伏，时间1秒以上。这个通气量足够氧合，使胃胀气的风险减到最小。抢救人员应确保用仰头举颏法充分开放患者气道，提起患者下颌，紧贴面罩，手持面罩紧贴患者面部，使之密闭。CPR期间，每30次胸外按压后短暂的（3～4秒）暂停期间给予2次呼吸（每次1秒）。

5. 对于婴儿及需要防止气压伤的患者，应打开压力限制阀，挤压球囊，当压力超过45cm H_2O 时，气体从压力安全阀泄漏，使施加于气道内的压力不至于过大。

6. 如果感到挤压球囊的压力很大，应再次检查是否需要清除口咽喉部的异物，或患者是否处于气道通畅的体位。

七、简易呼吸器通气的并发症

简易呼吸器通气能导致胃胀气，包括反流、误吸和肺炎等并发症。胃胀气使横膈抬高，限制肺活动和降低呼吸系统顺应性，影响肺通气。

八、简易呼吸器的清洁与保养

1. 将组件依次拆开，放入500mg／L含氯消毒液中浸泡半小时，用清水冲净残留消毒液，晾干备用。

2. 储氧袋用酒精擦拭（禁用消毒剂，因易损坏储氧袋）。

3. 检查组件是否完好，并将各组件依次安装完好备用。

九、简易呼吸器的操作流程

（一）目的

维持和增加机体通气量，纠正威胁生命的低氧血症。常用于：

1. 在未行气管插管建立紧急人工气道的情况下及辅助呼吸机突然出现故障时使用。

2. 急性呼吸衰竭时出现呼吸停止或呼吸微弱，肺通气量明显不足者，慢性重症呼吸衰竭，呼吸机使用前或停用时。

3. 各种原因引起的呼吸停止或呼吸衰竭抢救及麻醉期间的管理。

（二）用物

治疗车、护理盘、纱布2块、弯盘1个、简易呼吸器及麻醉面罩1套，60mL注射器1支、四头带、听诊器，必要时备氧气、吸痰器、速干手消毒剂。

（三）操作流程

1. 衣帽整齐，规范洗手，必要时戴口罩。

2. 将用物备齐，按使用顺序置于治疗车上，推至患者床旁，评估患者病情，了解患者有无自主呼吸、呼吸形态，呼吸道是否通畅，患者的意识、脉搏、血压、血气分析等情况，患者及其家属对人工呼吸的了解程度等。

3. 立即将患者去枕平卧。

4. 畅通气道：操作者站于患者右侧，将患者头偏向一侧，清除其口、鼻、咽部污物，有活动义齿者取出。

5. 打开气道

（1）仰头抬颏法：左手置于患者的前额，掌根向后方施加压力，右手中指、示指向上向前提起下颏，使患者张口。

（2）托颌法：一手将患者头向后仰起，另一手拇指、示指分别放于患者下颌角处同时向上提起。

6. 检查用物，打开面罩充气（或检查有无漏气），迅速连接呼吸囊。

7. 操作者站在患者右侧肩部或头顶部，一手以"CE"手法固定面罩，用拇指及示指固定面罩（C），其余手指将下颏抬起（E），将连接好的简易呼吸器面罩完全覆盖患者的口鼻，用力将面罩贴紧患者皮肤使之密闭（用力适度，以不漏气为宜）；另一手挤压呼吸囊将气体送入（每次送气量可达500～1000mL），然后松开，频率

16～20次／mm；也可将简易呼吸器连接氧气，流量为8～10L／min，每次送气量为400～600mL，频率8～10次／分钟。

8. 呼吸停止者重复进行6次后判断自主呼吸是否恢复（听呼吸音，用颊部感受气流，看胸部是否有呼吸动作），仪器到达后，立即连接呼吸机继续进行人工辅助呼吸。

9. 整理患者床单及用物，规范洗手，记录。

（四）注意事项

1. 操作熟练，沉着冷静，手法正确。

2. 操作中关心、体贴患者。

3. 面罩要紧扣住患者的面部，避免漏气。患者有自主呼吸时，应注意与其同步。

4. 简易呼吸器要定时检查、测试、维修和保养；使用后将呼吸活瓣、接头、面罩分离并清洗消毒，晾干，装配好备用。弹性呼吸囊不宜挤压变形后放置，以免影响弹性。

5. 根据患者情况选择合适的呼吸囊及面罩，挤压呼吸囊时，压力不可过大，一般挤压呼吸囊的1／3～2／3为宜。

6. 注意观察胸部起伏、面色及甲床末梢循环情况。

第四节　口咽通气管使用技术

口咽通气管（Oropharyngeal Airway），又称口咽通气道，是一种非气管导管性通气管道，是最简单、有效且经济的气道辅助物。可用于没有咳嗽或呕吐反射的无意识（无反应）的患者，在临床急救时及全麻术后复苏中应用广泛。

一、材料与结构

（一）材料

口咽通气管是一种由弹性橡胶或塑料制成的硬质扁管形人工气道，呈弯曲状，其弯曲度与舌及软腭相似。目前有四种系列、两种类型。四种系列分别是柔软的口咽通气管（规格：55～115 mm）、口对口急救口咽通气管（规格：成人80～105mm）、半硬式口咽通气管（规格：40～110mm）、双通道半硬式口咽通气管（规格：40～100mm）。两种类型即橡胶型和塑料型：橡胶型为黑色，柔软，中央有腔，具有方便吸痰、改善通气两种功能；塑料型为白色，半硬，分为中央有腔和两侧有腔两种，具有改善通气的功能，但吸痰不方便。因此，用橡胶制成的口对口急救口咽通气管较为实用，其在通气、吸痰、固定、进行口对口人工呼吸时减少交叉感染等方面均优于其他类型。

（二）结构

目前使用的口咽通气管有两种形状，一种是"S"形，另一种呈"？"形，由翼缘、牙垫部分、咽弯曲度三部分组成（图16-9）。

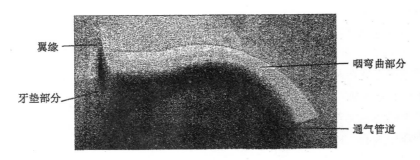

翼缘

牙垫部分

咽弯曲部分

通气管道

图16-9　口咽通气管的结构

二、型号的选择

（一）型号的选择

口咽通气管有多种型号（图16-10），大小不等，在使用时要因患者具体情况选择合适的型号，口咽通气管长度相当于从门齿至耳垂或下颌角的距离。合适的口咽通气管应该满足：口咽通气管末端位于上咽部，将舌根与口咽后壁分开，使下咽部到声门的气道通畅。因此，较为安全的选择方法是：宁长勿短，宁大勿小，因为口咽管太短不能经过舌根，起不到开放气道的作用，口咽管太小容易误入气管。口咽通气管应有足够宽度，以能接触上颌和下颌的2~3颗牙为最佳。

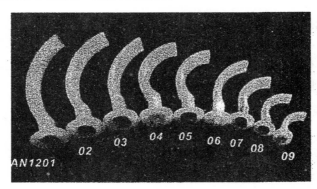

图16-10　口咽通气管的各种型号

（二）置管的方法

置管的方法分为两种：一种为直接放置，即将口咽通气管的咽弯曲沿舌面顺势送至上咽部，将舌根与口咽后壁分开；另一种为反向插入法，即把口咽管的咽弯曲部分贴近硬腭插入口腔，当其内口接近口咽后壁时（已通过悬雍垂），即将其旋转180°，借患者吸气顺势向下推送，弯曲部分下面压住舌根，弯曲部分上面抵住口咽后壁，放置于口腔中央位置。虽然后者比前者操作难度大，但在开放气道及改善通气方面更为可靠

（图16-11）。

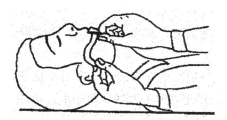

1. 选择合适的口咽通气管，患者取平卧位，头后仰，使口、咽、喉成一条直线

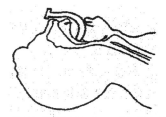

2. 口咽通气管凹面向上，咽弯曲部分抵住舌，轻轻放入口腔，然后贴近硬腭直接放入

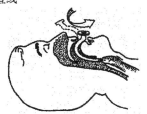

3. 旋转口咽通气管使凸面朝向头部并继续向前推进，直达咽部

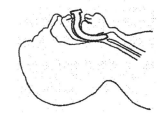

4. 检查，确定气流通畅后用胶布妥善固定

图16-10 口咽通气管的置管方法

三、口咽通气管的适应证

1. 气道梗阻。

2. 急性中毒洗胃时患者不配合。

3. 气道分泌物增多（便于吸引）。

4. 癫痫发作或抽搐（保护舌齿免受损伤）。

5. 同时有气管插管（取代牙垫的作用）。

四、口咽通气管的禁忌证

1. 呼吸肌麻痹或中枢性呼吸衰竭。

2. 下气道梗阻。

3. 患者需要进行机械通气。

4. 喉头水肿、气管内异物、哮喘、咽反射亢进。

5. 前四颗牙具有折断或脱落的高度危险。

五、口咽通气管的护理

（一）保持气道通畅

及时吸痰，清理气道，防止误吸甚至窒息，吸痰前后给予高浓度氧气吸入。

（二）加强气道湿化

口咽通气管外口盖一层生理盐水纱布，既可湿化气道又可防止吸入异物和灰尘，也可适时经口咽通气管直接滴入蒸馏水，或在吸痰时将5～10mL生理盐水缓慢滴入，然后吸出，也能达到湿化目的。

（三）口腔护理

昏迷者，口咽通气管可持续放置于口腔内，每隔2～3小时更换位置，每隔4～6小时清洁口腔及口咽通气管1次，防止痰痂堵塞。每天更换口咽通气管一次，换下的口咽通气管浸泡消毒后，晾干备用。

（四）监测生命体征

严密观察病情变化，随时记录，并备好各种抢救物品和器械，必要时配合医生行气管插管术。

六、口咽通气管置管流程

（一）目的

防止昏迷患者舌后坠，便于清除气道分泌物，保持气道通畅。

（二）用物

口咽通气管一个，弯盘一个，胶布，必要时备压舌板、开口器、舌钳、吸痰器、一次性吸痰管数根。

（三）操作流程

1. 衣帽整齐，规范洗手，必要时戴口罩。

2. 备齐用物，按使用顺序置于治疗车上，推至患者床旁，评估患者的病情、生命体征、意识及合作程度，并向患者做好解释，以取得其配合。

3. 评估并清洁患者的口腔，评估患者咽部及气道分泌物情况，检查有无活动义齿。

4. 协助患者取平卧位，头偏向一侧，抬起患者下颌角，使其保持气道通畅。

5. 根据患者的年龄大小选择合适的口咽通气管型号。

6. 置管方法分为以下两种：

（1）为直接放置，即将口咽通气管的咽弯曲沿舌面顺势送至上咽部，将舌根与咽后壁分开；

（2）为反向插入法，即把口咽管的咽弯曲部分贴近硬腭插入口腔，当其内口接近口咽后壁时（已通过悬雍垂），即将其旋转180°，借患者吸气顺势向下推送，弯曲部分下面压住舌根，弯曲部分上面抵住口咽后壁。虽然后者比前者操作难度大，但在开放气道及改善通气方面更为可靠。

7. 对于意识障碍、牙关紧闭、抽搐、躁动者，操作者用一手的拇指与示指将患者的上唇齿与下唇齿分开，另一手将口咽通气管从患者后臼齿处插入，操作时注意动作轻柔、准确。

8. 测试人工气道是否通畅。将手掌放于口咽通气管外侧，于呼气期感觉是否有气流呼出，或将少许棉絮放于口咽通气管外，观察其随呼吸运动的幅度，此外还应观察患者胸壁运动幅度和听诊双肺呼吸音。

9. 检查口腔，以防止舌或唇夹置于牙和口咽通气管之间。

10. 固定方法有以下两种：

（1）用胶布交叉固定于面颊两侧；

（2）在口咽管翼缘两侧各打一个小孔，用绷带穿过这两个小孔，将绷带绕至患者颈后部固定。

11. 口腔分泌物、呕吐物、血液多时可用吸痰管由口咽通气管两侧插入，轻轻将口咽部的分泌物吸净，使口腔清洁，保持有效通气。痰多时送吸痰管到气管深部，由下到上旋转式吸痰，便于清理气道深部的痰液。

12. 整理用物，洗手。

（四）注意事项

1. 根据患者切牙到耳垂或下颌角的距离选择适宜的口咽通气管型号。

2. 禁用于意识清楚、有牙齿折断或脱落危险和浅麻醉的患者（短时间应用的除外）。

3. 牙齿松动者，插入及更换口咽通气管前后应观察有无牙齿脱落。

4. 口腔内及上下颌骨创伤、咽部气道占位性病变、咽部异物梗阻患者禁忌使用口咽通气管。

5. 定时检查口咽通气管是否通畅。

第五节　心电监护技术

心电监护是指对被监护者进行持续或间断的心电监测，它是心脏监护的重点。对患者实施持续或间断的心电监测，能早期发现心电改变及心律失常。

一、心电监护仪的作用及应用范围

1. 心电监护仪24小时连续监测患者的生理参数，检出变化趋势，显示临危情况，为医生提供应急处理和进行治疗的依据。

2. 常用于手术中、手术后、外伤护理、冠心病、危重患者、新生儿、早产儿、高压氧舱、分娩室等。

二、电极安置要求

安置电极贴膜时应清洁皮肤，有胸毛者要脱毛，用酒精棉球涂擦脱脂后贴牢电极贴膜片。对于皮肤过敏者来说，应选用透气性较好的抗过敏电极，且每天清洁局部皮肤，更换电极贴膜，注意观察粘胶处有无皮疹。

三、主要观察指标

1. 定时观察并记录心率和心律。
2. 观察是否有P波，P波的形态、高度和宽度如何。
3. 测量PR间期、QT间期。
4. 观察QRS波形是否正常，有无"漏搏"。
5. 观察T波是否正常。
6. 注意有无异常波形出现。

四、造成心电监测伪差的原因

（一）交流电干扰

病房内各类电器可能对心电监测造成干扰。在有电极脱落、导线断裂及导电糊干扰等情况时则更易发生。

（二）肌电干扰

各种肌肉震颤可引起细小而不规则的波动，掺杂在心电图波形内，可被误认为心房颤动。患者精神紧张、因输液反应或低温疗法而打寒战，也可发生肌肉震颤，影响观察和记录。

（三）线路连接不良

电极片与皮肤接触不好，导线连接松动或断裂，可使基线不稳，大幅度漂移或产生杂波。

（四）电极放置位置不当

正负电极距离太近，或两个电极之间正好放在心肌梗死部位的体表投影区，会导致QRS波群振幅减小。

（五）使用胸前心电监测电极的注意事项

1. 力求获得清晰的心电波形　若存在规则的心房活动，则应选择P波显示较好的导联。QRS波群振幅应>0.5 mV，以触发心率计数。

2. 电极的粘贴应避开除颤时电极板的位置　暴露胸前部，留出便于除颤的心底部和心尖部。

3. 心电监护不能代替常规心电图检查　心电监护只是为监测心率、心律的变化，不能用以分析ST段异常或诊断心脏器质性病变，如需更详细地分析心电变化，应及时做12导联心电图进行分析诊断。

五、心电监护流程

（一）目的

监测患者心率、心律、血压、呼吸及血氧饱和度的变化。

（二）用物

器械车、多功能监护仪1台、电源线、导联线、电极片7个（其中2个备用）、弯盘2个、干纱布2块、生理盐水纱布1块、记录本、笔、脱毛膏。需要时备配电盘。

（三）操作流程

1. 衣帽整齐，洗手，必要时戴口罩。

2. 连接导联线，将无创血压的充气管插入监护仪的无创血压袖带套接口，血氧探头电缆线一端的连接器与监护仪的SpO_2接口连接，检查监护仪性能。

3. 将用物备齐，按使用顺序置于器械车上，推至患者床旁，核对患者的床号、姓名。评估患者的病情及皮肤情况，告知清醒患者或其家属操作的目的、方法和配合要点，询问患者的需要并协助解决。

4. 评估周围环境、室内温度、光照情况及有无电磁波干扰等。

5. 接通电源，开启并再次检查监护仪，将电极片连接在监护导联线上。

6. 根据病情协助患者取平卧位或半卧位，暴露胸部，有胸毛者予以脱毛。

7. 选择粘贴电极片部位，用生理盐水纱布清洁局部皮肤并用干纱布擦干。粘贴部位：左、右两侧锁骨中点外下方，左、右两侧腋前线第6肋间及剑突下偏左心前区处。

8. 按导联线标志粘贴电极片

（1）RA：右侧锁骨中点外下方。

（2）LA：左侧锁骨中点外下方。

（3）V：剑突下偏左心前区处。

（4）RL：右侧腋前线第6肋间。

（5）LL：左侧腋前线第6肋间。

9. 连接手指血氧探头，将无创血压袖带缠于患者上臂或大腿上。

10. 根据医嘱或病情调整各参数，设置合理的指标、报警界限，出现正常心电示波信号后开始监护，按无创血压按键开始第一次自动测量。

11. 协助患者取舒适卧位，整理床单，向清醒患者或其家属交代注意事项。

12. 整理用物，洗手，记录。

13. 停止监护

（1）核对患者的床号、姓名，向患者说明原因，观察监护仪上的监测数据，测量血压后关闭机器，摘除电极片，分离导联线、血氧探头和血压连线并放置在器械车上，用干纱布擦拭患者粘贴电极片处皮肤，连同纱布及电极片放入污物桶。

（2）协助患者穿好衣服，取舒适卧位，整理床单。

（3）拔下电源线，整理用物，洗手，记录。

（四）注意事项

1. 操作中以患者为中心。

2. 保证检测波形清晰、无干扰，密切观察各种监测数据，有干扰或电极及其他导联线脱落时要及时处理,每1～2小时记录一次。

3. 确定设定报警界限,不能关闭报警设置。

4. 定期观察患者粘贴电极片处皮肤的反应,定时更换电极片及其位置。

5. 对躁动患者,应当固定好电极和导线,避免电极脱位以及导线打折、缠绕。

6. 血压袖带宽度及缠绕的松紧度要适宜,不能在静脉输液或置有导管的肢体上放置袖带,应保证连接血压袖带和监护仪的充气管道通畅,不能缠结。

7. 监测血氧饱和度时,不能把传感器放在有动脉导管或静脉注射管的肢体上;血氧探头的电缆线应该置于手背,确保指甲正对血氧探头光源射出的光线。

8. 勿将血氧探头与血压袖带放在同一肢体上,因为血压测量过程中血流闭塞会影响血氧饱和度的读数。

9. 注意观察指端皮肤的变化,如有过敏、变红、起疱、坏死等情况,应及时更换测量部位。

10. 对患者用过的各种物品都要进行擦拭消毒、整理、分类,存放备用。

第六节　机械通气技术

机械通气是借助机械通气机或人工呼吸器的机械力量,使患者产生呼吸动作,或辅助患者的呼吸动作,从而增强或改善呼吸功能的一种治疗措施或方法。机械通气的合理使用,能纠正缺氧及二氧化碳潴留。机械通气是治疗各种类型呼吸衰竭最直接而有效的方法。

一、常用呼吸机与患者的连接方式

（一）面罩

主要适用于神志清醒、合作、气道分泌物少、气道无阻塞患者的通气。

优点:使用方便,无创伤。

缺点:容易漏气,有可能造成胃肠胀气,患者自觉面部压迫不适,易造成面部压疮。

（二）经口气管插管

适用于除口腔、喉部无严重损伤导致气管插管无法插入且呼吸机治疗时间较短期的患者。

优点:易于操作,管腔大,便于吸引呼吸道分泌物。

缺点:此操作会使意识清楚者感到非常痛苦,气管插管不易固定,难以维持,影响口腔护理,使患者不能进食,插管保留时间短。

（三）经鼻气管插管

对多数患者适用，可反复应用，对痰多、吸引困难或鼻腔病变者不宜。

优点：易于固定，便于口腔清洁，患者易耐受，能经口腔进食，便于口腔护理，插管留置时间较长。

缺点：管腔较小，不易吸痰，气道阻力大，易发生鼻窦炎等并发症。

（四）气管切开插管

适用于需长期通气者、有气管内插管禁忌或插管困难者。

优点：便于吸引气道分泌物，患者易耐受，能经口腔进食，便于口腔护理，插管留置时间可长达数月或数年。

缺点：创伤大，可发生切口出血和感染，痊愈后颈部留有瘢痕，可造成气管狭窄。

二、机械通气的应用

（一）适应证

1. 心肺复苏。

2. 各种原因引起的和各种类型的呼吸衰竭。

3. 重度急性肺水肿（包括ARDS）。

4. 重度哮喘持续状态。

5. 神经肌肉病变（吉兰-巴雷综合征、重症肌无力）引起的呼吸麻痹。

6. 大手术中和手术后呼吸支持。

（二）禁忌证（相对）

存在这些问题需先进行处理后再应用机械通气。

1. 肺大疱、肺囊肿。

2. 气胸、纵隔气肿未引流。

3. 支气管胸膜瘘，大量胸腔积液。

4. 大量咯血后气道未通畅。

5. 气管食管瘘。

6. 低血容量性休克未补充血容量者。

（三）应用指征

1. 经积极治疗后病情恶化或发生意识障碍。

2. 呼吸形式严重异常　如呼吸频率小于6次／分钟或大于35次／分钟，呼吸节律异常或自主呼吸微弱或消失。

3. 吸氧情况下血气分析　$PaO_2 < 50 \sim 60mmHg$ 或 $PaCO_2$ 进行性升高或pH动态下降。

4. 严重肺水肿。

（四）常用机械通气模式

1. 间歇正压通气（IPPV）　也称机械控制通气（CMV）。应用此通气模式时，不管患者自主呼吸的情况如何，呼吸机均按照预置的容量、压力为患者间歇正压通气。适用于无自主呼吸或呼吸微弱者，或镇静、麻醉和肌肉松弛患者。

2. 辅助／控制通气（A／C）　吸气时，呼吸机产生正压，预设容量或压力的气体送入肺内；呼气时，胸肺弹性回缩，肺内气体排出体外。患者自主呼吸不能触发时，呼吸频率和潮气量均由机器决定；当患者自主呼吸触发常用急救技术时，呼吸频率由患者主导，潮气量由机器决定。适用于无自主呼吸或自主呼吸微弱但频率不能过快的患者。

3. 同步间歇指令通气（SIMV）　机器按每分钟指令的次数和预定的潮气量辅助患者呼吸，指令部分潮气量和频率由机器决定，非指令部分潮气量和频率由患者决定，通过触发窗来实现同步性。允许患者在两次指令呼吸间自由呼吸，用于脱机患者时可逐渐减少辅助次数。

4. 压力支持通气（PSV）　适用于自主呼吸力量不足者，呼吸频率由患者决定，在吸气时给予压力，能帮助患者克服气道阻力及胸肺顺应性，效果是增加潮气量，减少呼吸做功，潮气量由患者和机器共同决定。多在撤机、协调人机对抗时选择，常与SIMV联合使用。

5. 持续气道内正压通气（CPAP）　用于自主呼吸患者，在吸气和呼气相均给予一定的正压设定值，呼吸频率和潮气量均由患者决定，机器仅在一定的吸入氧浓度和正压下送气，可以使塌陷的肺泡复张，改善氧合，改善吸气触发做功及心脏功能。

上述为临床常用的几种通气模式，有时依据患者具体情况及呼吸机的型号，还可以选用如指令分钟通气（MMV）、反比通气（IRV）、压力调节容量控制通气（PRVC）、容量支持通气（VSV）、气道压力释放通气（APRV）、成比例通气（PAV）、适应性支持通气（ASV）等。

（五）参数设置

要根据患者的原发病和病理生理状态设置机械通气参数，以获得合适的通气，保持适宜的氧分压和二氧化碳分压，防止呼吸机相关性损伤的发生。

1. 潮气量（V_T）　成人5～10mL／kg，儿童5～6mL／kg，避免过大导致气伤。

2. 呼吸频率（RR）　成人12～20次／分钟，一般新生儿40～50次／分钟，婴幼儿30～40次／分钟，年长儿20～30次／分钟。

3. 分钟通气量（MV）　由呼吸频率与潮气量决定，即$MV=V_T×F$。

4. 呼吸比（I／E）　呼吸功能正常者多选择1：（1.5～2.0）；阻塞性通气功能障碍者选择1：（2.0～2.5）；限制性通气功能障碍者选择1：（1.0～1.5）；ARDS时可以为（2～3）：1（反比通气）。机械通气早期一般应慎用反比呼吸，以后可根据动脉血气分析指标，兼顾心功能状况，再做调整。

5. 吸入氧浓度（FiO_2）　一般选用30%～45%，不宜超过60%，长时间吸入高浓度氧会导致氧中毒。一般维持PaO_2在70～80 mmHg，SpO_2在91%～94%，保证基本通气，避免$PaCO_2$降低过快以致pH过度升高。

6. 吸气流速（FLOW） 20～60L／min，根据患者病情和人机协调性而调整。

7. 吸气时间（Ti） 0.8～1.2秒。

8. 吸气触发（Trigger） 流量触发，1～3L／min；压力触发，-2～1cmH₂O。一般情况下，流量触发优于压力触发，因为流量触发可以降低吸气触发做功。

9. 呼气末正压（PEEP） 作为通气模式的一种辅助功能，可以应用于任何通气模式中，但不能单独应用。PEEP的生理作用与CPAP相同。一般从3～5cm H₂O开始应用，可逐步增高，一般最多不高于15cm H₂O，病情好转时逐步降低（过高的PEEP对循环影响大，也易造成气压伤）。

（六）常用参数调节

调节各项参数的主要依据是动脉血气分析指标，其次要兼顾患者的心脏功能和血流动力学状况，最后应尽可能避免肺组织气压伤。

1. 动脉血气分析指标 是调节机械通气各项参数的最可靠的依据。通常在机械通气治疗20～30分钟后，常规进行动脉血气分析监测。情况平稳的患者，每日复查动脉血气1～2次，病情有剧烈变化者随时做血气监测。主要参考指标是PaO₂和PaCO₂，通常以PaO₂作为低氧血症是否被纠正的标准，PaCO₂是判断呼吸性酸、碱中毒的主要指标。呼吸性酸中毒提示通气不足，呼吸性碱中毒提示通气过度。PaCO₂<35mmHg提示过度通气；PaCO₂>50mmHg提示通气不足。条件许可时应持续进行SaO₂和PaCO₂监测。

2. 心功能和血流动力学状况 如心力衰竭和血压下降等，应该慎用某些机械通气功能，如PEEP、吸气延长、吸气末屏气和反比通气。

3. 肺组织气压伤

（1）患者因素，如先天或后天肺大疱、肺损伤。

（2）机械因素，如选用PEEP、PSV、高容量等通气功能和模式。

4. 通气效果监测 患者安静，末梢循环良好，无大汗，自主呼吸<20次／分钟。无辅助呼吸肌剧烈收缩，两肺呼吸音适度，胸廓稍有起伏，血压、心率平稳，说明通气效果满意，否则可能有通气不足或呼吸衰竭纠正不理想。

（七）报警设置

1. 容量（TV或MV）报警 是预防呼吸机管道或人工气道漏气和患者与机器脱离引起通气不足的主要结构。一般TV或MV的高水平报警限设置与所设置的TV或MV相同，低水平报警限以能维持生命的最低TV或MV水平为准。

2. 压力（高压和低压）报警 分为上限和下限，主要用于对气道压力的监测。一般高压设定在正常气道最高压（峰压）上5～10cm H₂O水平；低压下限设定在能保持吸气的最低压力水平。

3. 低PEEP或CPAP水平报警 设置报警参数时，以所应用的PEEP或CPAP水平为准。

4. FiO₂报警 根据病情，一般可高于或低于实际设置FiO₂的10%～20%。

机械通气时呼吸机各项报警参数的设置和调节，是保障机械通气治疗正常进行的有效措施，报警装置功能的正常与否和参数设置是否合理，直接关系到机械通气的临床疗效和患者的生命安危。合理设置各项参数，方能充分发挥报警装置的作用。

（八）报警监护

呼吸机使用期间，出现机器故障及应用故障均有声鸣和相应的灯闪烁。常见原因及简要处理方法如下。

1. 气道高压报警

（1）人机对抗（咳嗽，自主呼吸与呼吸机不协调）：因机体耗氧量增加及二氧化碳产生增多引起者，可通过调整呼吸模式和参数等解决；对于烦躁、疼痛、精神紧张引起的对抗，可给予镇静、镇痛药物应用；对于自主呼吸频率过快、潮气量小的患者，适量使用非去极化型肌肉松弛药（维库溴铵、阿曲库铵等）对抗自主呼吸。

（2）分泌物沉积、痰栓形成：及时吸出气管内分泌物，必要时取出气管内套管清洗或更换气管插管。加强气道湿化，协助患者翻身、叩背，鼓励患者咳嗽排痰。

（3）呼吸机螺旋管内积水：及时清除积水，将积水器放置于最低位。

（4）气道痉挛：应用解痉药。

（5）气管插管插入过深至支气管：调整气管插管位置。

（6）气管套管外气囊堵塞气管导管口：根据情况给予调整或更换。

2. 气道低压报警

（1）管道漏气：仔细检查各管道，必要时更换。

（2）管道连接部位脱落：检查所有呼吸管路接头是否连接紧密，确保连接良好。

（3）气管套管气囊充气不足：测压仪定时（每4～6小时）测压充气。

（4）气管套管气囊破裂（充气后又很快漏气）：更换气管插管或气管套管。

（5）呼吸压力下限报警值设置过高：调节报警参数。

3. 通气不足报警　管道和气道因素，如管道漏气、连接部位脱落、气管套管气囊破坏、气道低压报警敏感。

4. 呼吸频率过快报警

（1）人工气道不适应，恐惧心理。

（2）气道分泌物多，咳嗽。

（3）呼吸模式、参数设置不当。

（4）发热、耗氧增加。

（5）支气管痉挛、气胸、胸腔积液。

（6）心功能不全、容量不足。

（7）病情加重，缺氧。

（8）其他报警未及时处理均可导致呼吸频率加快。

5. 气道温度过高

（1）湿化器内液体量不足：加入蒸馏水至湿化罐标示范围。

（2）患者体温过高：对症处理。

6. 吸氧浓度报警　供氧气源压力不足，氧气探头故障。请工程师排除机械故障，对症处理。

7. 呼吸机工作压力不足报警　压缩泵工作故障或中心供气障碍，及时给予对症处理。异常报警时应及时通知医生，无法处理报警时，应立即使患者脱机并吸氧，或用简易呼吸器球囊辅助呼吸，必要时更换呼吸机。

三、人工气道管理

（一）吸入气体的加温和湿化

气道有复杂而完善的防御系统，无论是经口插管还是经鼻插管或气管切开，由于患者的上气道被导管所代替，下气道直接与外界相通，使得上气道对吸入气体的加温、湿化、过滤功能缺失。加之长时间吸入高流量、干燥气体，不仅会使气道分泌物变稠、干燥，耗损肺泡表面活性物质，致使气道的纤毛上皮细胞受损，妨碍纤毛活动，延长了排痰时间，还会导致气道阻塞，引起肺不张和继发感染等，加重肺部感染。如湿化充分，即使患者咳嗽反射不复存在，辅以气道吸引，仍可保证有效清除气道分泌物。

1. 湿化方法

（1）采用地面洒水及使用空气加湿器等方法使室内空气相对湿度达到50%左右，室温保持在20～24℃为宜。

（2）机械通气时吸入气直接、被动湿化，呼吸机湿化器内加适量蒸馏水，湿化罐内水的温度到达口腔时控制在37℃，相对湿度在100%。

（3）雾化吸入，临床常用雾化器有电动超声雾化器和氧气驱动雾化器。对于缺氧明显患者，适宜选用氧气驱动雾化。

（4）一般停机期间建议在气管套管外口或气管切开导管外口连接一个人工鼻，它是模拟人体解剖湿化系统机制，可循环呼出热和水分，即吸收呼气阶段的热和湿度，在下次吸气时释放，达到水分重吸入的作用，也可直接连接加温加湿仪进行气道加温加湿。

2. 湿化液及湿化量的调节　视临床情况可选择生理盐水或蒸馏水。蒸馏水稀释黏液的作用较强，但刺激较大，宜用于分泌物稠厚、量多、需要积极排痰的患者。0.45%生理盐水适宜用于维持正常气道黏膜的功能。通常临床根据患者病情和分泌物的性状，雾化吸入时配置含有化痰、解痉或抗感染药物的雾化液。

气道湿化必须以患者全身不失水为前提，特别是应用各种脱水药时。如果机体液体摄入量不足，即使气道湿化足量，其水分也会进入失水的组织而使气道处于失水状态，分泌物黏稠，易形成痰痂。痰液黏稠度和吸引是否通畅是衡量湿化的可靠指标。如果分泌物稀薄，能顺利通过吸引管，没有结痂或黏液块咳出，说明湿化效果较好；如果痰液过分稀薄，而且咳嗽频繁，听诊肺部和气管内痰鸣音多，需经常吸痰，则提示湿化过度，应适当减少湿化量。为保证患者充分休息，晚间一般应减少湿化量，可在清晨加强湿化以减轻分泌物黏稠，使之便于清除。

（二）人工气道护理

1. 气管插管的护理

（1）应观察和记录插管深度，观察吸痰时吸痰管进入是否顺畅等，防止不慎滑脱或插入过深超过气管隆嵴造成单侧通气。导管固定要牢靠，避免导管随呼吸运动上下滑动，以损伤气管黏膜。漏气时因气流反流可听到声带的振动声。

（2）协助患者头部稍微后仰，以减轻导管对咽、喉的压迫。

（3）1～2小时转动、变换头部位置，避免体表压伤及导管对咽喉的压迫。

（4）气囊护理：理想的气体压力为有效封闭气囊与气管间隙的最小压力。应定时检查气囊充盈度，维持高容低压套囊压力在25～30cm H_2O。最好应用带声门下吸引的气管插管，可定时或持续进行声门下吸引；使用不带声门下吸引的气管导管时，应定时进行声门下吸引。

2. 气管切开的护理

（1）固定导管的布带要松紧适当，以能容纳一手指为度。

（2）导管与呼吸机管道相连后应适当支撑管道，不要把重力压于导管，以免压迫气管造成局部坏死。

（3）切口周围的纱布要定时更换，每日1～2次，保持清洁干燥，经常检查切口及其周围皮肤有无感染、湿疹。

（4）若使用金属套管，其内套管每4小时取出消毒1次。

为防止脱管，要随时密切观察患者的病情变化，注意其头部位置。翻身、叩背、吸痰时至少应两人合作，以保持患者头颈部与气管导管活动的一致性，注意将气管套管的压力减至最小，尤其应注意螺纹管长度应适宜，必要时将导管与呼吸机脱开。对于躁动不合作的患者，可适当辅以保护性约束带固定其肢体。

（三）心理支持

插管技术带有一定的创伤性，加之气道非常敏感，故清醒患者对气管内留置导管难以忍受，易自行拔管。自行拔管时，除充盈的套囊可造成气道损伤外，还可使病情迅速加重、恶化，甚至造成死亡。

为避免意外拔管，插管后应注意有效固定患者双上肢，同时做好患者的心理护理，消除其思想顾虑及恐惧感。患者插管后不能进行语言交流，护士应尽量通过各种示意方法或写字板与其进行文字沟通，了解患者的想法和要求，满足其需要。

四、成人有创呼吸机操作流程

（一）目的

增强或改善呼吸功能，纠正缺氧及二氧化碳潴留。

（二）用物

呼吸机、呼吸机管路、湿化罐、模拟肺、听诊器、输液器1根、无菌注射用水1瓶、棉签、碘伏、快速手消毒剂、治疗车1辆、弯盘1个。

（三）操作流程

1. 衣帽整齐，操作前洗手、戴口罩。

2. 所有物品有序，摆放于治疗车上，检查电源、气源。

3. 将备用物推至患者床旁，核对患者床头卡及腕带上的床号、姓名等信息。

4. 评估患者的神志、生命体征、呼吸频率及节律、用氧及SpO_2情况，评估患者气管插管的深度和固定情况。向清醒患者说明操作的目的、方法及配合要点。

5. 快速手消毒，准备呼吸机：

（1）连接电源。

（2）连接气源。

（3）连接湿化罐。打开灭菌注射用水，消毒瓶口，打开输液器与湿化罐口连接，加灭菌注射用水至湿化罐标准水位。

（4）连接呼吸机管路。用单根短管路将呼吸机送气口与湿化罐进气口连接，将其余四根管路按要求连接形成呼吸回路，分别与湿化罐出气口、呼吸机出气口连接（积水杯处于最低位）。

（5）打开模拟肺外包装，将模拟肺与呼吸机Y管连接，将连接好的呼吸机管路用支架固定。

6. 开机自检，打开湿化器开关，调节湿化器湿度。

7. 根据患者具体情况和所选呼吸机机型设置呼吸模式（A／C、SIMV、PSV、CPAP等）及参数，设置模式。

8. 设置参数及报警值

（1）潮气量：5~10 mL／kg。

（2）呼吸频率：12~20次／分钟。

（3）峰流速：20~60 L／min。

（4）呼吸比：正常成人1：（1.5~2.0）。

（5）吸入氧浓度：根据病情设置给氧浓度。可先初始给予100%，以后根据病情逐渐向下调节。

（6）压力支持：0~20cm H_2O。

（7）PEEP：0~5cm H_2O。

（8）峰压：20~40cm H_2O。

（9）触发灵敏度：流量触发，1~3L／min（压力触发，−2~−1cm H_2O）。

（10）低压报警：≥5cm H_2O。

（11）高压报警：≤50cm H_2O。

（12）低分钟通气量报警：3L／min。

（13）高分钟通气量报警：10 L／min。

9. 初始参数设置好后，使呼吸机处于工作状态或STAND BY，观察模拟肺充、放气情况，检查有无漏气、输气管道是否畅通、湿化瓶温度及报警功能，观察通气参数是否与设置相符。

10. 再次核实患者信息，对神志清醒的患者做好解释工作，取得其配合。

11. 给患者带呼吸机　如有分泌物，首先清理气道，去除模拟肺与气管插管连接，听诊两肺呼吸音是否对称，测试人工气道通畅与密闭情况。

（1）观察呼吸机是否正常工作、患者生命指标是否趋向正常。

（2）记录：上机时间、相应参数。

（3）根据患者的生命体征、SpO_2、意识状态、临床表现及血气等调整相关参数。

12. 将呼吸机与患者分离，关机，关湿化开关，切断气源、电源。

（四）注意事项

1. 开机要进行机器自检，保证各部件有效运行。

2. 呼吸机报警时要及时查看报警原因，红色高级报警时要立即查看并处理。

3. 患者床旁必须放置简易呼吸气囊以备紧急情况时使用。

4. 应用呼吸机时要密切观察患者的意识、面色、生命体征等情况。

5. 呼吸机湿化温度维持在患者入口端37℃。

6. 呼吸机管路每人每周更换一次，有污染时随时更换。

7. 定期对呼吸机进行清洗、消毒、维修。

8. 呼吸管路初步处理后送供应室消毒。呼吸机显示屏用75%酒精擦拭消毒，机身用0.5%含氯消毒剂消毒。

9. 呼吸机积水杯应处于管道的最低位，及时倾倒冷凝水于盛有消毒液的容器中。

第七节　吸痰术

一、定义

吸痰术是指用吸痰装置经口腔、鼻腔、人工气道将气道的分泌物及误吸的呕吐物吸出，以保持气道通畅，预防吸入性肺炎、肺不张、窒息等并发症发生的一种方法。

二、适应证

1. 直接听见或听诊器听见患者呼吸有痰鸣音。

2. 患者不能进行完整有效的自主咳痰。

3. 人工气道内可见痰液。

4. 呼吸机流量或压力曲线呈锯齿状振荡（排除呼吸机管路积水）。

5. 怀疑误吸。

6. 获取痰标本。

三、禁忌证

吸痰一般无禁忌证，颅底骨折患者禁经鼻腔吸痰。

四、并发症

1. 缺氧和低氧血症。

2. 气管、支气管黏膜损伤。

3. 心搏、呼吸骤停。

4. 心律失常。

5. 肺膨胀不全。

6. 支气管痉挛。

7. 感染。

8. 肺出血。

9. 颅内压增高。

10. 血压增高或降低。

五、分类

（一）吸痰管分类

根据吸痰方法可将吸痰管分为一般吸痰管和密闭式吸痰管。吸痰管由无毒医用高分子材料制成，做防静电硅化处理，管径一般为1.67~6.00mm。吸痰管的选择要粗细、长短适宜，软硬适中，一般以年龄和人工气道的内径为标准，成人及儿童吸痰管最大外径不能超过气管插管内径的50%，婴幼儿不超过70%。对于高吸入氧浓度、高PEEP、氧储备差者，开放式吸痰可能导致低氧血症、呼吸道传染性疾病、痰液多且明显，需要反复多次吸痰。肺不张患者和婴儿等有人工气道者推荐使用密闭式吸痰管，需要注意的是，使用密闭式吸痰管不能降低呼吸机相关性肺炎（VAP）的发生率。

临床上常用5F~18F表示吸痰管的型号，常见吸痰管型号及其对应的内径，见表16-9。

表16-9　常见吸痰管型号及其对应的内径

吸痰管型号（F）	5	6	8	10	12	14	16	18
吸痰管内镜（mm）	1.67	2.00	2.67	3.33	4.00	4.67	5.33	6.00

（二）吸痰管插入深度

吸痰分浅层吸痰和深层吸痰。深层吸痰是指吸痰管插入直至遇到阻力，在负压吸引前向上提拉1cm；浅层吸痰是指吸痰管插入预先设定的深度，一般是人工气道加连接头的深度。

六、经气管切开或气管插管负压吸痰流程

（一）目的

清除气道分泌物，保持气道通畅，预防坠积性肺炎、肺不张、窒息等并发症的发生。

（二）用物

1. 负压吸引装置1套。

2. 治疗车、吸痰盘、生理盐水1瓶、塑杯2个（气管用、口腔用各1个）、一次性吸痰包数个（内有无菌手套1只）、空瓶1个（内盛消毒液）、弯盘、纱布1块、快速手消毒液1瓶、听诊器1个。

3. 必要时备护目镜、压舌板、开口器、舌钳、手电筒等。

（三）操作流程

1. 衣帽整齐，洗手，戴口罩。

2. 将用物备齐按顺序置于治疗车上，推至患者床旁，核对患者的床头卡及腕带上的床号、姓名等信息。

3. 评估患者的意识状态、生命体征、自主呼吸或呼吸机参数设置情况，听诊肺部痰鸣音。向清醒患者说明操作的目的、方法及配合要点。患者取适宜卧位，头偏向一侧。

4. 调节呼吸机，吸入纯氧分钟。

5. 连接吸引装置，检查其性能是否良好，调节负压，一般成人40～53.3kPa，儿童＜40kPa。

6. 手消毒。

7. 将生理盐水分别倒入气管用和口腔吸痰用塑杯中。

8. 检查吸痰管有效期后撕开外包装的前端，一手戴无菌手套，将吸痰管抽出盘绕在手中并与负压管连接。

9. 打开吸引器开关，用盐水试吸，检查导管是否通畅。

10. 使用呼吸机时，用非无菌手断开呼吸机接头放置于无菌纸巾上。

11. 将吸痰管轻轻插入气管插管或气切内套管内，深度适宜，手指封堵吸痰管侧孔，根据痰液黏稠度调节压力，手指轻捻吸痰管使之边旋转、边抽吸、边向上提拉，吸净痰液。

12. 退出吸痰管，并在气管用塑杯内冲洗干净吸痰管及连接管。

13. 用同样方法吸净口和鼻腔内分泌物。

14. 吸痰完毕，关闭吸引器开关，分离吸痰管并置于医用垃圾袋内，将连接管前端置于盛有消毒液的容器内。

15. 立即接呼吸机，给予纯氧吸入2分钟，观察呼吸机参数及患者生命体征。

16. 用纱布擦净患者气管插管处及口腔周围的分泌物，脱去手套，放入医用垃圾袋内。

17. 听诊肺部，检查吸痰效果。

18. 协助患者取舒适体位，整理床单，向清醒患者告知注意事项。

19. 整理用物，洗手，记录。

（四）注意事项

1. 吸痰操作应轻柔、准确、快速，插入吸痰管时不可给予负压，吸痰时负压不可过大。

2. 吸痰时，切勿上下提拉吸痰管或将其固定在一点不动，每次吸痰时间不超过15秒，两次吸痰间隔应大于3分钟，且间隔途中也需给予纯氧吸入，注意吸痰管插入是否顺利，遇到阻力时应分析原因，不可粗暴盲插，以免损伤气道。

3. 应在能够维持气道通畅、以利于引流痰液的前提下，采用最小的吸痰频率。

4. 吸痰前后均要进行手消毒，注意无菌操作，防止交叉感染。

5. 护理盘内的吸痰用物应每日更换，吸痰管应每次更换，不得重复使用，吸痰时先吸气管插管内痰液，后吸口和鼻腔。吸完口和鼻腔的吸痰管应弃之，不可再次插入气管插管内。一次性负压吸引瓶、吸痰器储液瓶内吸出液达到瓶体积的2／3时要及时更换或倾倒。

6. 吸痰过程中应当密切观察患者的病情变化，如患者生命体征有明显改变时，应当立即停止吸痰，接呼吸机通气并给予纯氧吸入。注意观察呼吸机各参数设定值的变化。

7. 吸痰过程中要观察痰液的性状、量、颜色。痰液黏稠时配合背部叩击、雾化吸入等，提高吸痰效果。

第八节　洗胃术

洗胃术是指向胃内灌入溶液，反复吸出和再注入，以冲洗并排出胃内毒物或潴留食物，达到减轻患者痛苦、避免毒物吸收、抢救患者生命目的的方法。

一、目的

1. 迅速清除胃内毒物或刺激物，避免毒物吸收。

2. 将胃内滞留的食物排出，减轻胃黏膜水肿。

3. 为胃肠道手术或检查做准备。

二、评估

1. 患者的生命体征、意识状态及瞳孔变化。

2. 患者中毒情况，如毒物的性质和量、中毒的时间及途径等，是否已采取催吐等措施，有无洗胃禁忌证，有无义齿，目、鼻腔黏膜情况及口中异味等。

3. 患者对洗胃的心理状态及合作程度。

三、洗胃液的选择

1. 对毒物性质不明的急性中毒者，应抽出胃内容物尽快送检验，然后洗胃，洗胃液选用温开水或等渗盐水，待毒物性质确定后，再采用对抗药物洗胃。

2. 一般用2%～4%碳酸氢钠溶液洗胃，常用于有机磷农药、拟除虫菊酯类药物、氨基甲酸酯类药物、香蕉水及某些重金属中毒。敌百虫中毒时禁用，因敌百虫在碱性环境中能变成毒性更强的敌敌畏。

3. 高锰酸钾溶液为强氧化剂，一般用浓度为1：（2000～5000）的溶液，常用于急性巴比妥类、苯二氮䓬类、阿片类、氰化物或砷化物以及毒蕈类中毒。有机磷农药对硫磷（1605）中毒时，不宜用高锰酸钾溶液洗胃，因能使其氧化成毒性更强的对氧磷（1600）。

4. 茶叶水含有丰富的鞣酸，具有沉淀重金属及生物碱等的作用，故可用于重金属及生物碱中毒。

5. 目前国内普遍使用清水洗胃，洗胃液的温度应适宜，一般为25～38℃。温度过高可使血管扩张，并加速血液循环，有可能促使毒物吸收；温度过低，易导致寒战、胃痉挛等。

四、方法

（一）口服催吐法

1. 适应证

（1）意识清醒、具有呕吐反射，且配合的急性中毒患者，应首先鼓励其口服催吐药、洗胃。

（2）口服毒物后2小时以内者用本法效果最好。

（3）在现场自救无胃管时。

2. 禁忌证

（1）意识障碍者。

（2）抽搐、惊厥未控制时。

（3）患者不合作、拒绝饮水者。

（4）服腐蚀性毒物及石油制品等急性中毒者。

（5）合并有上消化道出血、主动脉瘤、食管静脉曲张等。

（6）孕妇及老年人。

3. 物品准备 治疗盘、橡皮围裙、水桶、清水。

4. 操作流程

（1）首先向患者做好解释工作，具体说明操作方法及要求，取得患者配合，以利于操作顺利进行。

（2）患者取坐位，穿好橡皮围裙，水桶放置于患者前面。

（3）嘱患者自饮大量洗胃液，引发呕吐，不易引发时可用压舌板压患者舌根刺激引发呕吐，如此反复多次，直至吐出的洗胃液清亮无异味为止。在此过程中要注意患者的一般情况，询问其感受，并予以必要的协助，观察呕吐物，注意有无出血等。

（4）协助患者漱口、擦脸，必要时帮其更换衣服，取舒适体位。

（5）记录洗胃液的名称及量，呕吐物的颜色、气味及量，必要时将呕吐物送检。

5. 注意事项

（1）催吐洗胃后，要立即送往附近医院，酌情施行胃管洗胃术。

（2）催吐洗胃要当心误吸，因剧烈呕吐可能诱发急性上消化道出血。

（3）要注意饮入量与吐出量大致相等。

（4）选用吗啡皮下注射催吐时，注射前应口服1～2杯温水，但5岁以下小儿，阿片类中毒及出现严重呼吸抑制者禁用此种催吐法。

（二）插胃管洗胃术

胃管洗胃术是将胃管从鼻腔或口腔插入，经食管到达胃内，经胃管先吸出毒物后再注入洗胃液，并将胃内容物排出，以清除毒物的一种洗胃方法。口服毒物的患者有条件时应尽早插胃管洗胃。对口服大量毒物后4～6小时者，因排毒效果好且并发症较少，故应首选此种洗胃方法。由于部分毒物即使超过6小时，仍可滞留胃内，因此，多数此类患者仍有洗胃的必要。

1. 适应证

（1）催吐洗胃法无效或有意识障碍、不合作者。

（2）留取胃液标本进行毒物分析者应首选胃管洗胃术。

（3）凡口服毒物中毒且无禁忌证者均应采用胃管洗胃术。

2. 禁忌证

（1）吞服强酸、强碱及其他对消化道有明显腐蚀作用的毒物中毒，切忌洗胃，以免造成穿孔。

（2）伴有上消化道出血、食管静脉曲张、主动脉瘤、严重心脏疾病等患者。

（3）中毒诱发惊厥未控制者。

（4）酒精中毒者，因呕吐反射亢进，插胃管时容易发生误吸，所以慎用胃管洗胃术。

（三）全自动洗胃机洗胃术

全自动洗胃机洗胃术操作流程如下。

1. 目的

（1）通过洗胃抢救中毒者，清除胃内容物，减少毒物吸收，利用不同的洗胃液中和解毒。

（2）将胃内滞留的食物排出，减轻胃黏膜水肿，预防感染。

2. 用物

（1）治疗盘：内盛胃管、镊子、纱布、弯盘、压舌板、水温计、棉签、担料围裙或橡胶单、液状石蜡、手电筒、胶布、听诊器、50mL注射器，必要时备张口器、牙垫、舌钳，放于治疗碗内。

（2）水桶：2只，分别盛洗胃液、污水，根据医嘱备洗胃液（毒物不明者用等渗盐水或温开水）。

3. 操作流程

（1）衣帽整齐，洗手，必要时戴口罩。

（2）将用物备齐推至患者床旁，核对患者的床号、姓名，评估患者的病情，了解患者口、鼻腔黏膜有无损伤及炎症，向清醒患者告知操作的目的、方法、注意事项及配合要点；拒绝洗胃或烦躁的患者，给予适当的约束。

（3）打开电源开关、洗胃机开关，检查机器性能，关闭洗胃机开关。

（4）将进水管、接胃管、排水管分别与洗胃机各相应管口连接。

（5）患者取坐位或半坐位，中毒较重者取左侧卧位。昏迷患者取平卧位，头偏向一侧，防止呕吐时造成误吸。有活动义齿者应取下，弯盘放于患者的口角处。

（6）检查胃管是否通畅，并用液状石蜡润滑胃管，以减少插入时的摩擦力。

（7）常规插胃管的深度为45～55cm，婴幼儿为14～18cm，临床上可用胃管测量患者前额发际到剑突水平长度，或自鼻尖经耳垂至剑突的距离，并做好标记。根据患者的实际情况，选择经口腔或经鼻插胃管。

（8）胃管插至咽部（经鼻插入14～15cm，经口腔插入10～15 cm）时，嘱患者头略低并做吞咽动作，插至所需长度。患者如出现剧烈恶心、呕吐，可暂停插入，嘱患者深呼吸，休息片刻后再插管。在插入胃管过程中如遇患者剧烈呛咳、呼吸困难、面色发绀，应立即拔出胃管，待患者休息片刻后再插，避免误入气管。为昏迷患者插胃管时，先使患者头稍向后仰，当胃管插入约15cm（咽喉部）时，左手托起患者头部，使其下颌靠近胸骨柄，将胃管沿咽后壁滑行徐徐插至预定长度。

（9）胃管插至所需长度后，可先用注射器抽吸胃内容物，如抽出胃液，说明胃管已在胃中。如未抽出胃液，可用以下方法证明胃管是否在胃内：第一，向胃内注入少量空气，同时将听诊器置于上腹部听诊，如听到气过水声，表示胃管在胃内。第二，可将胃管外端浸入一碗水中，如无气泡逸出，表示胃管在胃内；如有气泡冒出，且与呼气一致，表示胃管误入气管内，应立即拔出重插。

（10）确认胃管在胃内后，固定胃管，与洗胃管连接。

（11）打开洗胃机开关，洗胃机进行自动抽吸冲洗，反复冲洗至吸出液体澄清为止（洗胃中要注意观察患者的反应、生命体征，如有腹痛、吸出血性液体或有休克征象时要立即停止洗胃）。

（12）洗胃完毕，可根据病情从胃管内注入解毒药、药用炭、导泻药物等。如无须保留胃管，应先反折胃管，而后将其拔出，注意动作轻柔。特别是拔至声门处时动作应迅速，以防胃管内残留液体误入气管，造成误吸。

（13）协助患者漱口，擦净患者面部污物，整理床边用物，安置患者于舒适体位，并交代患者及其家属注意事项，继续严密观察病情变化。

（14）整理用物，洗手，记录洗胃液的名称、量，洗出液的量、颜色、气味、性质等，必要时留取标本送检。

（15）操作后评估有无损伤胃黏膜，患者胃内毒物清除状况，中毒症状有无缓解。

（16）用后物品处置：清理洗胃机，将进液管、洗胃管和排污管放入配置的消毒液中，按"自动"键循环冲洗，做机内消毒。再将其放入清水中，循环冲洗3次，做机内清洗。机器内的水完全排净后，按"停机"键关机。其余物品处理应符合消毒隔离要求。

4. 注意事项

（1）插管时动作要迅速，手法要轻柔，切勿损伤食管黏膜或误入气管，遇患者出现呛咳，应立即拔管，休息片刻后再插。

（2）当中毒物质不明时，应抽胃内容物及时送检。洗胃液选择温开水或等渗盐水，待毒物性质明确后，再用对抗剂洗胃。

（3）洗胃时宜取左侧卧位，保持气道通畅，昏迷患者头偏向一侧，以免发生吸入性肺炎。

（4）洗胃过程中要随时观察血压、脉搏和呼吸的变化，如患者感到腹痛，有血性洗出液或出现休克现象时，应立即停止操作，并通知医生进行处理。注意观察洗出液的性质、颜色、气味和量，并记录。

（5）要注意每次灌入量与吸出量的基本平衡，每次灌入量不宜超过500mL。灌入量过多可引起急性胃扩张，使胃内压上升，促使毒物吸收，或因迷走神经兴奋而引起心搏骤停等不良反应。

（6）幽门梗阻患者，洗胃宜在饭后4~6小时或空腹时进行，并记录胃内潴留量，以了解梗阻情况，供补液参考。

（7）电动洗胃机洗胃时抽吸负压不宜过大，以免损伤胃黏膜。

（8）用自动洗胃机洗胃，使用前应检查机器各管道衔接是否正确、紧密，运转是否正常。勿使水流至按键开关内，以免损坏机器，使用完毕后要及时清洗，避免污物堵塞管道。

（9）凡呼吸停止、心脏停搏者，应先做心肺复苏，再行洗胃术。洗胃前应检查生命体征，如有缺氧或气道分泌物过多，应先吸取痰液，保持气道通畅，再行胃管洗胃术。

（10）估计服毒时间在6小时内者要进行洗胃，但目前均不受此时间限制，虽超过6小时仍应洗胃，对于洗胃不彻底者应重新洗胃。

第九节　包扎、止血、固定、搬运技术

一、止血

正常成人全身血量占体重的7%～8%。体重60kg的人，全身血量为4200～4800mL。若失血量≤10%（约400mL），可有轻度头晕、交感神经兴奋症状；失血量达到20%（约800mL），可出现失血性休克的症状，如血压下降、脉搏细速、肢端厥冷、意识模糊等；失血量≥30%，将出现严重失血性休克，如不及时抢救，短时间内可危及生命或发生严重的并发症。因此，止血是救护中极为重要的一项措施，必须迅速、准确、有效地进行止血。

（一）外伤出血的分类及判断

1. 内出血　体表见不到，血液由破裂的血管流入组织、脏器或体腔内。一是吐血、咯血、便血、尿血，可判断相关内脏有无出血；二是出现全身症状，如面色苍白、出冷汗、四肢厥冷、脉搏细速、昏迷、呕吐、胸腹部肿痛，可判断肝、脾、胃及脑等重要脏器有无出血。

2. 外出血　在体表可见到，血管破裂后血液经皮肤损伤处流出体外。外出血分为以下三种：

（1）动脉出血。血液里鲜红色，随心脏的收缩，以喷射状大量涌出，失血量多，危害性大，若不立即止血，可危及生命。

（2）静脉出血。血液呈暗红色，出血速度缓慢，出血量逐渐增多。

（3）毛细血管出血。血液呈水珠状渗出，颜色从鲜红变暗红，失血量少，多能自动凝固止血。

（二）止血基本方法

1. 指压止血法　是一种简单有效的临时性止血方法。它根据动脉的走向，在出血伤口的近心端，通过用手指、手掌或拳头压迫血管，使血管闭合而达到临时止血的目的，然后再选择其他的止血方法。指压止血法适用于头、颈部和四肢的动脉出血。

（1）头面部出血：可压迫一侧面动脉（同侧下颌骨下缘、咬肌前缘）、颞浅动脉（同侧前方颧弓根部），以止同侧头面部出血。

（2）颈部出血：可压迫一侧颈总动脉（同侧气管外侧和胸锁乳突肌前缘中点之间），用力向后压，将其压向第5颈椎横突上。禁忌同时压迫两侧的颈总动脉，以免造成脑缺血、缺氧，继而导致昏迷。颈总动脉压迫止血时间也不能太长，以免引起化学感受器和压力感受器反应而危及生命。

（3）上臂出血：根据出血部位不同，可选择腋动脉或肱动脉压迫止血。腋动脉压迫可从腋窝中点压向肱骨头，肱动脉压迫可从肱二头肌内侧沟中部将动脉向外压向肱骨干。

（4）下肢出血：根据出血部位不同，分别在大腿根部腹股沟中点稍下、腘窝中部及踝关节前后方压迫股动脉、腘动脉及胫前后动脉。

2. 加压包扎止血法　是最常用的止血方法，常用于四肢、头颈、躯干等。用无菌纱布、敷料或急救包，覆盖在伤口上，再用纱布或绷带加压包扎，以增大压力达到止血的目的，必要时可将手掌放在敷料上均匀加压，一般20分钟后即可止血，同时抬高患肢以避免静脉回流受阻而增加出血量。此法应用普遍，效果也佳。若伤处有骨折时，须另加夹板固定。关节脱位及伤口内有碎骨存在时不用此法。

3. 屈肢加垫止血法　当前臂或小腿出血时，可在肘窝或腘窝内放以纱布垫、棉花团或毛巾、衣服等物品，屈曲关节，用三角巾、绷带或领带等做"8"字形固定。此方法存在不利因素，如可能压迫血管、神经等组织；伤肢合并骨关节伤时则可能加重损伤；不利于搬运。故尽量不采用此法。

4. 填塞止血法　用无菌敷料填入伤口内，压住破裂的血管，伤口外用大块敷料加压包扎。一般只用于大腿根部、腋窝、肩部等难以行一般加压包扎的较大出血、实质性脏器的广泛渗血、继发感染出血、恶性溃疡出血、鼻出血等。填塞的敷料不能长久留于体内，一般3～5天开始慢慢取出，过早可能发生再出血，过晚则易引起感染。

5. 止血带止血法　一般只用于四肢大动脉出血或采用加压包扎后不能有效控制的大出血，因为使用不当会造成严重的出血或肢体缺血坏死。常用的两种止血带为充气止血带和橡皮止血带。充气止血带由于有压力，压力作用平均，效果较好。在紧急情况下也可用绷带、布带、三角巾等代替。使用止血带时一定要用衬垫保护局部软组织。

6. 结扎止血法　直接封闭出血血管断端以阻断血流的方法。活动性出血于清创的同时应给予结扎止血；而大血管出血则按伤情和条件进行血管修补术、血管吻合术、血管移植术等处理。

7. 药物止血法　根据伤者的具体情况，采用各种止血药物和输入新鲜血液或各种凝血因子，以提高凝血作用。局部药物可采用吸收性明胶海绵、止血粉敷贴创面止血。

8. 充气式抗休克裤　有助于腹部、盆腔和下肢出血的止血。适应于转运时间在15分钟以上的休克患者；需要用间接压迫方法以减少或控制出血者；需要固定盆腔和下肢骨折的患者。禁用于肺水肿患者。

（三）注意事项

1. 指压止血法为简便而有效的急救措施，但不能持久，故同时应做伤口的加压包扎、钳夹或结扎止血。

2. 在没有止血带的情况下，应选用较宽的代替品，因为止血带越窄，越易造成神经和软组织的损伤。不能用绳索、电线、铁丝等代替止血带。止血带过紧会压迫、损伤神经或软组织，过松反而增加出血。

3. 止血带的标准压力，上肢为33.3～40.0kPa，下肢为40.0～66.7kPa，无压力表时观察伤部以刚好止住活动性出血为好。止血带的位置应靠近伤口的近心端，不必强调"标准位置"，上臂扎止血带时，不可扎在中1／3处，以防损伤桡神经。

4. 在使用止血带期间，应每隔1小时放松止血带一次，放松时可用指压法压迫动脉止血或用敷料加压包扎伤口止血，放松2～3分钟，再在稍高的平面上扎止血带，不可在同一平面上反复包扎。

5. 放松止血带时不可过急过快，防止机体突然血流增加，影响血液重新分布，引起血压下降。在停用止血带之前，要先输液或输血，补充有效血容量，打开伤口前，先准备好止血用器材，再松开止血带。如仍有出血，改用钳夹血管结扎止血。

6. 使用止血带时间不能超过5小时（冬天时间可适当延长），因止血带远端缺血、缺氧，有大量组胺类毒素产生，突然松解止血带，毒素吸收，可发生"止血带休克"或急性肾衰竭。如使用止血带已超过5小时，但肢体有挽救的希望，应做深筋膜切开术引流，同时观察血液循环情况。时间过长且远端肢体已有坏死征象时，应立即行截肢术。

7. 钳夹止血应避免盲目乱夹，以防损伤神经和正常血管。

8. 若为大血管损伤，影响肢体存活和功能者应尽早做血管的修补、吻合、移植和再植等手术。

二、包扎

包扎应就地取材，利用最便捷的方法，采用最快的速度，对伤口或伤肢进行包扎，起到局部加压、保护、固定和扶托作用，使伤者感到舒适安全，减轻患者痛苦。常用材料有绷带、三角巾、毛巾、被单、丝巾、衣服等，还有一些特制材料如四头带、多头带、丁字带等。

（一）基本方法

1. 绷带基本包扎法　常用的有6种，根据部位、形状的不同，采用相适应的方法。

（1）环形包扎法：最基本、最常用。适用于包扎开始和结束时，或包扎粗细相等部位的小伤口，如颈、腕、胸、腹等处。绷带环形重叠缠绕，从内向外，由下至上，下圈必须覆盖上圈，结束时用胶布固定尾端，或将带尾分成两头，打结固定。打结、扣针固定应在伤口的上部，肢体的外侧。

（2）螺旋形包扎法：适用于包扎直径基本相同的部位，如上臂、躯干、大腿等。先将绷带缠绕数圈，然后将绷带以斜行方式缠绕，每圈覆盖上一圈的1／3～1／2。

（3）螺旋反折包扎法：适用于包扎直径大小不等的部位，如前臂、小腿等。由细处向粗处缠，每缠绕一圈反折一次，每圈覆盖上一圈的1／3～1／2，反折部位应相同，使之成一直线。

（4）蛇形包扎法：适用于固定敷料或夹板。要求与螺旋包扎法相似，但每圈互补覆盖。

（5）"8"字形包扎法：适用于包扎踝关节、肘关节、肩关节等。将绷带从伤处上端或下端开始，向另一端缠绕，再缠绕回到起始端，在组成关节的两端中互相交叉包扎，重复做"8"字形旋转缠绕，每圈遮盖住上一圈的1／3～1／2。

（6）回返包扎法：适用于包扎有顶端的部位，如头部或断肢残端。第一圈从中央开始，来回返折，一直到该端全部包扎后，再做环形固定。

2. 三角巾包扎

（1）头顶部包扎法

1）顶部包扎法：三角巾底边反折，正中放于伤员前额，顶角经头顶垂于枕后，然后将两底角经耳上向后扎紧，压住顶角，在枕部交叉再经耳上绕到前额打结固定。最后将顶角向上反折嵌入底边内。

2）风帽式包扎法：将顶角打结放在额部，在底部中点也打结放在枕部，然后将底边两端拉紧向外反折，再绕向前面将下颌部包住，最后绕到颈后在枕部打结。

3）面具式包扎法：将三角巾顶角打结套在下颌部，罩住面及头部拉到枕后，将底边两端拉紧交叉后到额部打结，在眼、鼻、口部开窗。

4）单侧面部（或眼部）包扎法：将三角巾对折两层或剪开用单层。一手将顶角压在健侧眉上固定，另一手将底边的一半经健侧耳上绕至头后部，用底角与顶角部打结，然后将底边的另一半反折向下包盖面部，并绕颌下用底角与底边在耳边部打结。

（2）胸背部包扎：将三角巾顶角放在伤侧肩部，使三角巾底边中央正位于伤部下侧，将底边两端围绕躯干在背后打结，再用顶角上小带将顶角与底边联结。

（3）腹部及臀部包扎

1）一般包扎法：将三角巾顶角放在腹股沟下方，取一底角绕大腿一周与顶角打结，然后将另一底角围绕腰部与底边打纽扣结。此法也可包扎臀部创伤。

2）双侧臀部包扎法：多用蝴蝶巾式打结包扎，打结部放在腰骶部，将底边的各一端在腹部前后打结，另一端则各由大腿后方绕向前与其底边打纽扣结。

（4）肩部包扎法：沿三角巾顶角偏左或偏右的位置到底边中点将其折叠成燕尾状，称为燕尾巾。把燕尾巾夹角朝上，放在伤侧肩上。向后的一角略大并压住向前的一角，燕尾底边包绕上臂上部打结，然后将两燕尾角分别经胸、背拉到对侧腋下打结。

（5）全手、足包扎法：将手或足放在三角巾中央，指（趾）尖对顶角，底部位于腕（踝）处，将顶角提起反盖于全手或足背上，将左右两底角交叉压住顶角，绕回腕（踝）部，于掌侧或背部打结固定。

（二）注意事项

1. 根据伤口大小及位置选择合适的包扎材料和方法。

2. 包扎前伤口必须先覆盖无菌敷料，避免直接接触伤口。

3. 包扎时适当添加衬垫物，防止局部皮肤受压，并注意保持肢体的功能位。

4. 包扎松紧适宜，注意露出肢体的末端，以便随时观察血液循环。

5. 特殊伤的处理

（1）颅脑损伤：颅脑损伤脑组织膨出时，可用保鲜膜、软质的敷料盖住伤口，再用干净的碗扣住脑组织，然后包扎固定，伤员取仰卧位，头偏向一侧，保持气道通畅。

（2）开放性气胸：应立即封闭伤口，防止空气继续进入胸腔，用不透气的保鲜膜、塑料袋等覆盖伤口，再垫上纱布、毛巾包扎，伤员取半卧位。

（3）异物插入：无论异物插入眼球还是插入身体其他部位，严禁将异物拔出，应将异物固定好，再进行包扎。

三、固定

主要针对的是骨折患者。目的是防止骨折端移动，减轻患者的痛苦，并减少对血管、神经周围组织及重要脏器的损伤。常用材料是夹板，包括铁丝夹板、木质夹板、塑料制品夹板、充气式夹板。紧急时可就地取材，用树枝、木棒、竹竿、镐把、枪托等代替。另需备纱布、绷带、三角巾、毛巾、衣物等。

（一）骨折的种类

1. 闭合性骨折　骨折处皮肤完整，骨折断端与外界不相通。

2. 开放性骨折　外伤伤口深及骨折处或骨折断端刺破皮肤露出体表。

3. 复合性骨折　骨折断端损伤血管、神经或其他脏器，或伴有关节。

4. 不完全性骨折　骨的完整性和连续性未完全中断。

5. 完全性骨折　骨的完整性和连续性完全中断。

（二）骨折的症状

疼痛、肿胀、畸形、骨擦音、功能障碍、大出血。

（三）固定的基本方法

1. 自体固定法　适用于下肢骨折，将伤肢固定于健肢，两足并齐，将伤肢拉直，注意用棉垫或其他软织物置于关节处和填塞于两腿间的空隙，分段包扎固定。

2. 夹板固定法　根据骨折的部位、性质不同选择合适的夹板，用绷带、棉垫、纱布或三角巾固定。

3. 特殊骨折固定

（1）骨盆骨折：患者仰卧，在其两膝关节、两踝关节处放衬垫后，将踝、膝、髋关节等以绷带固定。

（2）脊柱骨折：协助患者俯卧于硬板上，避免移动；必要时，将其用绷带固定。

（四）注意事项

1. 上夹板固定前，先检查并处理伤口，不可将外露的骨折端回纳伤口，以免感染。若有休克，及时抗休克治疗。

2. 夹板的长度适宜，必须超过骨折部位上下两个关节。

3. 夹板和皮肤不能直接接触，必须有衬垫，防止皮肤磨损和固定不牢。

4. 固定松紧适宜，以免影响血液循环；固定时，一定要露出趾（指）端，以便随时观察血液循环情况。

四、搬运

搬运伤员的原则是及时、安全、迅速地将伤员搬至安全地带，以免延误抢救治疗时机，并可防止其再次受伤。

（一）搬运伤员的要求

1. 搬运前应先进行初步的急救处理。

2. 搬运时要根据伤情灵活地选用搬运工具和搬运方法。

3. 按伤情选择搬运的体位，动作要轻而迅速，避免震动，尽量减少伤员的痛苦，并争取在短时间内将伤员送往医院进行抢救治疗。

（二）搬运方法

常用的搬运有徒手搬运和器械搬运两种。可根据伤者的伤势轻重和运送的距离远近而选择合适的搬运方法。徒手搬运法适用于伤势较轻且运送距离较近的伤者；担架搬运适用于伤势较重，不宜徒手搬运，且转运距离较远的伤者。

1. 单人徒手搬运

（1）扶持法：适用于病情轻、可站立行走的患者。

（2）抱持法：救护者站在患者一侧，一手托其背部，一手托其大腿，将其抱起。患者若有知觉，可让其一手抱住救护者颈部。

（3）背负法：救护者背起患者。

2. 双人徒手搬运

（1）椅托式：两名救护者相对而立，单膝跪地，各以一手伸入患者大腿下相互握紧，另一手彼此交错支持患者背部。

（2）拉车式：两名救护者，一名站在患者头侧，双手通过腋下抱住患者，另一名站在患者两足间，抱住其双腿，两人步调一致慢慢抬起。

（3）平抱或平抬法：两人并排，将患者平抱，也可一前一后、一左一右将患者平抬。

3. 三人搬运或多人搬运法　可以三人并排抱起患者，四人以上可以面对面站抱起患者。

4. 器械搬运法　适用于病情较重又不适于徒手搬运的患者。常用器械有帆布担架、绳网担架等。就地取材，采用简易架担如椅子、门板、毯子、衣服、绳子、梯子等。

（1）患者采取的体位：一般来说，急症患者应以平卧为好，全身舒展，上下肢放直。再根据不同的病情，做一些适当的调整。例如，高血压脑出血患者，头部可适当垫高，减少头部的血流；昏迷者，可将其头部偏向一侧，防止呕吐物或痰液等流出造成吸入；外伤出血，处于休克状态的患者，可将其头部适当放低些；至于心脏病患者出现心力衰竭、呼吸困难者，可采取坐位，使呼吸更顺畅。

（2）抬担架方法：救助者站在伤员一侧，水平托起伤员将其放在担架上，头部在后，走步要交叉，即前左后右，冬季要保暖，夏季要防暑，途中注意尽量保持担架水平与平衡，并观察伤员情况。

（三）注意事项

1. 搬运途中，要随时观察患者的伤情变化。

2. 昏迷或有恶心、呕吐者，应采取侧卧位或俯卧位，头转向一侧，以利于气道通畅。

3. 对于脊柱损害者，应先固定颈部，再用硬板搬运，保持脊柱伸直，坚持"圆柱"状搬运。

4. 对于骨盆损伤者，用大块包扎材料将骨盆做环形包扎后，协助仰卧于硬板或硬质担架上，膝部微屈，下面加垫。

5. 对于腹部内脏脱出者，可用大小适宜的碗扣住脱出部分，并用三角巾包扎固定，令其双腿屈曲，腹肌放松。严禁回纳脱出的内脏，以免引起感染。

6. 身体带有刺入物者，先包扎伤口并固定刺入物，应避免挤压、碰撞；外露刺入物应有专人负责保护，途中严禁震动，以防刺入物脱出或深入。

第十节　脉搏指示连续心排血量（PICCO）监测技术

一、定义

脉搏指示连续心排血量（Pulse Indicated Continuous Cardiac Output，PICCO）监测技术，是利用经肺热稀释技术和脉搏波形轮廓分析技术相结合的监测方法，不但可以连续测量心排血量（CO）和动脉血压，还可以测量胸腔内血容量（ITBV）和血管外肺水（EVLW）等参数，以指导临床医生更好地进行容量管理。

二、基本原理

PICCO监测仪采用热稀释方法测量单次的心排血量，并通过分析动脉压力波形曲线下面积来获得连续心排血量（PCCO），同时可计算胸腔内血容量和血管外肺水。胸腔内血容量已被许多学者证明是一项可重复、敏感且比肺动脉阻塞压（PAOP）、右心室舒张末期压（RVEDP）、中心静脉压（CVP）更能准确地反映心脏前负荷的指标。

三、适应证

任何原因引起的血流动力学不稳定，或存在可能引起这些改变的危险因素，并且任何原因引起的血管外肺水增加，或存在可能引起血管外肺水增加的危险因素，均为PICCO监测的适应证。PICCO导管不经过心脏，尤其适用于肺动脉漂浮导管部分禁忌患者，如完全左束支传导阻滞、心脏附壁血栓、严重心律失常患者和血管外肺水增加的患者［如急性呼吸窘迫综合征（ARDS）、心力衰竭、水中毒、严重感染、重症胰腺炎、严重烧伤以及围手术期、大手术患者等］。

四、禁忌证

PICCO没有绝对的禁忌证，由于监测方式是有创的，因此，如果患者的动脉置管部位不适合置管，则不能使用。PICCO只应该应用于预期结果与风险相比是值得的患者，接受主动脉内球囊反搏治疗的患者，不能使用本设备的脉搏轮廓分析方式进行监测。

五、常用参数正常值及其意义

PICCO可利用脉搏轮廓分析技术连续监测下列参数：每搏输出量（PCCO）及指数（PCCI）、动脉压（AP）、心率（HR）、每搏量（SV）及指数（SVI）、每搏量变化（SVV）、外周血管阻力（SVR）及指数（SVRI）、左心室收缩指数（dPmx）。

PICCO可利用热稀释法测定以下参数：心排血量（CO）及指数（CI）、胸腔内血容量（ITBV）及指数（ITBVI）、全心舒张末期容量（GEDV）及指数（GEDVI）、血管外肺水（EVLW）及指数（ELWI）、心功能指数（CFI）、全心射血分数（GEF）、肺血管通透性指数（PVPI）。见表16-12。

六、PICCO的护理

（一）置管前准备

1. 签知情同意书，选择合适的穿刺部位（左或右股动脉及一右侧中心静脉），患者取合适卧位。

2. 准备好所需物品（PICCO及深静脉穿刺套组各一套）及药品。

3. 穿刺者准备。

（二）置管中配合

1. 协助医生进行皮肤消毒及插管等操作。

2. 密切观察患者生命体征变化，发现问题及时处理。

3. 协助置管者清理用物。

表16-12 PICCO常用参数正常值及其意义

参数	正常值	意义
心指数（CI）	$3.5 \sim 5.5$ L/（min·m²）	低于2.50L/（min·m²）时可出现心力衰竭，低于1.8L/（min·m²）并伴有微循环障碍时为心源性休克
胸腔内血容量指数（ITBVI）	$850 \sim 1000$ mL/m²	小于低值为前负荷不足，大于高值为前负荷过重
全心舒张末容量指数（GEDVI）	$680 \sim 800$ mL/m²	小于低值为前负荷不足，大于高值为前负荷过重
血管外肺水指数（ELWI）	$3 \sim 7$ mL/kg	大于高值为肺水过多，将出现肺水肿
肺血管通透性指数（PVPI）	$1 \sim 3$	反映右心室后负荷大小
每搏变化 SVV/脉压变异（PPV）	≤10%	反映液体复苏的反应性
外周血管阻力指数（VRI）	$1200 \sim 2000$ dyn·s·cm^{-5}·m²	反映左心室后负荷大小；体循环中小动脉病变，或因神经体液等因素所致的血管收缩与舒张状态，均可影响结果
左心室收缩指数（dPmx）	$1200 \sim 2000$ mmHg/s	反映心肌收缩力

（三）股动脉及中心静脉导管测压及护理

1. 严格遵守无菌操作原则，严格手卫生。

2. 正确连接，保持管路连接紧密、无气泡。

3. 妥善固定，记录导管长度；班班交接，保持导管通畅；使用加压袋肝素盐水持续冲洗，保持测压系统密闭。

4. 在患者安静状态下，将换能器置于正确位置（平卧患者腋中线第4肋间），测压前调零。

5. 穿刺部位尽量选择无菌、透明、透气性好的敷料覆盖，定期更换。更换时间：无菌纱布为1次／天，无菌透明敷料为1～2次／周，如果纱布或敷料出现潮湿、松动或污染时应当立即更换。消毒时选择乙醇及碘伏由内向外以同心圆方式消毒皮肤，直径10～15cm。

6. 观察穿刺点，出现红肿、脓性分泌物时及时告知医生，留取标本，必要时拔管。尽量避免由中心静脉及动脉导管采血。

7. 持续监测股动脉压力波形及数值，及时发现异常并处理。

（四）并发症监测

疼痛和炎症、出血、空气栓塞、局部血肿、气胸、心律失常、感染等。

（五）拔管后护理

1. 遵医嘱留取导管标本送检。

2. 充分按压穿刺点，动脉导管按压30分钟以上，有出血倾向者适当延长按压时间，并在按压结束后局部覆盖无菌敷料，用弹力绷带包扎，沙袋压迫，继续观察有无出血征象。

七、PICCO监测技术操作流程

（一）目的

准确有效地监测血流动力学，保证PICCO置管的顺利完成，减少并发症的发生。

（二）用物

1套PICCO专用套装（内含股动脉穿刺热稀释导管和温度传感器），压力传感器2套，PICCO模块或PICCO监测仪，导线，低温生理盐水（4～8℃），持续肝素盐水冲洗液（生理盐水500mL+肝素3125U）和加压袋2个，穿刺消毒物品，抢救物品及药品等。

（三）操作流程

1. 核对患者，置患者于去枕平卧位，头侧向穿刺对侧。

2. 遵医嘱使用镇静剂。

3. 正确连接各管道，压力传感器排气备用。

4. 右侧中心（锁骨下／颈内）静脉穿刺成功后，配合医生置入深静脉导管，妥善固定，连接PICCO专用测温传感器探头。

5. 配合医生行股动脉穿刺，穿刺成功后置入PICCO专用动脉导管，妥善固定，连接测压及测温传感器电缆。

6. 穿刺过程中须连续监测患者的生命体征变化，观察呼吸与血氧饱和度变化，持续监测心率、心律及血压变化。

7. 股动脉压力换能器和中心静脉压力换能器分别校零。

8. 行PICCO定标，即CO定标。定标前中心静脉停止输液30秒以上，经中心静脉内快速注射（4秒内匀速注入）低于15℃（4～8℃）的生理盐水10～15mL。

9. 观察监视屏上各种数值及中心静脉压和股动脉压力波形的变化。

10. 持续监测记录CO、CI、SV、SVR、ITBV、EVLW、CVP等的变化，由监测结果来决定输液速度、输液量及输液种类。

11. 记录导管置入长度，妥善固定，保证监测期间应用加压袋，压力保持在300mmHg，持续给予肝素盐水冲洗管道。

12. 拔管后护理

（1）拔管后按压股动脉穿刺点30分钟以上，并用无菌敷料覆盖；

（2）用弹力绷带加压包扎，然后以1.0～1.5kg沙袋压迫止血6～8小时；

（3）置管侧肢体拔管后要直腿平卧24小时。

13. 操作后

（1）安置患者；

（2）用物终末处理；

（3）洗手，记录（CO、CI、SV、SVR、ITBV、EVLW、CVP等的变化）；

（4）做好导管的日常维护。

（四）注意事项

1. 严格遵守无菌操作原则，预防导管相关性感染的发生。

2. 患者穿刺侧的肢体应保持伸直，避免弯曲，保持管路通畅，注意观察肢体皮肤的温度、足背动脉搏动情况、肢体活动度的情况。

3. 凝血功能差的患者要适当延长按压及应用沙袋的时间。

4. 翻身时要避免导管移位或滑脱，应由专人固定导管后再行翻身。

5. PICCO导管有3F、4F、5F三种型号可供选择，可置于股动脉、肱动脉或腋动脉，一般多选择股动脉。3F导管用于儿科患者，置于股动脉。

6. 导管尖端不能进入主动脉。

7. 换能器压力调零：平卧位时将换能器置于腋中线第4肋间平齐心脏水平。一般每6～8h进行一次调零。

8. 每次动脉压修正后，都必须通过热稀释测量法对脉搏指示重新进行分析。

9. 注意选择合适的注射液温度和容积，注射液体容量必须与心排血量仪器预设液体容积一致，注射时间在5秒以内。

10. 有主动脉瘤存在时，ITBVI和CEDVI数值不准确。

11. 动脉导管留置时间一般不超过10天，如出现导管相关性感染征象，应及时将导管拔除并且留取血标本进行培养。

12. 长时间留置动脉导管，注意肢体局部缺血和栓塞。

13. 接受主动脉内球囊反搏治疗的患者，脉搏轮廓分析法不能准确监测各项指标。

14. 冷盐水注射注意事项：

（1）注射液温度常规为4～8℃；成人10～15mL，儿童3～5mL，单次不能超过20mL。

（2）注射速度应快速、均匀，以不超过5秒为佳；3次测量时间控制在15分钟内。

（3）注入冷盐水时，手不要触及温度容纳仓及中心静脉导管。

（4）冷盐水注入通道严禁使用血管活性药物。

（5）温度容纳仓与中心静脉导管间不能加延长管。

第十一节　主动脉内球囊反搏（IABP）技术

一、定义

主动脉内球囊反搏（Intra Aortic Balloon Pump，IABP）是一种用于减少心肌消耗，同时增加心排血量和冠脉血流量的机械装置。1968年首次应用于临床，早期主要用于心脏围术期血流动力学不稳定、心源性休克或心力衰竭患者的循环支持，通常需要外科手术切开血管植入主动脉内球囊。20世纪80年代经皮穿刺技术的出现使IABP具有创伤小、并发症少以及操作简便等优点，目前IABP已广泛应用于高危经皮冠状动脉介入治疗（PCI）患者的循环支持。

二、基本原理

将一圆柱形气囊置于主动脉内起反搏作用，通过电脑控制，使球囊在心脏收缩前一瞬间（主动脉瓣开放时）放气，降低主动脉内舒张末压，减少左心室做功，降低后负荷，减少心肌耗氧量；在心脏舒张前一瞬间（主动脉瓣关闭时）充气，增加舒张期冠脉灌注，增加心肌供氧量，以达到降低左室前后负荷，减轻心脏负荷的目的。

三、适应证

1. 各种原因引起的泵衰竭

（1）急性原因引起的心泵衰竭；

（2）围手术期发生的急性心肌梗死；

（3）体外循环后低心排血量综合征；

（4）心脏挫伤；

（5）中毒性休克；

（6）病毒性心肌炎。

2. 急性心肌梗死后发生的机械性并发症

（1）室间隔穿孔；

（2）乳头肌断裂致二尖瓣关闭不全；

（3）左心室室壁瘤。

3. 内科治疗无效的不稳定型心绞痛。

4. 心肌缺血而致的室性心律失常及难治性心律失常。

5. 进展性心肌梗死。

6. 围手术期对重症患者的支持和保护措施

（1）严重心肌缺血患者做冠状动脉造影、经皮冠状动脉腔内成形术（PTCA）、溶栓术、麻醉诱导；

（2）高危重症患者做心导管检查、心脏手术、普外手术。

7. 心脏移植前后的辅助治疗。

8. 人工心脏的过渡治疗。

9. 手术中产生搏动性血流。

四、禁忌证

1. 主动脉瓣关闭不全。

2. 主动脉瘤或主动脉血管性的疾病。

3. 动脉粥样硬化与严重的周围血管疾病。

4. 严重凝血机制障碍。

5. 脑死亡患者。

6. 疾病终末期，如癌症转移。

五、IABP导管型号选择

IABP导管型号选择，见表16 – 14。

表16 – 14　IABP导管型号选择

型号	30CC	40CC	50CC
身高	＜162cm	＜182cm	＞182cm

六、IABP的护理

（一）保证充足的氦气供应

术前注意打开氦气瓶总开关和小开关，并检查氦气表。IABP使用期间，要随时检查压力表，当指针指向红线时要及时更换氦气瓶。

（二）确保球囊位置正确

1. 术前预测量待置入球囊的长度，球囊位置在左锁骨动脉以下2～3cm（第2肋间）和肾动脉开口之间的降主动脉内。

2. 术后立即拍床旁胸片定位，确保球囊位置正确，观察导管尖端是否位于第2～3肋间。

（三）采取正确舒适的卧位，避免导管弯曲、打折

1. 严格卧床休息，适当限制术肢的活动，病情允许者床头摇高侧卧位时不超过40°，术肢伸直，避免屈曲。

2. 下肢做被动功能锻炼，即肢体按摩、拍打。加强皮肤护理，预防压疮。

（四）密切观察病情

1. 注意患者心率、心律、有创动脉压、反搏压的变化，如出现心律失常而致反搏比例不当，及时报告医生。在医生指导下，适当调整反搏比例或球囊充气和放气时间。

2. 术后患者需要达到全身肝素化［活化凝血时间（ACT） 250～300秒，凝血酶原时间（PT）（18±2s）］，防止血栓形成。注意伤口出血情况及皮肤黏膜有无出血、尿液中有无血等。

3. 常见并发症有肢体缺血、血栓形成、出血、感染、动脉损伤、血小板减少、球囊破裂及血栓等。注意观察IABP常见并发症的临床表现，如每小时尿量、24小时出入水量、双侧足背动脉搏动情况等。

（五）保证管道的通畅及密闭性

1. 注意导管各连接处有无松动、脱开及血液反流等情况出现。各接口紧密衔接，妥善固定有创动脉导管并保持其通畅，每小时用肝素盐水（生理盐水500mL+肝素5000U）冲管。

2. 保证压力换能器位置始终与心脏平齐，注意定时校正零位，确保测压值正确反映患者情况及IABP使用效果。

3. 注意保护导管，严禁经导管抽血或进行其他治疗，以免损伤球囊导管。

（六）确保反搏触发信号清晰

触发模式有心电触发、压力触发、起搏（信号）触发、固定触发，以心电触发最常见。确保心电图信号清晰，须做到以下几点：

1. 固定好电极片。

2. 心电图导联选用标准肢体导联中R波高尖、T波低平的导联。

3. 操作时要注意心电图情况，防止心电导联线及电极脱落。必要时在操作时将心电触发改为压力触发，同时注意观察反搏波形。

（七）观察指标

使用IABP期间，密切观察反搏波形及其振幅、球囊充气和放气时间是否正确。

（八）拔管指征

多巴胺用量<5μg／（kg·min）；心指数>2.5L／（min·m²），平均动脉压>80mmHg；尿量>1mL／（kg·h）；手足暖，末梢循环好；减慢反搏频率时，上述指标稳定。

七、IABP技术操作流程

（一）目的

1. 降低心脏后负荷，增加心排血量。

2. 增高舒张压，增加冠脉灌注。

（二）用物

1. IABP机器及机器用氦气、IABP导管、穿刺包、1∶10肝素盐水（生理盐水

500mL+肝素钠5000U）、加压袋（保持压力300mmHg）。

2. 消毒物品　碘伏、酒精、无菌手套。

3. 局部麻醉物品　麻醉药、无菌洞巾及无菌单。

（三）操作流程

1. 核对患者，置患者于平卧位。

2. 连接主机的电源。

3. 连接电极片，选择并且连接触发反搏的心电图电极。

（1）电极片应当放在患者体表能够获得最大R波并且其他波形和伪波最小的位置。

（2）有两套心电图信号：一套足球囊反搏泵主机上为获得控制触发的心电图信号；另一套是外接床旁监护仪上（外接线一头接监护仪左侧"ECG Deilb"孔，另一头接IAPB泵的"IN ECC"孔）的心电图信号。

4. 打开反搏泵。

5. 将监测主动脉压力的传感器与主机相连接：

（1）冲洗系统与压力传感器相连接，并且应保证系统的密闭性。

（2）中央腔与压力导管连接。

6. 配合医生行股动脉穿刺，穿刺成功后置入IABP专用动脉导管，妥善固定。

7. 连接压力监测装置，进行换能器归零（传感器对大气，选择屏幕左侧"动脉压／监护仪"键至动脉压屏幕下方出现TRANSDUCER ZERO按一次）。

8. 连接氦气管

（1）打开氦气开关，确认氦气的工作压力符合要求。

（2）连接固定氦气管的Y形端。

9. 调试各种需要的参数

（1）选择最可靠的触发模式；

（2）球囊反搏的气体容量从比较低的水平开始，逐渐增加到所需要的容量；

（3）调节反搏比例［开始选择1：（1～2）］；

（4）按充气键"INFLATE"和放气键"DEFLATE"，调节充、放气时间。

（四）注意事项

1. 长时间不使用时请注意充电，2周一次，每次12小时。

2. 使用前注意检查氦气剩余量，不用时关闭阀门。

3. 置管优先选择导管室操作；紧急状况下也可床旁操作，注意无菌原则。

4. 穿刺操作前请先测量患者身高，选择合适（球囊长度）的导管规格，按照标准流程操作。

（1）穿刺针角度不要超过45°。

（2）置入导丝时避免频繁回抽。

（3）导管不要打折。

（4）导管置入前请先抽真空，并将止血鞘撕去。

（5）导管置入过程中全程导丝牵引。

（6）导管到位后，中央腔接三通压力延长管，回抽后注入肝素盐水。

5. 电极片要贴牢固，保证良好的心电波形。

6. 避免和其他仪器共用一个接线板。

7. 加压袋保持300mmHg，冲洗中央腔1次／小时，保持中央腔通畅。

8. 对压力参数有疑问时，可手动校零。

9. 监测患者凝血状况。

10. 定时检查下肢和左上肢血供状况。

11. 如果发现透明氦气管内有血，立即更换整个导管。

12. 有报警时，先要看是什么报警，处理后依次按"RESAT"及"ON"键。

13. 按"PUMP STANDBY"键，机器可处于待机状态，停泵时间不要超过30分钟时，否则容易形成血栓。

14. 拔管时机器要在"OFF"状态，拔管前球囊先放气，拔管后穿刺点按压30分钟后予以加压包扎，沙袋压迫6~8小时，直腿平卧12小时。

15. 影响主动脉内球囊反搏使用的因素：反搏触发信号；患者自身因素，如心率>120次／mm的窦性心动过速、心房颤动；心房起搏信号干扰；严重低血压；球囊大小；球囊位置；氦气压力；导管曲折；管道密闭性。

第十二节　体外膜肺氧合（ECMO）技术

一、定义

体外膜肺氧合（Extracorporeal Membrane Oxygenation，ECMO）是将血液从体内引到体外，经膜肺氧合后再用血泵或体外循环机将血液灌入体内，对一些呼吸或循环衰竭的患者进行有效支持的技术。它可使心、肺得到充分的休息，为心功能和肺功能的恢复赢得宝贵时间。

二、基本原理

ECMO的本质是一种改良的人工心肺机，最核心的部分是膜肺和血泵，分别起人工肺和人工心脏的作用。ECMO运转时，血液从静脉引出，通过膜肺吸收氧、排出二氧化碳。经过气体交换的血，在泵的推动下可回到静脉（V-V通路），也可回到动脉（V-A通路）。前者主要用于体外呼吸支持；后者因血泵可以代替心脏的泵血功能，既可用于体外呼吸支持，又可用于心脏支持。当患者的肺功能严重受损，对常规治疗无效时，

ECMO可以承担气体交换任务，使肺处于休息状态，为患者的康复赢得宝贵时间。同样患者的心功能严重受损时，血泵可以代替心脏泵血功能，维持血液循环。

三、适应证

1. 主要用于病情严重（预期病死率在80%以上），但有逆转可能的疾病，如新生儿呼吸窘迫综合征、胎粪吸入综合征、顽固性肺动脉高压（超过2／3的收缩压）、先天性膈疝、重症肺炎。新生儿行ECMO的指征：年龄>32周，体重>1.5kg，且没有颅内出血（一级以上）和凝血功能障碍，机械通气时间<2周，吸入纯氧时间>4h，PaO_2仍<40mmHg。

2. 成人或儿童因为气体交换不良所致的顽固性低氧血症，氧合指数（动脉氧分压／吸入氧浓度）<100mmHg；肺的静态顺应性<0.5mL（$cmH_2O·kg$）；肺内分流分数>30%；吸入纯氧持续2小时，指脉氧饱和度<90%；PEEP增加时肺顺应性和PaO_2均没有改善，机械通气时间<7天。常用于重症肝炎、手术后、创伤或全身感染引起的急性呼吸窘迫综合征、哮喘持续状态、吸入性肺损伤、肺栓塞、全身重症感染。

3. 成人与儿童因心肺功能障碍引起的顽固性低心排血量，给予最优化的药物治疗，仍然无法改善，血乳酸水平持续增高，持续性低血压或术后脱离体外循环机失败。

4. 心脏手术后右心衰竭，并发肺动脉高压危象，此肺动脉高压危象是可逆性的。

5. 心脏手术后，暂时性左心功能丧失。

6. 为准备心脏重大手术或心脏移植前的桥梁。

7. 可逆性的心脏病变，如心肌炎。

四、禁忌证

1. 禁忌抗凝者。

2. 没有救治希望的终末期患者。

3. 潜在的中、重度慢性肺部疾病。

4. 高龄多脏器功能衰竭综合征。

5. 无法控制的代谢性酸中毒。

6. 中枢神经系统损伤。

7. 重度免疫抑制。

五、ECMO的类型

（一）V－A ECMO

血液从静脉端引流出来，经过血泵和氧合器，从动脉端导入。减轻心脏工作量，减少血管活性药物和强心药的使用，增加组织灌注。

（二）V－V ECMO

血液从静脉端引流出来，经过血泵和氧合器，从静脉端导入。减轻肺的工作量，提供氧气，去除二氧化碳，使肺避免高氧和机械损伤。

六、ECMO治疗的目标

1. 维持患者的血红蛋白≥80g／L，血细胞比容≥24%。

2. 血小板计数>5×10^{13}／L。

3. 肝功能检查结果正常。

4. 保温，鼻咽温度36～37℃。

5. ACT在160～220秒或活化部分凝血活酶时间（APTT）维持在50～80秒。

6. 可以接受的血气分析结果。

7. 平均动脉压≥65mmHg。

8. 中心静脉压维持在8～12mmHg。

9. 尿量≥1mU（kg·h）。

七、ECMO的护理

（一）ECMO的护理操作配合

安装前充分做好准备，严格消毒隔离；备好各种抢救药品、物品和设备；安装进行时，严格执行无菌操作；适当镇静、镇痛；患者取仰卧位；插管过程中密切监测生命体征；插管完成后，X线确定插管位置；严密观察局部有无渗血，常规监测血气、血生化、血常规、胶体渗透压；配合灌注医生调节辅助流量，直到循环稳定，酸碱、电解质恢复平衡。

（二）ECMO支持阶段的护理

1. 严密监测生命体征变化。

2. 密切观察血流动力学的变化。

3. 气道管理：采用肺保护性通气策略，监测动脉血气（每4小时一次），持续监测动、静脉血氧饱和度，适度镇静、镇痛，定时进行镇静水平评估，加强护患沟通和心理护理，避免人机对抗，床头抬高30°，采用密闭式吸痰。

4. 严密监测凝血功能：每天监测凝血功能，给予肝素静脉泵入，ACT维持在160～180秒。每天监测血常规，必要时可进行输血。监测肾脏功能：记录每小时尿量，维持尿量>1mL／（kg·h）［肾功能受损时，尿量<0.5mU（kg·h）］，观察尿液颜色，注意有无溶血。

5. 严防管道移位和脱落。

（三）撤机标准

1. 肺功能

（1）呼吸机FiO_2≤60%；

（2）PEEP≤5cm H_2O；

（3）动脉血氧饱和度>90%，$PaCO_2$<50mmHg；

（4）肺顺应性≥0.5mL（cm^2·kg）。

2. 心脏功能

（1）最小剂量的正性肌力药物，肾上腺素≤2μg／min；

（2）心室辅助流量≤1L／min；

（3）心排血指数>2.0L／（min·m²）；

（4）肺毛细血管楔压和（或）中心静脉压<16mmHg。

八、并发症的护理

ECMO的并发症主要包括两部分，即患者机体并发症和ECMO系统的异常。患者机体常见并发症有手术创面及插管部位的出血、栓塞、神经系统功能异常、心肌顿抑、肾功能不全、溶血、感染以及末端肢体缺血等。ECMO系统异常包括氧合器不良、血浆渗漏及泵失灵等。

（一）患者机体并发症

1. 出血　是ECMO最为常见的并发症，包括手术区域的出血和其他重要脏器的出血，如导管留置处的出血，心脏创面出血导致的心脏压塞等，而重要脏器的出血则以脑出血最为严重。导致出血的主要原因为：

（1）手术技术的缺陷、管道固定不可靠、患者清醒时带管活动均可能造成手术区域的出血。

（2）ECMO治疗中必须采用全身肝素化，以避免血液凝固和血栓形成，但长期肝素化可使出血的风险增加。

（3）运用ECMO时血小板消耗严重。

（4）血细胞损伤所致的血小板功能下降、凝洫酶活物的匮乏以及纤溶亢进。

处理方案：

（1）提高手术的可靠性，管道固定切实可靠。

（2）使用经皮血管穿刺的方法安置ECMO，既可以节约操作时间，也能明显减少出血并发症的发生率。

（3）监测ACT应在120～180秒，避免抗凝过度引起致命的出血。

（4）尽可能使用有肝素涂层的ECMO管道，这样可以减少肝素的使用量。如果辅助时间较长，则应相应减少肝素的用量。

（5）辅助期间血小板消耗较为严重，一般应维持血小板水平在$5×10^9$／L，必要时输注血小板补充。

（6）ECMO支持期间适当使用前列环素类或抑肽酶等药物，以减少血栓形成，同时保护血小板功能。

（7）如考虑存在活动性出血，应积极行外科手术处理。

（8）对于较长时间使用肝素抗凝的患者，单纯监测ACT并不敏感，应监测肝素浓度或抗Xa因子活性等以明确凝血状态。

2. 栓塞　其原因可能为长时间ECMO支持导致大量血液成分破坏、全身炎症反应以及抗凝不充分等；而ECMO流量过大，造成左心血流不足、流速缓慢，则可能导致左心内血栓形成。

处理方案：

（1）辅助期间适当增加肝素的用量，可以有效地降低与ECMO相关的潜在致命性血栓栓塞的发生率。

（2）如果使用有肝素涂层的循环管道，则尽可能不在手术室用鱼精蛋白中和静脉肝素。

3. 神经精神系统并发症　主要表现为脑出血及脑栓塞所引起的中枢神经系统异常，以及撤离ECMO后的抑郁躁狂状态。引起神经系统并发症的原因包括低氧血症、栓塞及出血。常见的诱因有：

（1）安置ECMO插管至辅助开始的一段时间，低氧血症直接危害神经系统。

（2）气体微栓及动脉微血栓均可导致脑栓塞。

（3）血流动力学不稳定及机体的低血压状态是颅脑损伤的危险因素。

（4）脑血管自身调节系统依赖于搏动性血流灌注，而V –A ECMO脑部为非搏动性血流灌注，将加重脑水肿。

（5）V –A ECMO辅助时，上半身重要脏器的血供含氧量低，低氧直接导致神经系统损害。

（6）术前有脑血管畸形也是神经系统功能恶化的重要原因。

处理方案：

（1）V –A ECMO辅助同时联合使用主动脉内球囊反搏（IABP），通过球囊反搏作用创造出搏动性血流，改善脑部灌注。

（2）在患者心功能好转的情况下，尽可能使用V –V ECMO辅助，因为V–V ECMO只产生氧合作用，自身心脏工作产生搏动性血流，同时肺组织相当于微栓过滤器，能过滤掉体循环中的微小栓子。

4. 心肌顿抑　临床上可见ECMO辅助早期患者自身的收缩压下降，脉压减小，心排血量极大程度地依赖ECMO的流量。超声心动检查显示心肌收缩无力，左心室扩张。ECMO导致心肌顿抑的可能原因有：

（1）心肌缺血再灌注损伤。

（2）ECMO提高左心室的后负荷，从而增加左心室壁张力，增加心肌的氧耗。

（3）ECMO系统对左心室的引流不充分，导致左心室前负荷增加，室壁张力增高。

（4）冠状动脉灌注血氧分压低造成的心肌缺氧。

常见于使用经股动静脉建立V –A ECMO辅助时，经膜肺氧合的富氧血主要供应下半部分躯体，而冠状动脉的灌注则由经自身肺氧合的低氧血供应，氧供不足，造成心脏收缩无力，当患者肺功能不全时此现象更为明显。

处理方案：

（1）保证手术中心肌的完全再血管化。

（2）联合使用IABP可降低左心室后负荷。

（3）采用经右上肺静脉插管至左心房进行左心引流的方法，以降低左心室前负荷。

（4）在患者自身心功能允许的情况下，及时将V-A ECMO转换为V-V ECMO才能改善上半身重要脏器的血供。

5. 肾功能不全　也是ECMO常见的并发症之一。可能与溶血、血栓栓塞、非搏动性灌注、全身炎症反应等因素有关，肾功能不全的主要病变是急性肾小管坏死，常为可逆性改变，通过积极治疗，多数患者肾功能可恢复正常。ECMO期间发生肾功能不全的患者需进行连续性肾脏替代治疗，也可采用腹膜透析的方法治疗。

6. 溶血　患者表现为血红蛋白含量下降，血红蛋白尿，血浆游离血红蛋白水平升高，严重者造成急性肾衰竭。引起溶血常见的原因有：

（1）静脉端引流不良，造成泵前负压过大，引起红细胞机械性破坏。

（2）离心泵轴心处产生血栓，造成泵的转动不平衡或血栓在泵内的转动，直接破坏红细胞。

（3）泵的转动及管道内表面的直接破坏。

处理方案：

（1）在满足流量的情况下，尽可能使静脉引流的负压绝对值最小。

（2）适当碱化尿液，减少肾小管堵塞的危险。

（3）发生严重血红蛋白尿时需进行血浆置换。

7. 感染　ECMO期间感染发生率较高，主要与手术时间过长、手术创伤过大有关，ECMO过程增加了感染的机会。

处理方案：

（1）在进行ECMO的过程中各个环节严格无菌操作，注意环境的清洁。

（2）合理使用抗生素，尽可能缩短ECMO的辅助时间。

（3）尽早恢复患者进食，减少静脉用药。

8. 末端肢体缺血　其中以股动脉置管行ECMO辅助时下肢末端缺血最为常见。血栓、栓塞、留置的导管口径太大所致的血流阻塞，均可造成肢体缺血。

处理方案：

（1）目前主张打开伤口置放管道，根据血管的口径选择适合尺寸的导管，在流量允许的情况下，管道的口径尽可能小。

（2）切开暴露股动脉时，若股浅动脉的口径较大，尽可能使用股浅动脉向股动脉插管。

（3）关闭伤口前可先测量末端动脉压，若小于50mmHg，则应置放远端肢体的灌注管。

（4）关闭伤口前可使用多普勒超声血流探测仪探测患肢的足背动脉及胫后动脉，如均未探及血流信号，则应置放远端肢体的灌注管。

（5）ECMO辅助期间，如果出现肢体缺血，可重新打开伤口，从动脉灌注导管侧支连接一小口径导管（8.5Fr）至受阻动脉的远端，以恢复肢端的血供。

（6）如远端肢体已出现缺血所致的骨筋膜室综合征，则应在恢复血供的基础上及时行骨筋膜室切开术，以挽救缺血的肢体。

（二）ECMO系统异常

1. 氧合器氧合不良　氧合器支持时间过长，氧合能力将下降，需要更换氧合器。主要表现为氧合器的气体交换功能下降，膜肺氧合后血氧分压下降及CO_2分压升高，影响机体的氧供。

处理方案：当氧合器气体交换功能下降，氧供难以维持时，应及早更换氧合器。解决此问题的根本办法是改善氧合器的有效氧合时间。

2. 膜肺血浆渗漏　氧合器出气孔有血浆样液体流出，伴氧合器氧合能力的下降，可出现跨膜肺压力的升高。

处理方案：

（1）ECMO支持期间尽可能减少脂肪乳剂静脉输注。

（2）注意勿使渗出的血浆将出气口堵塞。

（3）如果氧合器功能下降，则更换氧合器。

3. 泵失灵　ECMO支持时间过长，则可能出现泵头工作的失灵。表现为泵头检测系统报警，轴心转动不平衡。

处理方案：泵头失灵是较为紧急的情况，一旦出现，应及时更换泵头。

九、ECMO技术操作流程

（一）目的

保证机体有足够的氧供，替代自体心肺功能，使其得到休息而恢复。

（二）用物

离心泵、氧合器、管道支架系统、体外循环管道、动静脉穿刺导管、乳酸林格氏液、肝素、白蛋白、肾上腺素、单采红细胞、新鲜冷冻血浆、血小板（新鲜冷冻血浆和血小板在血库保存，需要时解冻）。

（三）人员

灌注师（协助医生连接和预冲管道，并在床边指导ECMO正常运转）、护理人员（处理静脉内输液或给药并监测患者的生命体征变化）、ICU医生和（或）外科医师（进行穿刺或建立动静脉通路）。

（四）操作流程

1. 向患者及其家属解释操作的目的及过程，评价患者。

2. 标准预防：戴口罩、帽子，外科洗手，穿手术衣，戴无菌手套。

3. 选择体外膜肺氧合的模式和穿刺部位，建立循环通路，保证患者在全身肝素化之前完成动脉穿刺和中心静脉导管的放置及功能完整，保证患者的血红蛋白含量不低于80g／L。

4. 连接并安装体外循环管道，用2000 U／L的肝素生理盐水预冲管道，将空氧混合气体管道连接到氧合器上，固定各连接处，检查是否渗漏。

5. 患者全身肝素化，ACT维持在160～220秒。

6. 连接患者。

7. 根据患者氧合和循环改善的情况，将呼吸机的条件调整至肺损伤最小的状态。

8. 整个治疗期间适当镇静，密切观察患者的生命体征并根据需要进行检查。

9. 评估患者是否符合撤离标准，撤离体外膜肺。

10. 回血并给予鱼精蛋白中和肝素。

11. 停止血泵，拔出静脉内引流管和静脉（动脉）内的回血管。

12. 穿刺部位加压包扎。

13. 密切观察患者的生命体征和穿刺侧远端的血运情况。

（五）注意事项

1. 体外膜肺氧合最常见的并发症是出血，新生儿最常见的是颅内出血，成人最常见的是胃肠道出血和手术切口出血，因此在治疗期间要密切监测患者的凝血功能，如果出现出血并发症，调整肝素剂量，维持ACT在160～180秒，并将血小板计数校正到10×10^{12}／L。

2. 治疗期间要密切监测患者的血红蛋白、胆红素和尿的颜色变化情况，如果出现严重的贫血、高胆红素血症和血红蛋白尿，要注意保护肝肾功能，必要时进行血液净化治疗。

3. 严格执行无菌操作，全身使用抗生素防治重症感染，如果出现全身炎症反应综合征，立即采集血液、痰和尿的标本并进行培养。

4. 禁止在体外循环的管道上输注脂肪乳，以免影响氧合器的使用效果。

参考文献

［1］潘绍山. 现代护理管理学［M］. 北京：科学技术文献出版社，2011.

［2］史瑞芬. 护理人际学［M］. 北京：人民军医出版社，2004.

［3］蔡学联. 护理务实风险管理［M］. 北京：军事医学科学出版社，2005.

［4］钱义明，熊旭东. 实用急救医学［M］. 上海：上海科学技术出版社，2013.

［5］马效恩. 护理工作流程与质量管理［M］. 北京：华艺出版社，2006.

［6］钟秀玲，郭黄. 医院感染管理与预防控制指南［M］. 北京：化学工业出版社、现代生物技术与医药科技出版中心，2005.

［7］于卫华. 医院护理安全管理指南［M］. 合肥：合肥工业大学出版社，2006.